Eva Lindner

Mutter ohne Kind

Das Tabu Fehlgeburt und was sich ändern muss

TROPEN SACHBUCH

Tropen
www.tropen.de

Cover: Favoritbuero, München
unter Verwendung einer Adaption des Kunstwerks
»First love« von Olga Luzea, © 2023 Olga Luzea, Barcelona
Gesetzt von C.H.Beck.Media.Solutions, Nördlingen
Gedruckt und gebunden von CPI – Clausen & Bosse, Leck
ISBN 978-3-608-50222-0
E-Book ISBN 978-3-608-12252-7

Bibliografische Information der Deutschen Nationalbibliothek
Die Deutsche Nationalbibliothek verzeichnet diese Publikation in der Deutschen Nationalbibliografie; detaillierte bibliografische Daten sind im Internet über http://dnb.d-nb.de abrufbar.

Inhalt

Für Lana, Laura und unser Sternenkind.
Und für alle Mamas, die ihre Kinder nur im Herzen
statt auf dem Arm tragen.

»Wenn Frauen aus dem Schatten treten
und ihre Stimmen hören lassen,
beginnen sich die Dinge zu ändern.«

Caroline Criado-Perez

Einleitung

Der 13. Februar 2021 ist sowohl der Geburts- als auch der Todestag meines zweiten Kindes. Alles daran fühlt sich falsch an. Eine Mutter sollte ihr Kind nicht zu Grabe tragen müssen. Sein Leben außerhalb meines Körpers hätte am 1. August begonnen, ein Sommerkind sollte es werden, ein Geschwisterchen für meine kleine Tochter. Alles kam anders. Im vierten Monat der Schwangerschaft habe ich mein Baby nachts zu Hause in meinem Badezimmer zur Welt gebracht.

Nichts hat mich auf das vorbereitet, was ich an diesem 13. Februar erleben sollte. Alle Vorsorgeuntersuchungen waren unauffällig, ich sprach regelmäßig mit meiner Frauenärztin und meiner Hebamme, nahm meine Nahrungsergänzungsmittel, blieb in Bewegung, ernährte mich gesund.

An besagtem Abend sind wir bei unseren Nachbarn zu Besuch, unterhalten uns bis in die Nacht. Als wir nach Hause kommen, sehe ich ein paar Tropfen Blut in meiner Unterhose. Ich bin beunruhigt und weiß gleichzeitig, dass das mal vorkommen kann. Mein Mann sagt, das sei bestimmt nichts Schlimmes. Wir sind müde und legen uns schlafen.

Ein paar Stunden später wache ich plötzlich auf, Wasser läuft aus mir heraus. Ich stürze ins Badezimmer, weiß, es ist Fruchtwasser, ein Blasensprung. Wie bei meiner Tochter ein paar Jahre zuvor, nur platzte die Blase damals in der 38. Woche … Am Ende hielt ich ein gesundes Kind in den Armen. Diesmal ist es die 16. Woche. Schnell mischt sich Blut unter das Wasser, ich bekomme Krämpfe, Wehen, Schmerzen. Ich schreie: »Nein, bitte nicht!«, schreie: »Ich verliere unser Kind!«, presse meine Hand gegen das, was aus meinem Körper kommt, als könnte ich aufhalten, was schon längst haltlos ist.

Mein Mann schließt die Fenster und die Badezimmertür, unsere Tochter darf auf keinen Fall aufwachen. Gewebestücke kommen aus mir heraus, Blut fließt, mein Körper bebt, ist außer Kontrolle. Ich weiß nicht, was schon in der Toilette gelandet ist, auf der ich sitze, was noch in mir ist. Mein Mann verliert plötzlich das Bewusstsein, liegt vor mir auf dem Badezimmerboden und ist kurzzeitig nicht ansprechbar. Was tun?

Meine Hebamme geht nach dem ersten Anklingeln ans Telefon. Sie weiß sofort, was passiert ist, sagt, es tue ihr leid. »Ich bin doch schon fast im fünften Monat«, rufe ich ins Telefon. »Alle wissen Bescheid.« Sie sagt, ich müsse mich jetzt um mich kümmern. Mein Mann solle mir helfen, das Kind aus mir herauszuziehen, wir sollten schauen, ob es lebt, es einwickeln und den Krankenwagen rufen. Ich weine, schreie unter Schmerzen und Verzweiflung. Gemeinsam holen wir unser Baby auf die Welt. »Schau nicht hin«, sagt mein Mann und wickelt es ein. Unser Kind ist tot.

Als die Sanitäter kommen, übergibt er ihnen unser lebloses Baby, klingelt unsere Nachbarn wach und drückt ihnen das Babyphon in die Hand. Im Krankenwagen muss er sich übergeben. Ich bekomme nichts davon mit, wimmere vor mich hin: »Mein Baby, mein Baby.«

Auf dem Weg in den OP zur Ausschabung weine ich noch

immer. Die Krankenpfleger*innen und der Anästhesist scherzen währenddessen neben meinem Bett miteinander. »Ach Benni, du so früh schon hier heute? Mensch, was verschafft uns die Ehre?« Gelächter. Ich kann es nicht fassen. Das Leben der anderen geht ganz normal weiter, während das meines Kindes – und auch mein eigenes, wie ich es bisher kannte – zu Ende ist.

Irgendwann legt mir eine Pflegerin ihre Hand auf den Arm und sagt: »Dieses schreckliche Jahr, Corona und alles. Das sollte wohl nicht sein. Beim nächsten Mal klappt es bestimmt.« Etwas Brutaleres hätte sie in diesem Moment nicht zu mir sagen können. Als wäre ein Kind etwas, das ich austausche, als könnte ich mir ein neues holen, weil das andere nicht gut genug war.

Ich will nicht irgendein Kind, ich will dieses Kind, ich will mein Kind.

Als ich aufwache, ist mein Körper mir fremd, mein Bauch leer, mein Kopf dumpf. Vor ein paar Stunden war ich eine werdende Mutter, die ein Baby unter dem Herzen trug. Jetzt bin ich eine leere Hülle. »Warum?«, frage ich die Ärztin. Sie sagt, es gab Durchblutungsstörungen in der Plazenta. Etwas, das sie sehr häufig sieht. Ja, auch in diesem Stadium. Nein, es hätte nichts geändert, gleich ins Krankenhaus zu kommen, als ich das Blut gesehen habe. Niemand hätte es verhindern können.

Was passiert ist, ist ein Routinefall für sie und alle im Krankenhaus. Für mich ist es eine Katastrophe. Ich fühle mich, als wäre ich selbst nicht mehr da. Alles um mich herum ist nebelig und weit weg. Die Ärztin fragt, ob ich mit einem Seelsorger sprechen möchte. Kirche? Eher nicht. Sie sagt, er sei sehr freundlich und habe schon vielen Paaren geholfen.

Zwei Stunden bleibt der Seelsorger bei uns. Er hört zu, fühlt mit und zeigt uns auf, wie es jetzt weitergeht: In einer Sammelbestattung könnten wir gemeinsam mit anderen betroffenen Eltern unser Kind beerdigen. Er rät uns, was wir unserer knapp dreijährigen Tochter sagen können, die sich schon so auf ihr Geschwisterchen gefreut hat. Dass unser Kind nicht zu uns kommen konnte, obwohl wir das alle so sehr wollten. Dass es jetzt auf einem Stern ist und auf uns herunterblickt. Dass es nicht allein sei, sondern eines von vielen »Sternenkindern«. Ich höre den Ausdruck zum ersten Mal in meinem Leben.

Ein paar Tage später untersucht mich meine Frauenärztin, sagt, meine Gebärmutter sei in Ordnung, ich könnte in ein paar Monaten wieder schwanger werden. Sie schreibt mich für zwei Wochen krank. Ich solle wiederkommen, wenn ich erneut schwanger bin. Mein Risiko, eine weitere Fehlgeburt zu erleiden, sei zwar nun leider höher, aber es gäbe Möglichkeiten: Mit einer Operation könne man den Muttermund verschließen, sodass es weniger leicht zu einer Infektion komme – ein häufiger Grund für Fehlgeburten. Das sollte mir Hoffnung machen, mir signalisieren, wir tun medizinisch alles, damit das nicht wieder passiert. Was bei mir hängenbleibt, ist: Nächstes Mal – sollte es ein nächstes Mal geben – wird alles noch riskanter und komplizierter. Schon dieses Mal stand aufgrund meines Alters und einer Vorerkrankung »Risikoschwangerschaft« in meinem Mutterpass. Nach der Fehlgeburt, so scheint mir, bin ich ein wirklich schwieriger Fall.

Mit keinem Wort erwähnt sie, was psychisch auf mich

zukommen könnte und was mich überrollen sollte wie ein Steinschlag. Während mein Körper wenige Tage nach dem Verlust meines Kindes schmerzfrei ist und so tut, als wäre nichts gewesen, beginnt mein Kopf erst langsam zu verstehen, was eigentlich passiert ist. Tagelang liege ich im Bett und weine, schäme mich, misstraue meinem Körper, hasse ihn für sein Versagen, fühle mich schuldig und unter Druck, »den Fehler«, den mein Körper gemacht hat, wieder gut zu machen, also so schnell wie möglich wieder schwanger zu werden.

Viele Frauen erleben täglich das, was ich erlebt habe. Weltweit kommt es jährlich zu 23 Millionen Fehlgeburten. In jeder Minute, die verstreicht, verlieren 44 Frauen auf dieser Welt ihre Schwangerschaft.[1] Auch jetzt gerade, in dieser Minute.

Das deutsche Gesetz unterscheidet in nüchternen Zahlen und seiner bürokratischen Sprache zwischen »Fehlgeburt« und »Totgeburt«. Die beiden Bezeichnungen kritisieren viele Hebammen, Sterneneltern-Vereine und Aktivist*innen zu Recht, weil sie zur Stigmatisierung beitragen. Sie ersetzen den Ausdruck »Totgeburt« durch »Stille Geburt« oder »Stillgeburt«, da er empathischer und würdevoller ist. Auch ich verwende im Folgenden »Stille Geburt« und schreibe ihn groß, um dazu beizutragen, ihn als festen Begriff zu etablieren. Alternativ setze ich den Ausdruck »Totgeburt« in Anführungszeichen, um zu verdeutlichen, dass er nicht von mir stammt.

In »Fehlgeburt« steckt das Wort »Fehler« oder etwas »Fehlerhaftes«, was weder die Mutter noch das Kind sind. Die Bezeichnung ist Ausdruck patriarchaler Machtstrukturen und des männlichen Blicks auf das weibliche Erleben. Sie symbolisiert, wie sehr sich unser Gesundheitssystem an Effizienz orientiert. »Fehlgeburt« spricht den Betroffenen ihre Elternschaft ab und kann mit Unfähigkeit oder Schuld in Verbindung gebracht werden. Genau dagegen möchte ich in diesem Buch anschreiben.

Gleichzeitig kommen wir noch nicht ohne den Ausdruck aus. Denn eine »Fehlgeburt« ist in Abgrenzung zu einer »Totgeburt« genau definiert und wird in Medizin und Recht verwendet. Der Ausdruck ist in unserer Gesellschaft geläufig. Ich sehe meine Aufgabe als Journalistin darin, Menschen dort abzuholen, wo sie mit ihrem Wissen stehen. Von dort aus können wir gemeinsam weitergehen – in eine Zukunft, die das Wort »Fehlgeburt« durch Bezeichnungen wie »kleine Geburt« ersetzt hat. Diesen Ausdruck verwenden Hebammen, Aktivist*innen und Betroffene zunehmend, wenn auch uneinheitlich und weniger trennscharf zur Stillen Geburt. Gleichzeitig gibt es Bestrebungen, den Begriff »Fehlgeburt« umzudeuten und ihn weniger auf einen »Fehler« als vielmehr auf ein »Fehlen« des Kindes hin zu begreifen. All dies sind lobenswerte Bemühungen, die bejahen, dass es sich um eine Geburt handelt, auch wenn das Baby nicht mehr lebt.

Zwischen der 12. und 24. Schwangerschaftswoche sprechen Ärzt*innen von einem »Spätabort«. Das in der Medizin gängige Wort »Abort« verwende ich nicht, da es altertümlich auch eine Toilette bezeichnet. Und auch wenn das Geschehen leider oftmals genau an diesem Ort stattfindet, ist er der Bezeichnung eines Kindsverlustes unwürdig. Alternativ verwende ich den Begriff »Schwangerschaftsverlust« – allerdings unabhängig von der Schwangerschaftswoche, in der dieser eingetreten ist.

In Paragraf 31 der Personenstandsverordnung heißt es: »Die Leibesfrucht« gilt »als ein tot geborenes Kind«, wenn »das Gewicht des Kindes mindestens 500 Gramm beträgt oder das Gewicht des Kindes unter 500 Gramm beträgt, aber die 24. Schwangerschaftswoche erreicht wurde.« Die Bezeichnung »Totgeburt« bezieht sich medizinisch auf den Zeitpunkt, zu dem das Kind außerhalb der Gebärmutter potenziell lebensfähig gewesen wäre. Das ist mit etwa 500 Gramm der Fall, geht jedoch meist mit starken gesundheitlichen Beeinträchtigungen einher. Ist die »Leibesfrucht« leichter und vor diesem Zeitpunkt gestorben, handelt es sich um eine Fehlgeburt.

In Deutschland werden nach Angaben des Statistischen Bundesamts jedes Jahr etwa 3400 Kinder, die mehr als 500 Gramm wiegen, tot geboren. Zwischen 2007 und 2022 stieg die Zahl der »Totgeburten« je tausend Geborenen um 24 Prozent.[2] Dafür gibt es mehrere Ursachen: Die Definition für eine »Totgeburt« ist erst seit 2018 wie oben beschrieben. Durch die veränderte Zählweise fallen mehr Kinder in die Statistik. Außerdem ist das zunehmende Alter der Frauen bei der Geburt eine Ursache für den Anstieg. Allerdings ist die Quote in allen Altersgruppen seit 2012 tendenziell gestiegen. Auch stieg die Zahl der Geburten von Frauen mit Migrationsgeschichte. Sie haben ein höheres Risiko, eine Stille Geburt zu erleiden. Darüber hinaus wird vermutet, dass heute mithilfe der modernen Medizin immer mehr Frauen schwanger werden, denen man früher aufgrund von Erkrankungen wie Adipositas oder Diabetes von einer Schwangerschaft abgeraten hätte oder die nicht schwanger geworden wären. Diese Frauen haben ein höheres Risiko, Schwangerschaftskomplikationen zu erleiden.[3]

Offizielle Statistiken, wie viele Schwangerschaften in Deutschland mit einer Fehlgeburt enden, gibt es nicht, da sie – anders als Stille Geburten – nicht meldepflichtig sind. Das Robert-Koch-Institut wertet Zahlen des Statistischen Bundesamts, der Krankenhausdiagnosestatistik und Berechnungen der natürlichen Bevölkerungsbewegung aus. Demnach kamen im Jahr 2021 knapp 800 000 Kinder in Deutschland lebend zur Welt. Auf tausend Lebendgeburten kamen etwa 32 Fehlgeburten, also 3 Prozent.[4] Doch diese Zahl trügt, da alle in Frauenarztpraxen oder ambulant in Kliniken behandelten Fehlgeburten nicht in die Statistik eingehen. Fehlgeburten in sehr frühen Schwangerschaftswochen bemerken Frauen manchmal gar nicht. Der Abgang wirkt wie eine verspätete Regelblutung.

Realistischere Zahlen beruhen auf Schätzungen: 2016 schätzte der Berufsverband der Frauenärzte, dass jede dritte Frau in den ersten zwölf Wochen einer Schwangerschaft eine Fehlgeburt erleidet.[5] Seitdem arbeitet auch der Deutsche Bundestag mit dieser Zahl.[6] Fehl- und Stille Geburten nach der 12. Woche, die etwa 1 bis 4 Prozent ausmachen,[7] kommen noch hinzu. Auch die Deutsche Gesellschaft für Gynäkologie und Geburtshilfe (DGGG) und die Deutsche Gesellschaft für Psychosomatische Frauenheilkunde und Geburtshilfe (DGPFG) geben an, dass 30 Prozent der schwangeren Frauen eine Fehlgeburt erleben.[8] In der US-amerikanischen Studie »Women's Health Initiative Observation« erhoben Wissenschaftler*innen Daten von mehr als 80 000 Frauen. Alle waren mindestens einmal schwanger. Mehr als 32 Prozent der Frauen erlitten mindestens eine Fehlgeburt.[9] In der britischen Studie »Early Pregnancy Failure« heißt es, dass etwa 25 bis 50 Prozent aller Frauen mindestens eine Fehlgeburt während ihres gebärfähigen Alters erfahren.

Fest steht: Wir sind viele, sehr viele Frauen und Familien, die ein Kind verloren haben. Eine Fehlgeburt ist die häufigste Schwangerschaftskomplikation. Statistisch gesehen kennen wir alle mindestens eine Frau, die bereits eine Fehlgeburt erlebt hat – oder noch erleben wird. Warum kommt den meisten Betroffenen ihr Verlust dennoch wie ein katastrophaler Einzelfall vor? Wie kann es sein, dass sie häufig von keiner anderen Frau wissen, der das auch passiert ist?

Wenn so viele Menschen betroffen sind, wenn so viele Menschen leiden, geht uns das alle an. Fehlgeburten sind keine Privatsache, die eingeschlossen gehören in die Kliniken dieses Landes oder in die Wohnungen der Familien. Sie sollten keine Geheimnisse sein, die man sich hinter verdeckter Hand zuflüstert. Das Gespräch darüber, was mit jeder dritten schwangeren Frau in unserem Land passiert, wie man sie am besten medizinisch versorgen, sozial unterstützen und rechtlich absichern kann, gehört an einen prominenten Ort: in die Mitte unserer Gesellschaft.

Das Private ist politisch, das galt in der zweiten feministischen Welle der 70er-Jahre genauso wie heute. Wenn wir von reproduktiven Rechten sprechen, müssen wir auch über Schwangerschaften reden, die nicht nach Plan verlaufen, die sich weit weg von den politischen Vorstellungen einer idealen Familie bewegen. Eine Fehlgeburt ist eine der schmerzhaftesten Erfahrungen im Leben einer Mutter. Diese Erfahrungen müssen sichtbar werden.

Schwangerschaften werden in unserer Gesellschaft als etwas gesehen, bei dem alle mitreden dürfen. Das habe ich selbst erlebt: Fremde sagten mir ungebeten anhand meiner

Bauchform, welches Geschlecht mein Kind haben wird, fassten ungefragt meinen Bauch an, wiesen mich am Käsestand darauf hin, welchen Käse ich essen »darf« und welchen nicht, im Café brachte man mir einen koffeinfreien Kaffee, obwohl ich einfach nur einen Kaffee bestellt hatte.

Viele Frauen, die ein Kind verlieren, hören den Satz: »Fehlgeburten gehören zum Schwangersein dazu.« Wenn das stimmt, warum wird darüber dann in der Öffentlichkeit so selten gesprochen? Ein Teil der Antwort ist: Weil eine Frau, die eine Fehlgeburt erlebt und nicht mehr schwanger ist, weniger wert ist. Sie wird medizinisch vernachlässigt, in der deutschen Forschung ignoriert, gesellschaftlich isoliert und rechtlich benachteiligt. Das Tabu um Fehlgeburten ist vielleicht eines der letzten unserer Gesellschaft und zieht sich durch alle ihre Bereiche. Warum das so ist, möchte ich in diesem Buch erklären.

Ich will betroffenen Frauen eine Stimme geben und ihre Erfahrungen sichtbar machen. Ihre Geschichten stehen stellvertretend für alle betroffenen Frauen, deren Erfahrungen ganz unterschiedlich sind und doch eine Gemeinsamkeit haben: Sie enden mit einer Mutter ohne Kind. Ich will Missstände aufzeigen und die politische Relevanz von Schwangerschaftsverlusten verdeutlichen. Und ich will Mythen entlarven, Wissen zur Verfügung stellen und konkrete Vorschläge für Veränderungen machen.

Ich schreibe in diesem Buch von »Frauen« in dem Wissen und der Anerkennung, dass auch trans Männer, nicht-binäre und intergeschlechtliche Menschen schwanger sein und Fehlgeburten erleiden können. Auch um ihre individuellen Erfahrungen der Diskriminierung geht es in diesem Buch.

Die Frauen, die für dieses Buch ihre Erfahrungen mit mir

geteilt haben, bewundere ich für ihre Kraft, das alles auszuhalten, und für ihren Mut, nicht aufzugeben. Schmerzvolle Erfahrungen öffentlich preiszugeben, macht verletzlich. Und auch wenn viele der Frauen mir gesagt haben, ich dürfe ihren Klarnamen verwenden, habe ich mich meist dafür entschieden, sie und ihre Kinder zu anonymisieren, um sie zu schützen.

Die betroffenen Frauen und mich selbst bezeichne ich in diesem Buch als »Mutter«, was wir verloren haben als unser »Kind« oder »Baby«. Das ist unsere Selbstzuschreibung. Der Diskurs darüber, wann Leben beginnt, ist politisch höchst aufgeladen. Wir müssen uns gegen Abtreibungsgegner*innen, sogenannte Lebensschützer*innen, Identitäre und Rechte stellen, die wollen, dass sich Frauen, sobald sie schwanger sind, als »Mütter« fühlen und Verantwortung für ihre »Kinder« übernehmen. Sie instrumentalisieren Fehlgeburten, um Abtreibungen noch stärker zu stigmatisieren. Sie wollen Frauen bevormunden und ihre Körper kontrollieren. Wir dürfen nicht zulassen, dass sie unsere Sprache stehlen, uns einschüchtern und zum Schweigen bringen. Denn geschwiegen haben wir viel zu lange.

Wir müssen frei über Fehlgeburten sprechen können, genau wie über Abtreibungen und Frauenrechte. Denn Frauen dürfen alles. Sie dürfen sich als Mutter fühlen, wenn die Schwangerschaft nicht hält, den verlorenen Embryo oder Fötus als »Baby« bezeichnen, wenn es sich so anfühlt. Sie dürfen traurig sein, unabhängig davon wie lange sie schwanger waren. Auch ein Kind nicht zu wollen, nach einer Fehlgeburt erleichtert zu sein oder »die Eizelle in meinem Körper ist noch kein vollwertiger Mensch« zu sagen und eine Schwangerschaft abzubrechen, muss die freie Entscheidung einer jeden Frau sein. Es gilt immer, ihr Recht auf Selbstbestimmung zu respektieren und zu achten.

Ich wünsche mir, dass sich Frauen, die ihre Kinder verloren haben, nach dieser Lektüre weniger einsam, in ihrem Schmerz gesehen und vielleicht sogar etwas getröstet fühlen. Ich wünsche mir, dass Personen, die Einfluss haben, dieses Buch lesen und sich für die betroffenen Frauen und Familien einsetzen. Und ich wünsche mir, dass wir offener über Fehlgeburten sprechen. Dass wir gemeinsam das Schweigen brechen. Dieses Buch ist der Versuch, für das tägliche Leid und den Schmerz von Frauen Worte zu finden und ein Aufruf, gemeinsam etwas zu verändern.

»Eva« – Trauma und Kontrollverlust

Schon lebende, gesunde Kinder spielen in unseren gesellschaftlichen Debatten eine untergeordnete Rolle. Kinderarmut, ungleiche Chancen auf Bildung, stagnierendes Elterngeld und mangelnde Kinderbetreuung sind dafür nur einige von unzähligen Beispielen. Gerade während der Corona-Pandemie haben wir gesehen, wie wenig Bedeutung Kindern in unserer Gesellschaft beigemessen wird.

Kinder, die nicht mehr leben, werden oft gänzlich ignoriert. Zu hilflos ist unser Umgang mit ihrem Tod, zu schmerzhaft der Gedanke an ein gestorbenes Kind, zu sprachlos unsere Reaktion auf Trauer. Das Bild liebevoller Väter und erfüllter Mütter ist das, was wir offen leben und reproduzieren. Schicksalsschläge – auch wenn sie noch so häufig eintreten – sind tabu. Das führt im schlimmsten Fall dazu, dass Menschen unsichtbar werden und aus der Wahrnehmung der anderen verschwinden.

»Wir sollten viel mehr darüber sprechen, dass es vollkommen normal ist, wenn Schwangerschaften nicht weiterwachsen«, sagt Professorin Mandy Mangler. Sie ist Chefärztin der Klinik für Gynäkologie und Geburtshilfe am Auguste-Viktoria-Klinikum und am Klinikum Neukölln in Berlin. In ihrem

Podcast *Gyncast* befasst sie sich monatlich mit dem weiblichen Zyklus, Kinderwunsch, Endometriose oder anderen Themen rund um Frauengesundheit. 2022 hat sie »für ihre innovative Aufklärung zur Gesundheit von Frauen und Mädchen und ihr Engagement für mehr Gleichberechtigung in der Medizin«[1] den Berliner Frauenpreis bekommen.

Mangler setzt die Anzahl der Fehlgeburten noch höher an. 50 Prozent der biochemischen Schwangerschaften, also derer, die direkt nach Ausbleiben der Menstruation per Blut- oder Urintest bestimmt werden können, entwickeln sich nicht weiter. Kommen später Schwangerschaftsanzeichen wie Übelkeit hinzu, sind es noch rund 30 Prozent. Ist im Ultraschall ein Herzschlag zu finden, liegt die Anzahl der Abgänge noch bei 10 Prozent. »Für mich ist es fast normaler, dass Schwangerschaften nicht weiterwachsen, als dass sie weiterwachsen. Die Verschmelzung von Spermium und Eizelle ist so ein komplexer Prozess, der häufig nicht fehlerfrei abläuft«, sagt sie. Trotzdem werden Frauen, deren Schwangerschaften nicht halten, genau beobachtet: Wie gehen sie mit der Situation um? Werden sie danach wieder schwanger? Und wenn ja, zu welchem Zeitpunkt? »Das Thema gehört normalisiert und enttabuisiert. Schwangerschaften, die nicht weiterwachsen, gehören dazu, das ist auch okay, das entspricht der Natur«, sagt Mangler.

Ein Grund für das Tabu ist, dass die meisten Paare mindestens zwölf Wochen warten, bevor sie anderen von der Schwangerschaft erzählen. Weil die werdenden Eltern niemanden eingeweiht haben, trauern sie nach einer Fehlgeburt häufig im Stillen und allein um ihr Baby. Für Außenstehende und Nicht-Betroffene wirkt eine Fehlgeburt infolgedessen wie eine schreckliche Ausnahme.

Und während draußen das Leben tobt, bleibt an einem Ort, an dem Eltern ihr Kind verloren haben, die Zeit stehen. Sie trauern um jemanden, der für andere noch gar nicht existiert hat. Sie trauern um eine Vorstellung von einem zukünftigen Leben, von dem die anderen nichts wussten. Sie trauern um eine Liebe, die für andere nicht spürbar ist.

Selbst Freund*innen öffnen sich Betroffene oft erst, wenn sie wissen, dass sie mit dem Erlebten nicht allein sind. Dann wird aus dem Club der werdenden Eltern, die sich die erste Fahrt mit dem Kinderwagen ausmalen, von spielenden Geschwistern und minikleinen Bodys auf der Wäscheleine träumen, ein neuer Club. Ein Club der trauernden Eltern. Ein Club, dem niemand beitreten wollte. Zugang bekommt nur, wer das Gleiche erlebt hat und wer das Codewort sagt, das nur schwer über die Lippen kommt: Fehlgeburt.

In der Zeit danach telefoniere ich mit ein paar Freundinnen, gehe lange mit meinem Mann im Wald spazieren, klammere mich an meine lebende Tochter, wenn sie schläft. Ich kenne keine Frau, die eine Fehlgeburt erlebt hat, erfahre also wenig echtes Verständnis, sondern vor allem Mitleid und ratloses Schweigen. Viele haben Angst, etwas Falsches zu sagen und damit meine Situation zu verschlimmern. Viele gehen mit den Worten »Melde dich, wenn du was brauchst« auf Distanz, warten darauf, dass ich auf sie zukomme – und lassen mich so mit meiner Trauer allein.

Mit schlechtem Gewissen verlängere ich meine Krankschreibung, nehme schließlich meine Arbeit wieder auf und versuche mich selbst von dem zu überzeugen, was die Ärztinnen zu mir gesagt haben: Fehlgeburten kommen häufig vor, sie gehören zum Kinderkriegen dazu, ich solle es »einfach wieder versuchen«. Gleichzeitig fühle ich mich unverstanden in meiner anhaltenden Trauer und isoliert. Durch die Arbeit meines Mannes kann ich die telefonische Akutsprechstunde einer Therapeutin in Anspruch nehmen. Sie gibt dem, was ich erlebt habe, einen Namen, der meinem Empfinden gerecht wird: »Sie haben ein Trauma.«

Im Alltag funktioniere ich, kümmere mich um meine Familie und meine Arbeit. Die Zeit heilt, ja, aber nicht alle Wunden. Nach einem halben Jahr, als ich mit einer Freundin bei einem Glas Wein zusammensitze, scheint alles, was in mir wie eine zerbrochene Keramikvase notdürftig zusammengeklebt war, zu zerfallen und in Scherben vor mir zu liegen. Ich weine, erzähle ihr von meiner Einsamkeit, davon, dass ich meine Erfahrung mit niemandem teilen kann, dass ich mich unverstanden fühle, von dem unermesslichen Druck, den ich mir selbst mache, wieder schwanger zu werden, der Angst davor, dass es nie mehr klappen könnte und falls doch – würde ich das alles noch einmal durchmachen müssen?

Medizinisch gesehen ist eine Fehlgeburt keine große Sache. Eine Schwangerschaft, die sich nicht weiterentwickelt, gehört zum Alltag in jeder Praxis und Klinik. Für die Betroffenen kann sie allerdings traumatisierend, gesundheitsschädlich und lebensverändernd sein.

In der medizinischen Fachzeitschrift *The Lancet* erschien 2021 eine viel beachtete Sammlung wissenschaftlicher Beiträge zum Thema »Fehlgeburten«.[2] Sie ist mit fast fünf Millionen Schwangerschaften in den USA, Kanada, Norwegen, Schweden, Dänemark und dem Vereinigten Königreich eine der umfangreichsten Datenanalysen, die es je zu dem Thema gab. Die Herausgeber*innen kritisieren, dass Fehlgeburten zu lange heruntergespielt und vernachlässigt worden sind. Der Stand der Forschung sei schockierend. Viel zu oft werde Betroffenen einfach nur geraten, es noch einmal zu versuchen. So wie mir.

Die Mahnung ist deutlich und für Wissenschaftler*innen, die sich sonst eher nüchtern ausdrücken, leidenschaftlich formuliert: Mediziner*innen verharmlosen Fehlgeburten und nehmen sie hin. Frauen werden medizinisch unterversorgt. Dahinter steckt keine wissenschaftliche Evidenz, sondern eine Ideologie, die uns immer wieder begegnet. Durch die Nichtbeachtung geschlechtsspezifischer Unterschiede in der Medizin und den Mangel an wissenschaftlichen Daten herrscht eine riesige Wissenslücke über die Vorgänge im Körper der Frau.

Die britische Autorin Caroline Criado-Perez erläutert in ihrem Buch *Unsichtbare Frauen*, wie es zu dieser Nichtbeachtung kam: »Über Jahrtausende hinweg fußte die Medizin auf der Annahme, der männliche Körper stehe für den menschlichen Körper an sich.«[3] Noch bis in die 90er-Jahre galt der Körper des Mannes als die Norm, der weibliche Körper wurde von ihm abgeleitet und als männlicher Körper »in klein« betrachtet. Simone de Beauvoir schrieb schon 1949: »Die Menschheit ist männlich, und der Mann definiert die Frau nicht als solche, sondern im Vergleich zu sich selbst: Sie wird nicht als autonomes Wesen angesehen. […] Er ist das Subjekt, er ist das Absolute: Sie ist das Andere.«[4]

Erst mit der Entwicklung der Gendermedizin haben Forschende den Missstand in den Blick genommen. Doch weil die Auswirkungen der XX-Chromosomen, der Einfluss der Hormone, die Reaktionen auf bestimmte Medikamente und vieles mehr so lange nicht beachtet wurden, werden die Schmerzen und Symptome von Frauen bis heute systematisch verharmlost und übersehen. Ihr Leiden wird – anders als das der Männer – hingenommen. Dabei, so schreiben die Wissenschaftler*innen in *The Lancet*, bräuchten betroffene Frauen vor allem Unterstützung und medizinische Behandlung, die auf ihre Bedürfnisse zugeschnitten sind. Denn Fehlgeburten, insbesondere wiederholte, können ernsthafte Gesundheitsprobleme nach sich ziehen, darunter höhere Risiken für Herz-Kreislauf-Erkrankungen und Thrombosen.

Eine Studie der University of Queensland belegt, dass Fehl- und »Totgeburten« das Risiko für einen Schlaganfall erhöhen. Bei Frauen mit mehreren »Totgeburten« ist demnach das Risiko am höchsten. Für einen nicht-tödlichen Schlaganfall ist es um 31 Prozent erhöht, für einen tödlichen Schlaganfall um 26 Prozent. Aber auch bereits eine Fehlgeburt lässt die Wahrscheinlichkeit für einen späteren Schlaganfall um 11 Prozent gegenüber Frauen ohne Fehlgeburt ansteigen. Das Forschungsteam spricht sich dafür aus, die Erkenntnisse über diesen geschlechtsspezifischen Risikofaktor in die Schlaganfallprävention einfließen zu lassen.[5]

Auch zu psychischen Erkrankungen liegen seit Jahrzehnten Erkenntnisse vor. Die britische Forscherin Jessica Farren betont die schwerwiegenden psychischen Folgen für Frauen nach Fehlgeburten. Laut ihrer Studie »Post-traumatic Stress, Anxiety and Depression Following Miscarriage and Ectopic Pregnancy« litten noch drei Monate nach dem Verlust fast 40 Prozent der Frauen an einer posttraumatischen Belastungsstörung.[6] In der Übersicht »The Psychological Impact of Early Pregnancy Loss«, die Studienergebnisse aus fast dreißig Jahren zusammenfasst, zeigt Farren auf, dass im ersten Monat nach dem Verlust mehr als 40 Prozent der Frauen an einer Angststörung leiden. Mehr als jede dritte Frau wies laut der Befragung eine Depression auf.[7] In der *Lancet*-Studienserie weisen die Forschenden zudem darauf hin, dass das Suizidrisiko infolge einer Fehlgeburt um das Vierfache ansteigt.[8] Sie fordern daher nicht nur eine bessere medizinische Ursachenforschung, sondern auch eine intensivere psychologische Betreuung.

Wie kann es sein, dass die mentale Gesundheit von Frauen, die den Verlust eines Kindes zu verarbeiten haben, so vernachlässigt wird? Warum werden traumatisierte Frauen von ihren Frauenärzt*innen lediglich mit dem Rat nach Hause geschickt, es noch einmal zu versuchen, ohne einen Hinweis auf den psychiatrischen Notdienst, spezialisierte Therapeut*innen, Hebammen oder andere Hilfsangebote wie Selbsthilfegruppen oder Beratungsstellen? Und wie kann man mit dieser riesigen Lücke umgehen, die zwischen der medizinischen Einordnung einer »fehlgeschlagenen« Schwangerschaft, die Alltag für Gynäkolog*innen ist, und der subjektiven Erfahrungswelt der Eltern, die ein totes Kind beklagen, klafft?

Antje-Kathrin Allgaier ist eine der wenigen Professorinnen, die in Deutschland zum Thema »Fehlgeburten« forscht. Seit 2019 beschäftigt sie sich mit betroffenen Frauen, ihren Partner*innen, behandelnden Gynäkolog*innen und Psychotherapeut*innen. Sie ist Professorin für Klinische Psychologie und Psychotherapie an der Universität der Bundeswehr in München. Das Tabu um Fehlgeburten reiche bis in den professionellen Bereich hinein, sagt sie.

Viele Menschen um die Betroffenen herum wissen nicht, wie sie das Thema ansprechen können. Aus Sprach- und Hilflosigkeit und aus Angst, etwas Falsches zu sagen, gehen viele über das Thema hinweg. Das sei die mit Abstand schlechteste Option. »Auch die Gynäkolog*innen verstummen oft und vermeiden es, die Frauen bei Folgeuntersuchungen danach zu fragen, wie es ihnen geht. Dabei ist das besonders wichtig, da dann erst langfristige psychische Probleme deutlich werden. Die meisten Ärzt*innen wollen helfen, wissen aber nicht, wie sie mit Schicksalsschlägen umgehen und es auffangen können, wenn die Frau beispielsweise anfängt zu weinen«, sagt Allgaier.

Viele Mediziner*innen, die sie für ihre Studien befragt hat, führen an, keine Zeit für Gespräche zu haben und sich um ein volles Wartezimmer kümmern zu müssen. Sie verschanzen sich hinter ihrer professionellen Rolle und besprechen nur das Physische. So umgehen sie ihre eigene Unsicherheit mit dem Thema. »Ich glaube, viele Gynäkolog*innen haben die falsche Idee, dass es zeitlich komplett den Rahmen sprengt, wenn sie Raum lassen für die emotionalen Reaktionen der betroffenen Frauen«, sagt Allgaier. Mediziner*innen würden oft annehmen, dass sich die Büchse der Pandora öffne, wenn sie Betroffene nach ihrem psychischen Befinden fragen. Das Gegenteil ist jedoch der Fall, betont Allgaier. Es sei wichtig, gerade Menschen, die schwierige Erfahrungen gemacht haben, nach ihrer psychischen Verfassung zu fragen, auch nach Suizidgedanken. Wenn Patientinnen mit ihrer Ärztin oder ihrem Arzt über den Verlust sprechen dürfen, sich verstanden und mit ihren Emotionen gesehen fühlen, reichen oft wenige Minuten, damit es ihnen etwas besser geht.

Wie umsichtig Ärzt*innen mit den hochvulnerablen Frauen umgehen, hängt vom Zufall ab. Manche fangen die Frauen in der Schocksituation des Kindsverlustes gut auf, manche Betroffene erleben zusätzliche Traumatisierungen durch medizinisches Personal, etwa in Form von unangemessenen Kommentaren oder empathielosem Umgang. Besonders problematisch ist die Situation in den ambulanten Kliniken, wo die Frauen für eine Kürettage – also eine Ausschabung mit einem löffelartigen Instrument oder eine Absaugung, die schonender ist – hingeschickt werden. Dort stoßen die Betroffenen in der Regel auf Personal, das keinerlei Bezug zu den Frauen hat. Es betreut sie nicht längerfristig und hat dementsprechend nur den chirurgischen Eingriff im Blick, der gemacht werden muss, nicht aber die psychische Verfassung der Betroffenen.

Wissenschaftlerin Allgaier stellt immer wieder fest, dass es schwierig ist, Ärzt*innen dafür zu gewinnen, sich mit dem psychosozialen Zustand der Frauen nach Fehl- und Stillen Geburten auseinanderzusetzen. In Bezug auf die Frage, über welche Kontakte zu Unterstützungssystemen wie Selbsthilfegruppen oder Kriseninterventionsangeboten die Gynäkolog*innen verfügen, hätten einige ein umfangreiches Netzwerk vorzuweisen, andere dagegen keine einzige Adresse. Manche gaben an, bisher keine Patientin betreut zu haben, die intensivere Begleitung wegen psychischer Probleme nach einem Schwangerschaftsverlust gebraucht hätte. Allgaier vermutet, dass die betroffenen Frauen häufig nicht von sich aus über ihre psychische Verfassung sprechen und die Ärzt*innen auch nicht aktiv nachfragen.

Infolge ihrer Befragungen hat Allgaier zusammen mit ihrem Team eine Broschüre entwickelt, die Gynäkolog*innen betroffenen Frauen und ihren Familien in Zukunft geben können. Darin stehen Antworten auf die wichtigsten Fragen, die möglicherweise aufkommen. Viele Frauen sind in einem solch vulnerablen Zustand, dass sie nicht alles mitbekommen, was ihnen gesagt wird: dass sie nach der Fehlgeburt Anspruch auf eine begleitende Hebamme haben, dass sie im Normalfall mehrere Optionen haben, von denen die operative Ausschabung nur eine von dreien ist (mehr dazu im Kapitel »Julia«). Was auch darin steht: Jede Frau hat Zeit, in Ruhe die für sie passende Entscheidung zu treffen. In den seltensten Fällen liegt ein medizinischer Notfall vor. Auf einem zugehörigen Flyer stehen psychosoziale Anlaufstellen, an die Frauen sich wenden können: Selbsthilfegruppen, Schwangerschaftsberatungsstellen, Frauenzentren, Telefonseelsorge, Psychotherapeut*innen, Kriseninterventionsstellen.

Mit den Materialien will Allgaier Frauen nach einer Fehlgeburt ermächtigen, genug zu wissen, um für sich sorgen und aufgeklärt entscheiden zu können. Manchmal, sagt sie, würden Beratungsstellen ihr vorwerfen, Frauen zu pathologisieren. Schließlich bewältigt die Mehrheit der Frauen die Verlusterfahrung ohne langfristige psychische Folgen. Ein Trauerjahr ist normal, sagen die Berater*innen, es sei falsch, vorher Diagnosen zu psychischen Erkrankungen zu stellen. »Das Gegenteil ist mein Anliegen«, sagt Allgaier. »Eine Depression oder eine Angststörung kann man qualitativ ganz klar von Trauer abgrenzen. Es gibt da sehr viele Missverständnisse und Berührungsängste. Man muss genau hinschauen, um nichts zu übersehen, denn psychische Störungen sollten frühzeitig erkannt werden, um Chronifizierungen zu vermeiden und möglichst gute Behandlungserfolge zu erreichen.«

Viele der Missstände liegen allerdings nicht bei den Ärzt*innen. Sie wollen ihre Patientinnen in der Regel bestmöglich versorgen. Ein großer Missstand liegt im System. Beratungs- und Gesprächszeit werden als ärztliche Leistungen kaum vergütet. 10 bis 15 Minuten stehen Ärzt*innen für einen Termin pro Patientin zur Verfügung. Wie soll diese Zeit ausreichen, um einen Ultraschall zu machen, der Patientin, die guter Dinge zur Routineuntersuchung in der Schwangerschaft gekommen ist, vom Tod ihres Kindes zu berichten, sie über ihre Optionen aufzuklären, auf ihren emotionalen Zustand angemessen einzugehen und sie über Hilfsangebote aufzuklären?

Pro Quartal bekommen die Frauenärzt*innen für jede gesetzlich versicherte Patientin eine Grundpauschale zwischen 20 und 40 Euro – unabhängig davon, ob die Frau nur einmal ein Rezept für die Pille abholt oder ob sie innerhalb des Quartals fünfmal untersucht und beraten wird. Zusätzliche Vergütungen für längere Gespräche, wie Mediziner*innen sie bei Krebsdiagnosen oder der Aufklärung über Verhütungsmöglichkeiten ansetzen dürfen, gibt es bei Fehlgeburten nicht. Der Grund dafür: Sie kommen zu häufig vor. Zu teuer also.

Empathie, Verständnis und Beratung – all das, was Frauen unbedingt brauchen, wenn sie ein Kind verlieren, lohnt sich für Ärzt*innen nicht. Wenn sie ihren Patientinnen länger als ein paar Minuten zuhören, sie aufklären und ihnen Anlaufstellen für weitere Hilfsangebote nennen wollen, müssen sie das unvergütet tun. So sieht es das Gesundheitssystem vor. Kein Wunder also, dass nicht alle Mediziner*innen bereit sind, das zu tun.

Ein weiterer Missstand ist, dass es bislang keine systematischen Schulungen in Krankenhäusern gibt. Wie das medizinische Personal also mit Frauen, die nach einer Fehlgeburt psychisch belastet sind, umgeht, ist ihm überlassen. Fortbildungen in einzelnen Kliniken reichen für eine adäquate Betreuung nicht aus.

Am weitreichendsten informieren die sogenannten medizinischen Leitlinien. Dabei handelt es sich um rechtlich nicht bindende, aber hochwertige Empfehlungen, wie eine Erkrankung angemessen diagnostiziert und behandelt werden soll. Sie dienen aber nicht dazu, medizinisches Personal im Umgang mit Patient*innen zu schulen. Sie geben vielmehr den aktuellen Erkenntnisstand zu einem medizinischen Thema wieder, um die Entscheidungsfindung von Ärzt*innen, medizinischem Personal und auch von Patient*innen zu unterstützen. Ziel ist es, Forschungserkenntnisse in die Praxis zu überführen.

Die Leitlinien sind ein wichtiges Organ für die Qualitätssicherung in der Medizin. Die Gremien sind interdisziplinär besetzt und bestehen aus Hunderten von Expert*innen, die Gruppen und Untergruppen bilden, die viele verschiedene Studien bewerten, um zu einer einheitlichen Empfehlung zu kommen. Ärzt*innen dürfen ihre Patient*innen individuell behandeln, sind allerdings dazu angehalten, sich zunächst an die Leitlinien zu halten. Das ist wichtig, damit nicht jede*r Patient*in anders beraten wird, sondern es einen Grundkonsens zu den wirksamsten Therapien gibt.

Die Expert*innen, die die Leitlinien verfassen, tun das ehrenamtlich für die Arbeitsgemeinschaft der Wissenschaftlichen Medizinischen Fachgesellschaften (AWMF). Derzeit stellt die AWMF mehr als 750 Leitlinien zur Verfügung, unter anderem zu Herzerkrankungen, Rückenschmerzen oder eben zur Geburtshilfe. Die Leitlinie zu Gebärmutterhalskrebs enthält beispielsweise neben Empfehlungen zur Diagnostik und Therapie auch solche zur psychosozialen Unterstützung, Rehabilitation und Nachsorge.

Die entscheidende Leitlinie bei Fehlgeburten nennt sich »Diagnostik und Therapie von Frauen mit wiederholten Spontanaborten«. Sie gibt nur wenige Empfehlungen für den Umgang mit psychischen Folgen. Die Studienlage zur Therapie wird als unzureichend oder umstritten beschrieben. Es ist lediglich zu lesen: »Ein durchgängig empathischer und entlastender Umgang mit der Patientin (und ihrem Partner) ist unbedingt empfehlenswert.« Bei Verdacht auf eine Depression wird geraten, psychotherapeutische Unterstützung hinzuzuziehen. Ansonsten sollen die Patientinnen auf Beratungsstellen sowie auf Selbsthilfegruppen oder Internetforen hingewiesen werden. Zugespitzt formuliert liest sich dieser Hinweis wie: »Surfen Sie doch mal ein bisschen im Internet herum. Da finden Sie dann schon irgendwas.« Wie der Körper der Frau behandelt werden soll, wird auf mehr als fünfzig Seiten dargelegt. Die Therapie psychischer Faktoren wird auf eineinhalb Seiten abgehandelt.

Der Missstand liegt hier nicht bei den Autor*innen der Leitlinie, sie werten schließlich nur wissenschaftliche Daten aus und leiten daraus Empfehlungen ab. Der Missstand liegt in der Forschung selbst. Die seelische Verarbeitung des Erlebten spielt in der Wissenschaft kaum eine Rolle. Eine Fehlgeburt wird vor allem als körperliches Phänomen betrachtet. Wie Frauen den Verlust eines Kindes psychisch bewältigen können, dafür interessiert sich die Forschung bislang kaum.

Das wird auch daran deutlich, dass eine Leitlinie, die sich

mit der Diagnostik und Therapie von Frauen mit einem einmaligen Schwangerschaftsverlust beschäftigt, gänzlich fehlt, obwohl sie die größte Gruppe bilden. Doch sie scheinen für die Fachgesellschaften nicht relevant zu sein oder schlichtweg zu häufig vorzukommen und damit zu »normal« zu sein. Für sie und ihre Partner*innen sollte allerdings auch psychosoziale Unterstützung angeboten werden, dazu rufen die Forschenden in den *Lancet*-Beiträgen ausdrücklich auf.

Für die Psychiatrie und Psychotherapie gibt es eigene Leitlinien. Zwischen diesen und den medizinischen Leitlinien fehlen allerdings Querverweise, so als ob Körper und Geist getrennt voneinander zu betrachten wären. Dass dies ein defizitärer, wenn nicht sogar gefährlicher Blick auf den Menschen ist, wissen mittlerweile sogar Lai*innen. Um eine Frau nach einer Fehlgeburt angemessen zu behandeln, braucht es gegebenenfalls nicht nur die Expertise von Gynäkolog*innen, sondern auch die von Hebammen und Psycholog*innen. Deren Netzwerke müssen ineinandergreifen, sie müssen sich austauschen, voneinander lernen. Eine progressive Medizin braucht immer interdisziplinäre und multiprofessionelle Kooperationen. Sie hat den ganzen Menschen im Blick. Eigentlich nichts Neues. In der Fachwelt scheint das allerdings noch nicht überall angekommen zu sein.

Gynäkolog*innen sollten darin geübt sein, ihren Patientinnen schlechte Nachrichten einfühlsam zu überbringen. Schließlich gehört es zu ihrem Beruf, Krebsdiagnosen zu stellen, Unfruchtbarkeit bei einem Kinderwunsch zu kommunizieren oder eben schwangeren Frauen, die hoffnungsfroh auf dem Stuhl Platz nehmen, zu erklären, dass sie im Ultraschall keinen Herzschlag des Babys finden können.

Doch erst seit Kurzem lernen Medizinstudent*innen in Rollenspielen mit Schauspieler*innen und Videoanalysen, wie sie schwierige Diagnosen an ihre Patient*innen kommunizieren können. Die Mehrzahl der Ärzt*innen, die heute im Einsatz sind, hat sich selbst beigebracht, wie man das macht. Immer wieder erkundigen sich aufgeschlossene Gynäkolog*innen in Allgaiers Umfragen nach Weiterbildungen zum Thema. Die Mediziner*innen wollen sich weniger überfordert damit fühlen, Frauen schreckliche Botschaften zu überbringen.

Deshalb hat Allgaier mit ihrem Team zwei Lehrvideos erstellt, in denen die Ärzt*innen lernen können, wie sie schlechte Nachrichten am besten kommunizieren, das psychische Befinden der Frauen abfragen und wie sich »normale« Trauer von behandlungsbedürftigen psychischen Erkrankungen unterscheidet. Die Zeit, in der sich Gynäkolog*innen danach erkundigen, wie es der Patientin geht, beträgt im Lehrvideo sechs Minuten. Sechs Minuten, in der sich Pandoras Büchse nicht öffnet. Sechs Minuten, die für betroffene Frauen einen entscheidenden Unterschied machen können.

Denn das Wichtigste bei der Bewältigung einschneidender Lebensereignisse, die potenziell traumatisch sein können, ist die soziale Unterstützung. Menschen, die sagen: »Es tut mir leid, was Ihnen passiert ist.« Menschen, die sich erkundigen: »Wie geht es Ihnen heute damit?« Menschen, die fragen: »Was brauchen Sie gerade?« Fehlt diese soziale Unterstützung, kann das die Bewältigung erheblich erschweren. Erstkontakt nach Fehlgeburten ist meist das medizinische Personal. Ihm obliegt also die Verantwortung, die erschütterten Frauen aufzufangen und ihnen weiterzuhelfen.

Auch die Hebamme und Dozentin Franziska Maurer, die

Fachpersonal zum Thema Fehlgeburten fortbildet, zitiert in ihrem Buch *Fehlgeburt – eine kleine Geburt* die aufsehenerregende *Lancet*-Studienserie. Maurer geht der Frage nach, woher die hohe Anzahl psychischer Folgen für die Frauen tatsächlich kommt, und stellt die These auf: »Es ist vermutlich nicht das Ereignis an sich, was die Frauen verletzt, verunsichert und verängstigt. […] Es scheint viel eher der medizinische und gesellschaftliche Umgang damit zu sein, der die Bewältigungskräfte hemmt.«[9] Denn statt psychisch stark belastet, könnten Frauen aus diesem natürlichen Ereignis auch reifer und bestärkt hervorgehen.

Studien, die zeigen, ob die psychischen Folgen für Frauen, die ihr Kind verlieren, tatsächlich dem körperlichen Trennungsprozess geschuldet sind oder dem Umgang des sozialen Umfeldes mit den Betroffenen, gibt es nicht. Dafür bräuchte es eine große Testgruppe von Frauen, die sehr gute soziale Unterstützung in ihrem Umfeld und individuelle medizinische und empathische Begleitung erlebt. Das ist nur in einer Gesellschaft möglich, die Fehlgeburten nicht tabuisiert und Frauen und ihre geschlechtsspezifischen physischen und psychischen Bedürfnisse ernst nimmt.

Ein paar Tage nach dem Abend beim Wein mit meiner Freundin schickt sie mir die Kontaktdaten einer Therapeutin. Eine andere Bekannte weist mich auf eine Selbsthilfegruppe mit Yoga für »Sternenmamas« hin. Die eigentlich komplett überlastete Therapeutin ruft mich zurück, obwohl ich nicht einmal in der Lage war, eine Nachricht zu hinterlassen, und dachte, da gibt es bestimmt Menschen, die sie viel dringender brauchen als ich. Und in der Sternenmamagruppe ist noch ein Platz frei.

Über das Erlebte mit meinem Mann, meiner Therapeutin und anderen betroffenen Frauen zu sprechen, hat mich bei der Bewältigung meines Traumas am meisten unterstützt. Auch wenn ich häufig nicht reden konnte, nicht wusste, was ich sagen sollte, wo ich beginnen sollte. Auch wenn ich keine Ahnung hatte, wie ich meinem Umfeld helfen konnte, mir zu helfen. Auch wenn ich auf die Frage »Wie geht es dir?« oder »Brauchst du etwas?« meist keine Antwort wusste. Für das, was ich erlebt hatte, gab es kaum Worte. Sie fühlten sich nicht richtig an, belanglos im Vergleich zu der Größe, die der Verlust für mich hatte. Und doch: Über das Erlebte zu sprechen, war am Ende immer besser als zu schweigen.

Mein Mann dagegen ging den Weg der radikalen Offenheit und erzählte am Arbeitsplatz, im Kreis von Freund*innen oder auf dem Spielplatz immer direkt von unserem Verlust, sobald das Thema aufkam. Wenn Kolleg*innen nachhakten, wann denn nun der Geburtstermin sei. Wenn eine Erzieherin unserer Tochter zwischen Tür und Angel fragte, ob denn eigentlich noch ein Geschwisterchen geplant sei. Nicht selten reagierten die anderen darauf verwirrt, manchmal sogar geschockt. Kolleg*innen suchten nach Worten, die Erzieherin musste schnell los, um sich wieder um ihre Gruppe kümmern. Wie soll man auch mal eben gemeinsam um ein Kind trauern, das niemand kennengelernt hat?

Anders als Fehlgeburten sind direkte Fragen nach der Familienplanung in unserer Gesellschaft akzeptiert. Jede*r darf sie einfach so stellen, als ginge es darum, wo wir den nächsten Urlaub verbringen. Als wäre es etwas Allgemeingültiges, über das alle selbstredend Bescheid wissen dürfen. Meist werden erste Anspielungen bei der Hochzeit gemacht. Spätestens im Jahr nach der Hochzeit warten alle gespannt auf die gute Nachricht, dass Nachwuchs im Anmarsch ist.

Diese Erwartungen aus dem sozialen Umfeld können einen immensen Druck auf Paare ausüben und den Druck, den sie sich ohnehin schon machen, potenzieren. Auch ohne Hochzeit stehen alle Paare, die sich in ihren fruchtbaren Jahren nicht deutlich von einem Kinderwunsch distanzieren, unter Verdacht: Probieren sie es schon? Warum dauert es so lang? Klappt es vielleicht nicht? Es ist unangemessen und anmaßend, und doch für viele ganz selbstverständlich, sich auf diese Weise mit dem Intimleben anderer auseinanderzusetzen.

Und selbst wenn es gelingt: Ein einziges Kind zu haben, ist in unserer Gesellschaft nicht anerkannt. Paare mit einem Kind müssen ständig mit der Frage nach einem zweiten rechnen. Mit Sätzen wie »Das Kind braucht doch ein Geschwisterchen!«, »Ihr wollt doch bestimmt noch eines?« oder »Eines ist keines!« wird der heteronormative, gesellschaftliche Anspruch an eine Familie zementiert: Vater, Mutter, zwei Kinder. Und wer mehr hat, drei oder sogar vier, fällt ebenfalls aus der Norm und muss sich häufig rechtfertigen. Das kann ja so nicht gewollt gewesen sein.

Das Wort »Familienplanung« fand ich schon immer befremdlich. Als könnte man etwas so Großes, das außerhalb unserer Kontrolle liegt, wie Schwangerwerden, Schwangerbleiben und dann noch ein gesundes Kind zur Welt bringen, in seinen Kalender eintragen. Sicherlich, bei manchen Paaren »funktioniert« das und alles verläuft »nach Plan«, bis hin zum akribisch berechneten Idealabstand, den die Kinder haben sollen, damit sie miteinander spielen. Schwangerwerden ist eines der wenigen Dinge, die wir uns im Leben nicht erkaufen oder mit Fleiß und Mühe, starkem Willem, Macht oder Privilegien herbeizaubern können. Selbst die moderne Medizin kommt dabei an ihre Grenzen. Kinderwunschbehandlungen mit dem In-vitro-Verfahren sind laut dem Jahrbuch des Deutschen IVF-Registers nur bei 23 Prozent der Behandelten so erfolgreich, dass die Eltern tatsächlich am Ende ein lebendes Kind in den Armen halten.[10]

Schwangerwerden scheint eines der letzten archaischen Ereignisse in unserem Leben zu sein, bei dem der Mensch der Natur ausgeliefert ist und nicht andersherum. Viele Paare brauchen Jahre, um schwanger zu werden. Fast jedes zehnte Paar ist ungewollt kinderlos.[11] Viele erleiden Schwangerschaftskomplikationen oder Verluste wie Fehl- oder Stille Geburten, manche mehrmals. All diese Paare treffen diese achtlos gestellten Fragen wie Pfeilspitzen in offene Wunden. Intime Fragen nach Kindern bringen verletzte Eltern, die voller Demut auf das Wunder der Schwangerschaft blicken, in Erklärungsnot. Lüge ich oder konfrontiere ich mein Gegenüber mit der Wahrheit?

Als ich einmal im Sprachkurs von einem Kommilitonen, den ich kaum kannte, nach einem Geschwisterkind für unsere Tochter gefragt wurde, reagierte ich zögerlich, fing an zu stottern. Dann sagte ich irgendwas von »Vielleicht, irgendwann, mal sehen«. Zufrieden war er mit meiner Antwort nicht, das konnte ich ihm ansehen. Ich rutschte unruhig auf meinem Stuhl hin und her, war weder von vertrauten Personen umgeben noch in einem Raum, in dem ich gern an das Geschehene erinnert werden wollte. Heute denke ich, vielleicht hätte ich einfach sagen sollen, wie es war: »Wir haben gerade ein Kind verloren.« Punkt.

Wer mit einer Frage in die Privatsphäre seines Gegenübers

eindringt, muss mit einer harten Antwort rechnen. Doch in der Situation wollte ich mich meinem Kommilitonen nicht zumuten. Ich fühlte mich für die Gefühle, die ich möglicherweise in ihm auslösen würde, verantwortlich. Die Vorstellung, dass ich das Ganze relativieren und etwas Versöhnliches sagen müsste, strengte mich zu sehr an. Was stattdessen passierte: Der tragische Verlust meines Kindes rauschte wie im Zeitraffer an mir vorbei. Mein Kommilitone tat etwas, das er bestimmt nicht wollte. Er erinnerte mich ganz nebenbei an den schlimmsten Tag meines Lebens. Dann ging der Unterricht los, er fing an, in seinem Buch zu blättern. Ich tat das Gleiche, blickte nach unten, aufgewühlt, mit Tränen in den Augen.

»Isa« – Die Frage nach dem Warum

16 Jahre ist es her, das weiß sie noch genau. Kurz nach ihrem dreißigsten Geburtstag stellt Isa fest, dass sie schwanger ist. Damals ist sie erst seit einem halben Jahr mit ihrem neuen Freund zusammen, der heute ihr Ehemann ist. Ein Kind haben die beiden zum damaligen Zeitpunkt noch nicht geplant. Isa ist als Produktmanagerin in einem großen Verlag tätig. Ihr Jahresvertrag läuft bald aus, und sie ist mitten in den Verhandlungen für eine Verlängerung.

Es waren die Nullerjahre, in der Medienbranche wurde gespart und befristete Jahresverträge durften bis zu dreimal verlängert werden. Junge Menschen wie Isa standen unter Druck. Die begehrten Jobs waren knapp, die jungen Leute hungrig nach Erfolg, die Konkurrenz wachsam. Also stellten viele ihre Bedürfnisse zurück, gingen an ihre Belastungsgrenze. Sie arbeiteten Überstunden, am Wochenende oder nachts, beschwerten sich nie.

»Ich wollte auf keinen Fall, dass jemand weiß, dass ich schwanger bin. Ich hatte Angst, dass ich dann raus bin, keinen Anschlussvertrag und schon gar keine Entfristung bekomme«, sagt Isa heute. Immer wieder hatte sie das bei anderen beobachtet. Auch seien in ihrem Umfeld Mütter, die aus der Elternzeit zurückkehrten, diskriminiert, ungewollt versetzt oder nicht weiter befördert worden.

In der elften Schwangerschaftswoche macht Isa mit ihrem Freund Urlaub in Kroatien. Die beiden fühlen sich miteinander wohl, scherzen, machen Fotos von Isas minikleinem Babybauch, freuen sich. Doch irgendwann kippt Isas Stimmung. Das blaue Meer der Adria, die Schönheit der Küste, nichts kann sie mehr genießen. Sie sitzt am Ufer, schaut aufs Wasser und hat düstere Gedanken. »Ich bin schwanger von einem Typen, den ich nicht lange kenne. Wie bescheuert ist das alles?«, fragt sie sich.

Am Montag darauf geht sie wieder zur Arbeit. Nach ein paar Stunden bemerkt sie, dass sie blutet. Sie steigt aufs Fahrrad und fährt zu ihrer Frauenärztin. Im Ultraschall kann die Ärztin keinen Herzschlag des Babys finden. Fehlgeburt. Sie schickt Isa direkt zur Ausschabung in eine ambulante Klinik. Isa stolpert aus der Praxis runter auf die Straße, Frankfurter Allee in Berlin, sechsspurig. Alles ist unfassbar laut, der Verkehr rauscht an ihr vorbei. Sie fühlt sich hilflos und verloren. Sie ruft ihren Freund an, der in Hamburg lebt. Er fährt sofort los.

Isa steigt wieder aufs Fahrrad und fährt trotz der Blutungen den Weg in die Klinik. Sie erinnert sich noch ganz genau, wie es ihr dort erging: »Ich fand es total unangemessen, wie ich dort behandelt wurde. Alle waren total schroff zu mir, ich durfte mich nicht mal irgendwo hinsetzen.« Nach einer endlos langen Wartezeit kommt sie endlich dran. Als sie wieder aufwacht, sagt man ihr: »Sie können jetzt heimfahren.« Nicht mehr. Kein einziges warmes Wort.

Drei Tage bleibt Isa anschließend zu Hause. Gerade so lang, wie es ohne Krankschreibung möglich ist. Sie ist niemand, der den anderen etwas vorlügt. Es fällt ihr schwer, sich krankzumelden, ohne zu sagen, was mit ihr los ist. Nie bleibt sie zu Hause wegen Kopfschmerzen oder anderen »Kleinigkeiten«. Am Ende gibt sie an, einen Magen-Darm-Virus zu haben. Eine Krankschreibung kommt für sie nicht in Frage. Drei Tage später erscheint Isa wieder bei der Arbeit. Sie wird die Fehlgeburt nie erwähnen. Ihr Chef verlängert ihren Vertrag.

An die Zeit danach erinnert sich Isa heute nur verschwommen. Nachdem sich ihre Hormone reguliert hatten, ging es ihr besser. »Ich war schon irgendwie traurig, aber das hat nicht so lange angehalten. Ich habe es, glaube ich, auch sehr verdrängt«, sagt sie heute. Sie hat viel gearbeitet. »Wenn ich jemanden gehabt hätte, mit dem ich mich hätte austauschen können, dann wären wir da gemeinsam durchgegangen. Aber da ich alleine war, habe ich es einfach komplett weggeschoben.«

Ältere Leute, wie ihre Mutter und ihre Tante, begegneten Isa verständnisvoll, wenn sie von ihrer Fehlgeburt erzählte Ihre Freund*innen, die noch keine Kinder hatten, reagierten zurückhaltend, wussten nicht, wie sie mit ihr umgehen sollten. »Es fiel mir schwer, es überhaupt zu erzählen«, sagt Isa. »Ich hatte dieses Gefühl von ›Ach Mist, ich habe es nicht geschafft‹.« Sie ist in einem leistungsorientierten Umfeld aufgewachsen. »Meine Fehlgeburt gab mir das Gefühl: ›Mein Körper hat's nicht hingekriegt‹. Das musste ich mir und vor anderen eingestehen. Also wollte ich an mir arbeiten, damit ich es das nächste Mal schaffe.«

Die Soziologin Julia Böcker hat ihre Dissertation über Fehlgeburten geschrieben und damit 2022 den zweiten Platz des Deutschen Studienpreises der Körber-Stiftung gewonnen. In *Fehlgeburt und Stillgeburt* untersucht sie, wie Betroffene den Verlust eines Kindes erleben und wie die Gesellschaft damit umgeht. Böcker leitet in ihrer Arbeit wissenschaftlich her, was Isa gefühlt hat. Sie schreibt: »In der individualistischen und kapitalistisch geprägten Kultur der Gegenwart werden Verluste und Verlustgefühle oft mit individuellem Scheitern, Misserfolg und Versagen verbunden. […] Der Ausdruck von unproduktiven Gefühlen wird gesellschaftlich sanktioniert. Trauer ist ein solches Gefühl, das ursächlich auf einen Verlust, auf ein Scheitern oder auch einfach auf ausbleibenden Gewinn zurückgeführt wird und dessen bloßes Vorhandensein negativ bewertet wird. Trauer und ihre Ursache müssen, so die Erwartung, beseitigt und überwunden werden.«[1] Weil unsere kapitalistische Wirtschaftsordnung Werte wie Produktivität, Funktionalität und Effizienz fördert, sei für Verlust und Trauer kein Platz. Der Wert einer schwangeren Frau bemisst sich also an der Größe ihres Bauches. Geht die Schwangerschaft verloren, muss der Verlust schnell verarbeitet werden, damit man wieder »leistungsfähig« ist und einen neuen Versuch starten kann.

Auch der von Sigmund Freud in seinem Werk *Trauer und Melancholie* geprägte Ausdruck »Trauerarbeit« impliziert, dass man sich durch die Trauer »arbeiten« muss, um »wieder frei« zu sein.[2] So als könnten Betroffene sie Schritt für Schritt abhaken, wenn sie nur fleißig und strebsam dranbleiben. Von der Gesellschaft wird erwartet, dass Trauernde sich aktiv darum bemühen, Verlustgefühle schnell zu bewältigen. Wer traurig ist, hat dementsprechend nicht genug »an sich gearbeitet«. In dieser Vorstellung ist Trauer eine vorübergehende Phase, ein Rückschlag, nachdem es wieder bergauf geht, wenn man sich nur genug anstrengt.

Bei Isa kommt außerdem die Frage nach der Schuld auf. »Was habe ich nur falsch gemacht?« War es der Urlaub? Der Flug? Sie googelt »Fliegen« und »Schwangerschaft« und findet irgendwo irgendjemanden, der einen Zusammenhang herstellt. »Wäre ich mal nicht geflogen«, denkt sie. Wenn Isa sich heute über ihre Gedanken von damals sprechen hört, kommen sie ihr absurd vor. Aber damals waren sie ihr Kompass, die einzigen Wegweiser, die ihr in Aussicht stellten, was sie dringend brauchte: eine Antwort auf die brennende Frage »Warum?«.

»Unser Gehirn ist eine Suchmaschine, es sucht immer nach Erklärungen. Das ist ein ganz starker Treiber, deshalb sind wir als Spezies auch so erfolgreich«, sagt Sally Schulze. Sie ist Diplompsychologin, approbierte Psychotherapeutin und Expertin für Frauenheilkunde. Sie hat vier Jahre lang Eltern auf der Babyintensivstation der Universitätsklinik Frankfurt betreut und weiß, welche quälenden Gedanken Frauen mit sich herumtragen, wenn sie ihr Kind verlieren.

»Das Gefühl, das wir Menschen am schwierigsten aushalten können, ist Hilflosigkeit.« Schuld kann dabei entlastend wirken und scheinbare Kontrolle zurückbringen, auch wenn sie schmerzhaft ist. Denn wer den Grund kennt, kann beim nächsten Mal etwas tun. »Dann komme ich scheinbar in eine Selbstwirksamkeit und spüre die Hilflosigkeit nicht mehr«, sagt Schulze. Schuld als Schutzfunktion also. Menschen finden immer Erklärungen, die ihnen logisch erscheinen, auch wenn sie nicht logisch sind. Auf der Suche nach Antworten klammern sie sich förmlich daran. Wenn also meine subjektive Erklärung für die Fehlgeburt »Ich habe etwas Schweres gehoben« ist, dann kann ich das beim nächsten Mal vermeiden.

Schulze hat häufig erlebt, dass Fehlgeburten bei Frauen große Hilflosigkeit und einen Kontrollverlust auslösen, weil sie nichts dagegen tun können. Aber das ist nicht alles: »Der Hauptgrund für die Schuldgefühle der Frauen ist das menschliche Suchen nach Erklärungen. Dazu kommt, dass man Frauen in unserer Gesellschaft generell gerne die Schuld gibt, also eine Prise Misogynie. Und wenn die Frauen dann noch in ihrem sozialen Umfeld ungenügend Unterstützung erfahren, haben wir den Salat. Dann wird die Verarbeitung sehr herausfordernd.« Dabei helfe oft schon, wenn betroffene Frauen bei einer Freundin oder in einem Gespräch mit einer Beratungsperson laut aussprechen dürfen, was ihnen passiert ist.

Tatsächlich ist das Allgemeinwissen um die Häufigkeit und die Gründe für Fehlgeburten in unserer Gesellschaft erschreckend gering. Genauer gesagt: Es gibt eine riesige Informations- und Wissenslücke, die zur Stigmatisierung betroffener Frauen entscheidend beiträgt.

Die US-amerikanische Umfrage »A National Survey on Public Perceptions of Miscarriage« ergab, dass mehr als die Hälfte der Teilnehmenden glaubt, nur weniger als 5 Prozent aller Schwangerschaften würde in Fehlgeburten enden. Die Mehrheit, unter ihnen auch Frauen und Männer mit Fehlgeburtserfahrung, hält eine Fehlgeburt also für eine seltene Ausnahme. Doch in Wirklichkeit, so wissen wir, betrifft es etwa 30 Prozent aller Schwangerschaften.

Auf die Frage, wie es zu Fehlgeburten kommt, antwortete die Mehrheit der Befragten, dass Frauen durch ihr Tun eine Fehlgeburt herbeiführen können: Mehr als zwei Drittel glauben, wenn sich Frauen Stress aussetzen, kann das der Grund sein. 64 Prozent nehmen an, dass das Heben schwerer Gegenstände zu Fehlgeburten führen kann.

Wenig erstaunlich, wie sich das auf die Gefühle betroffener Frauen auswirkt: Fast die Hälfte aller Frauen, die Fehlgeburten erleiden, fühlt sich schuldig. 41 Prozent sagen, sie hätten das Gefühl, etwas falsch gemacht zu haben. 41 Prozent fühlen sich alleingelassen, 28 Prozent schämen sich.[3] Die Umfrage macht sehr deutlich, wie falsche Annahmen, Missverständnisse und Fehlinformationen die Schuld- und Schamgefühle betroffener Frauen befeuern und wie gesellschaftliche Mythen Frauen stigmatisieren.

Auch eine Umfrage des Femtech-Herstellers »Ava« mit mehr als 1000 Frauen in Deutschland, Österreich und der Schweiz kommt zu ähnlichen Ergebnissen. Fast die Hälfte aller Frauen, die eine Fehlgeburt erlebt hat, nämlich 46 Prozent, gibt sich selbst die Schuld dafür. Und auch im deutschsprachigen Raum ist die Mehrheit falsch informiert: 70 Prozent der betroffenen Frauen sind davon überzeugt, dass Stress eine Fehlgeburt auslösen kann. 37 Prozent sehen das Heben von schweren Gegenständen als potenzielle Ursache.[4]

Zu dem Gefühl der Schuld trägt zusätzlich bei, dass der Ort, an dem alles geschieht, der eigene Körper ist. Der eigene Körper, von dem wir so selbstverständlich annehmen, dass wir ihn kontrollieren können – wenn wir nur gut genug auf ihn aufpassen, gesund essen, rohen Fisch vermeiden, keinen Kaffee trinken, nicht zu viel und nicht zu wenig Sport machen, nicht rauchen und keinen Alkohol trinken. Die meisten Frauen spüren von Beginn an eine große Verantwortung für ihren Körper und ihre Schwangerschaft. Viele gehen davon aus, dass nichts schiefgehen kann, wenn alle alles richtig machen, sie selbst, die Ärzt*innen und die Hebamme. Hinzu kommt, dass die Geburt eines gesunden Kindes ja auch als Erfolgserlebnis gefeiert wird, bei dem der Körper eine große Leistung vollbracht hat. Wenn etwas schiefläuft, schämen sich viele, weil scheinbar alle anderen Frauen vollbringen können, wozu der eigene Körper nicht imstande ist.

Die Weltgesundheitsorganisation (WHO) schreibt zusammenfassend in ihrem Online-Artikel »Why we need to talk about losing a baby«: »Die Erfahrung, ein Baby zu verlieren, mag auf der ganzen Welt unterschiedlich sein, aber Stigmatisierung, Scham und Schuldgefühle sind gemeinsame Themen.«[5] Wenn es Frauen überall auf der Welt gleich ergeht, wenn wir wissen, welche quälenden Gedanken und Gefühle sie mit sich herumtragen, ist es höchste Zeit, diesen Umstand zu beenden und die Wissenslücke zu schließen.

Eine Erkenntnis, die Frauen von Schuld- und Schamgefühlen befreien kann, lautet: Der Hauptgrund für Fehlgeburten sind Chromosomenstörungen in der Ei- oder in der Samenzelle. Der Embryo hört dadurch auf, sich weiterzuentwickeln. Der Körper erkennt und reguliert das mit einer natürlichen Reaktion: der Fehlgeburt. Je nach Studie haben Forschende Anomalien von X- und Y-Chromosomen bei 60 bis 85 Prozent der nicht weitergewachsenen Schwangerschaften gefunden.[6]

Chromosomen sind die genetischen Bausteine (DNA), die für die Entwicklung eines Babys verantwortlich sind. Der Mensch besitzt 23 Chromosomenpaare. Wenn ein Embryo zu viele oder zu wenige dieser Bausteine hat, kann er sich nicht richtig entwickeln. Störungen entstehen zufällig, zum Beispiel durch Fehler bei der Reifung von Ei- und Samenzellen oder bei der Zellteilung während der Entwicklung der befruchteten Eizelle. Die häufigsten Anomalien sind die Trisomien 21, 18 und 13. In diesen Fällen liegt ein bestimmtes Chromosom dreifach statt zweifach vor.

Weitere Gründe können sogenannte Myome, gutartige Muskelknoten in der Gebärmutter, Gerinnungsstörungen, hormonelle Unausgeglichenheiten, immunologische Störungen oder akute Infektionen sein. Ernährung, Stress oder Sport haben nur einen minimalen Einfluss darauf, ob eine Schwangerschaft sich gut entwickelt oder nicht.

Frauen wird in der Schwangerschaft davon abgeraten, schwer zu heben. Das weiß so gut wie jede*r. Nur steht dieses Wissen in keinem Verhältnis zu einer großen gesellschaftlichen Wissenslücke: Das Heben schwerer Dinge ist so gut wie nie der Grund für eine Fehlgeburt. Chromosomenstörungen allerdings sind fast immer der Grund für eine Fehlgeburt. Das weiß nur leider kaum jemand.

Auch dass werdende Mütter Käse aus nicht pasteurisierter Milch meiden sollten, zählt zum allgemeinen Schwangerschaftswissen. Auf 80 000 Schwangerschaften kommen allerdings nur drei Fälle von Schwangerschaftslisteriose, einer Infektionskrankheit, die beispielsweise durch Keime aus Weichkäse ausgelöst wird.[7] Sie ist also höchst selten. Das Wissen über sie ist aber im Gegensatz zur Hauptursache für Fehlgeburten unverhältnismäßig groß.

Wir alle sind also von dem Mythos geprägt, dass eine Frau den Verlauf ihrer Schwangerschaft beeinflussen kann. Tatsächlich liegt es aber in den seltensten Fällen in der Macht der Frau, ob sich ihre Schwangerschaft weiterentwickelt oder in einer Fehlgeburt endet. Darüber müssen wir als Gesellschaft mehr sprechen, anstatt Frauen den Eindruck zu vermitteln, sie hätten die Kontrolle über ihren Körper, trügen die Verantwortung für ihre Schwangerschaft und demnach auch für die Fehlgeburt. Dass Chromosomenanomalien in der Samenzelle des Mannes der Grund für eine Fehlgeburt gewesen sein könnten, weiß kaum jemand. Die »Schuld« wird in unserer Gesellschaft tatsächlich gerne den Frauen zugeschoben.

Regale voller Nahrungsergänzungsmittel, die eine gesunde Schwangerschaft versprechen, füllen Apotheken und Drogeriemärkte. Expert*innen oder Influencer*innen geben Ernährungs- und Bewegungstipps auf Social Media oder in Schwangerschaftsapps. Wenn eine Schwangerschaft festgestellt wird, geht es häufig direkt um pränatale Untersuchungen. Das alles hilft vielen Frauen zweifellos. Gleichzeitig wird ihnen damit suggeriert: Wenn du alle »Regeln« befolgst und all die Angebote in Anspruch nimmst, wird deine Schwangerschaft gut verlaufen. Und umgekehrt, hält die Schwangerschaft nicht, finden manche Frauen eine Erklärung darin, dass sie diese Angebote nicht wahrgenommen oder gegen eine »Regel« verstoßen haben. Dann werden Gedanken wie »Ich habe mehrmals vergessen, Folsäure zu nehmen«, »Hätte ich doch nur nicht in den ungewaschenen Apfel gebissen« oder »Als ich noch nicht wusste, dass ich schwanger bin, war ich feiern und habe viel zu viel Alkohol getrunken« zu einer Antwort auf die Frage nach dem Warum. Die Soziologin Julia Böcker schreibt dazu, es sei eine »Illusion, dass das gute, gesunde und lange Leben planbar und die Natur des Körpers verfügbar« sind, »wenn ausreichende Vorkehrungen getroffen werden. Solche Verfügbarkeitskonstruktionen reichen bis hin zur Vorstellung, unter idealen Bedingungen ließe sich in jedem Fall eine erfolgreiche Schwangerschaft zustande bringen.«[8]

Auch der Glaube an übernatürliche Erklärungen kann Schuldgefühle hervorrufen: »Ich hatte so viel Angst, es könnte etwas schiefgehen, dass es dann auch schiefgegangen ist« oder »Ich bin vom Schicksal verfolgt« oder »Es sollte einfach nicht sein«. Manche Frauen haben Schuldgefühle, weil sie meinen, sie könnten allein durch ihre Gedanken die Schwangerschaft beeinflussen: »Das Kind ist gestorben, weil ich mich nicht wirklich über die Schwangerschaft gefreut habe.« Ohne Frage: Auch das ist eine irrige Annahme. Solche Gedanken werden als »Fake Guilt« oder negative Glaubenssätze bezeichnet. Gedanken können keine Fehlgeburt auslösen. Sonst bräuchten wir auch keine Verhütungsmittel mehr, wenn schon der Gedanke »Ich darf bloß nicht schwanger werden« eine Schwangerschaft verhindern könnte.

Auch Isa empfindet ihre Fehlgeburt als Kontrollverlust. »Alles löst sich auf und passiert einfach, ohne dass man selbst aktiv loslassen kann«, sagt sie. »Das war das erste Mal in meinem Leben, dass ich etwas nicht mehr unter Kontrolle hatte, das hat mich total erschreckt.« Wenn man sie fragt, was ihr geholfen hätte, sagt sie: »Mehr Aufklärung.«

Wenn die Schwangerschaft festgestellt wird, bekommen viele Frauen ein Paket mit kostenlosen Proben, Newborn-Windeln und Flyern für Nahrungsergänzungsmittel, Babyshampoos oder pränatale Untersuchungen. »Ich hätte mir gewünscht, dass da auch was zum Thema Fehlgeburt dabei ist, das mich vorbereitet hätte.« Am Ende hat Isa selbst zum Thema recherchiert, sich Bücher gekauft. Im Internet gab es vor 16 Jahren noch nicht so viele Informationen wie heute. »Das ist doch bescheuert, dass man sich die Informationen selbst zusammensuchen muss und nicht vorher professionell über die Risiken einer Schwangerschaft aufgeklärt wird.«

Viel hat sich seit Isas Schwangerschaftsverlust nicht verändert. Noch immer erfahren Frauen wenig systematische Aufklärung über Risiken und Häufigkeiten von Fehlgeburten. In gynäkologischen Praxen liegen Faltblätter aus, die über Wechseljahre, Verhütungsmittel oder das Einfrieren von Eizellen informieren, aber keine Broschüren über Fehlgeburten. Nach wie vor recherchieren Frauen häufig selbst im Internet, auf Social-Media-Kanälen oder befragen Freundinnen. Tun sie das nicht, weil sie nicht die Ressourcen dafür haben, stehen sie allein da. Das muss sich ändern. Wie kann eine systematische Aufklärung aussehen? Zu welchem Zeitpunkt sollte sie stattfinden? Und wer übernimmt sie?

Ich hätte ungern bei der Feststellung der Schwangerschaft von meiner Frauenärztin im nächsten Satz gehört: »Übrigens enden 30 Prozent der Schwangerschaften in einer Fehlgeburt, also machen Sie sich mal noch nicht allzu viel Hoffnung.« Viele Schwangere, die sich ein Kind wünschen, wollen sich erst einmal freuen, die Neuigkeit sacken lassen, sich hoffnungsfroh die Zukunft ausmalen und nicht sofort mit Risiken und möglichen Krankheiten konfrontiert werden. Wenn eine Frau bereits schwanger ist, ist es also wahrscheinlich zu spät für eine Aufklärung.

Eine andere Möglichkeit ist die Wissensvermittlung vor dem Schwangerwerden. Viele Frauenärzt*innen begleiten ihre Patientinnen über viele Jahre hinweg, sie kennen sie gut, im besten Fall besteht ein Vertrauensverhältnis. Manche fragen ihre Patientinnen frühzeitig danach, ob sie einen Kinderwunsch haben, und klären auf. Das ist allerdings nicht der Regelfall und zudem hochsensibles Terrain. Auf eine Frau Anfang dreißig, die nicht darum gebeten hat, daran erinnert zu werden, dass ihre Fruchtbarkeit begrenzt ist und das Risiko für eine Fehlgeburt mit jedem Jahr steigt, kann das bevormundend wirken und den Druck verstärken, den sie sich vielleicht ohnehin macht. Vor allem wenn sie gerade nicht in einer festen Beziehung ist.

Sollte das Wissen also noch wesentlich früher vermittelt werden, schon im Aufklärungsunterricht in der Schule? Darin geht es meist um Verhütung, ungewollte Schwangerschaften und sexuell übertragbare Krankheiten. Was oft hängenbleibt: Wenn du einmal nicht verhütest, wirst du sofort schwanger. Gerade erwachsene Frauen mit Kinderwunsch, die nicht unmittelbar oder gar nicht schwanger werden, erinnern sich später mit Hohn daran zurück. Jahrzehntelang dreht sich das Sexualleben darum, bloß nicht schwanger zu werden. Wenn ein Kind dann gewollt ist, verstehen viele Frauen erst, dass es gar nicht so einfach ist, eines zu bekommen. Im Alter zwischen zwanzig und dreißig Jahren liegt die Wahrscheinlichkeit für eine Schwangerschaft bei etwa 30 Prozent pro Monatszyklus.[9] Mit steigendem Alter sinkt die Wahrscheinlichkeit.

In der Schule spielen Unfruchtbarkeit, Schwangerschaftsrisiken oder Fehlgeburten keine Rolle. Das diskutiert auch Psychologin Sally Schulze in ihrem TEDx-Talk »What happens when you try to become pregnant?«.[10] Der Wissensstand, der in der Schulbildung vermittelt wird, ist schon richtig, sagt sie. Schwangerschaften im Teenageralter haben eine sehr schlechte Prognose für den Lebensverlauf, besonders für Mädchen. Meist hält die Beziehung nicht und oft kann eine Ausbildung nicht abgeschlossen oder gar nicht erst begonnen werden.

Alles Wissen rund um Schwangerschaften in der Schule zu vermitteln, hält Schulze für unrealistisch. Sie hat eine alternative Idee: »Was fehlt, ist ein Wissens-Update im Alter zwischen 20 und 28. In dieser Zeit sollten junge Frauen einen Anspruch auf ein einstündiges Gespräch mit ihrer Gynäkologin oder ihrem Gynäkologen haben.« Darin soll es dann darum gehen, dass die Fruchtbarkeit ab dreißig abnimmt, ab 35 signifikant, um den weiblichen Zyklus und auch um Schwangerschaftsrisiken wie Fehlgeburten. Eine Art Aufklärungsunterricht für Erwachsene also. Wenn Frauen, die einen Kinderwunsch haben, mit 35 Jahren »Jetzt bist du aber spät dran« gesagt wird, hilft das wenig. Weil das Alter der Frau einer der relevanten Risikofaktoren für Fehlgeburten ist, sollten Gynäkolog*innen frühzeitig darüber aufklären, dass Frauen mit Kinderwunsch ihre Schwangerschaft womöglich nicht hinauszögern, bis sie 35 oder 40 Jahre alt sind.

Das ist natürlich für viele Frauen nicht umsetzbar. Sei es, weil sie keine*n feste*n Partner*in haben, noch in der Ausbildung stecken, ihre Arbeitssituation nicht gefestigt ist oder sie vielleicht einfach noch keinen Kinderwunsch verspüren. Es gibt unzählige individuelle Gründe, warum gerade nicht der passende Zeitpunkt ist, ein Kind zu bekommen. Dieses Wissen sollte aber jeder Frau zur Verfügung stehen: Das Risiko einer Fehlgeburt steigt nach dem 35. Lebensjahr steil an. Während es unter dreißig Jahren noch bei etwa 10 Prozent liegt, erhöht es sich ab dreißig Jahren auf 15, ab 35 Jahren auf 25 Prozent und ab vierzig auf mehr als 50 Prozent.[11]

Ein Perspektivgespräch in der gynäkologischen Praxis ist eine sinnvolle Idee, nur stoßen wir dabei erneut auf das Problem, dass die sprechende Medizin bisher sehr schlecht vergütet wird. Das Gesundheitssystem sieht kaum Zeit für Aufklärung, vertrauensvolle Gespräche und psychosomatische Betrachtungen vor. Außerdem fehlen Erkenntnisse dazu, was Frauen eigentlich wollen und brauchen. Es gibt keine Umfragen, Studien und Daten, ob, wann und in welchem Rahmen Frauen gerne über Schwangerschaftsrisiken aufgeklärt werden wollen.

Schulze stellt noch weitere Missstände fest: Selbst wenn eine umsichtige Frauenärztin ein solches Aufklärungsgespräch für ihre Patientinnen umsonst anbieten würde, beispielsweise online im Gruppenformat, gäbe es bisher kein Videokonferenztool, das die Datenschutzrichtlinien der Kassenärztlichen Bundesvereinigung erfüllen würde. Dabei könnten Alltagstechnologien wie das Videokonferenztool Zoom einfache Lösungen bieten. Eines von vielen Beispielen, das zeigt, wie sehr Deutschland bei der Digitalisierung des Gesundheitswesens hinterherhinkt.

In der Frauengesundheit gibt es viele negative Faktoren, die das System, wie es ist, stabilisieren, anstatt es zu verändern. Verantwortlich für die Vermittlung von Gesundheitswissen ist in Deutschland die Bundeszentrale für gesundheitliche Aufklärung (BZgA). Sie sollte gerade junge Menschen und deren Wissen über ihre Gesundheit im Blick haben. Auf der Homepage der BZgA geht es allerdings vor allem um ungewollte Schwangerschaften. In den sozialen Medien, wo junge Menschen heute vor allem Informationen suchen, ist die BZgA nur auf der rapide alternden Plattform Facebook aktiv. Auf Instagram, X (ehemals Twitter) oder TikTok, wo junge Menschen wesentlich stärker präsent sind, ist die Aufklärungsbehörde nicht zu finden.

Schulze regt an, dass die BZgA niedrigschwellige Online-Seminare anbietet, bei denen Expert*innen für die Fragen der Frauen zur Verfügung stehen. Oder auch mal eine Plakatkampagne startet, die junge Frauen erreicht. Ein riesiges Plakat am Berliner Alexanderplatz, wo sonst für die neuesten

Blockbuster-Filme geworben wird, könnte auf die Gründe von Fehlgeburten hinweisen und darauf, dass sie die Regel sind und nicht die Ausnahme – das wäre mal ein Tabubruch. Es würde in allen Medien diskutiert werden und könnte so in der Tat zur Normalisierung beitragen. Bei der hohen Anzahl Betroffener ließe sich bestimmt auch eine Crowdfunding-Kampagne starten, um ein solches Plakat zu finanzieren. Ich würde spenden.

Auch speziell für Männer braucht es mehr systematische Angebote zur Aufklärung und Wissensvermittlung. Denn das Alter und die Spermienqualität des biologischen Vaters sind ebenfalls potenzielle Risikofaktoren. Viele Männer sind extrem uninformiert. Sally Schulze sagt, sie seien nicht so laut, aber viele fühlen sich nicht gesehen und schon gar nicht ermutigt, zum Beispiel mal ein Spermiogramm machen zu lassen. »Wenn ein Mann eine Urologin oder einen Urologen aufsucht und sagt: ›Hallo, ich bin 33 Jahre alt und würde gerne ein Spermiogramm machen lassen, weil ich grundsätzlich einen Kinderwunsch habe‹, ist das nicht wie bei der Frau eine Routineuntersuchung, die abgerechnet werden kann. Die 80 Euro muss der Mann selbst hinlegen.« Auch das ist eine Ungleichbehandlung in der Medizin und vermittelt Paaren den Eindruck, das Schwangerwerden vor allem eins ist: Frauensache.

Isa ist schwanger geworden, ohne vorher einen konkreten Kinderwunsch gehabt zu haben. Die noch junge Partnerschaft und der Job im Verlag standen im Mittelpunkt ihres Lebens. »Der Kinderwunsch kam eigentlich erst mit der Fehlgeburt«, sagt sie heute. »Wobei ich nicht so genau weiß, ob das dann tatsächlich der Wunsch nach einem Kind im eigentlichen Sinne war oder eher das Gefühl, ich muss jetzt beweisen, dass ich das kann, ich muss jetzt liefern.«

Doch nach dem Ereignis braucht ihr Partner zunächst Zeit. Er zieht zu ihr nach Berlin. »Mein Freund war geschockt und wollte erst mal gar keine Kinder mehr«, sagt Isa. Nach etwa zweieinhalb Jahren wird sie wieder schwanger. Mittlerweile arbeitet sie in einer kleinen Agentur. Sie habe durch die Fehlgeburt gemerkt, dass sie nicht an einem Ort arbeiten möchte, an dem sie nicht darüber reden kann, wenn ihr etwas so Schreckliches passiert.

Ihrem neuen Chef erzählt sie schon früh von der zweiten Schwangerschaft. Bei der Nackenfaltenmessung in der 14. Woche stellen die Ärzt*innen eine schwere Chromosomenanomalie fest. Es ist absehbar, dass das Kind die Schwangerschaft nicht überleben wird. Die beiden entscheiden sich für einen Abbruch. Im Anschluss lassen sich Isa und ihr Partner genetisch untersuchen. »Bei der ersten Fehlgeburt hatte ich das Gefühl, ich bin die Frau, also trage ich die Schuld. Die Gespräche und Untersuchungen nach der zweiten Schwangerschaft haben uns als Paar gleichermaßen in den Blick genommen. Das habe ich als sehr entlastend empfunden. Nun war die ›Schuld‹ sozusagen auf uns beide verteilt.« Ihr Chef reagiert verständnisvoll, sagt, sie solle sich Zeit nehmen und selbst entscheiden, wann sie wieder zurückkommen möchte. Er hat mit seiner Partnerin auch schon einmal eine Fehlgeburt erlebt.

Isa hat im Privaten schon früh mit engen Freundinnen und ihrer Familie über ihre Schwangerschaften gesprochen. Das tun die wenigsten Frauen. Die meisten entscheiden sich dafür, ihre Schwangerschaft mindestens zwölf Wochen geheim zu halten. Wohlgemerkt ist das die ganz persönliche Entscheidung einer jeden Frau und eines jeden Paares. Dass wir uns als Gesellschaft über frühe Schwangerschaften ausschweigen, trägt allerdings maßgeblich zur Tabuisierung des Themas bei. Warum ist das so?

Bei einer gewollten Schwangerschaft bauen Frauen heute oft schon sehr früh eine Beziehung zu ihrem Kind auf und identifizieren sich mit ihrer Rolle als Mutter. Dabei können technische Errungenschaften sowohl Fluch als auch Segen sein. In Drogeriemärkten sind Schwangerschaftstests erhältlich, die bereits Tage vor dem Ausbleiben der Periode ein Ergebnis liefern. Sie sagen etwas über den gestiegenen hCG-Wert, also das Schwangerschaftshormon, aus, allerdings nichts darüber, ob die Einnistung der befruchteten Eizelle gelingt, wie sie sich entwickelt, geschweige denn, ob ein gesundes Baby auf die Welt kommt.

Auch die modernen Visualisierungsmethoden tragen zur frühen Hoffnung und dem Anschein von Kontrolle über die Schwangerschaft bei. Nach sechs bis acht Wochen sind meist schon Herzaktionen im Ultraschall zu sehen und die moderne 3-D-Technik kann einen Embryo auf dem Bildschirm so vergrößern, dass er bereits vollständig gewachsen und ausgeformt aussieht, obwohl er tatsächlich noch sehr klein und unfertig ist. All das führt dazu, dass Frauen bereits eine starke emotionale Bindung zu ihrem Kind aufbauen können – in einer Zeit, in der das Risiko eines Schwangerschaftsverlustes noch sehr hoch ist. Etwa 80 Prozent der Fehlgeburten ereignen sich in den ersten zwölf Wochen.[12] Von diesen 80 Prozent geschehen wiederum die meisten um die neunte Schwangerschaftswoche, weil der Embryo so schwere genetische Erkrankungen aufweist, dass er nicht länger überlebt.

Da die Frauen aber nicht jede Woche untersucht werden, stellen die Gynäkolog*innen den Tod häufig erst zu einem späteren Zeitpunkt fest.[13]

Weil die Wahrscheinlichkeit einer Fehlgeburt ab dem zweiten Trimester statistisch gesehen signifikant abnimmt, entscheiden sich die meisten Frauen dafür, vorher nicht darüber zu sprechen. Die US-amerikanische Psychologin und Autorin Jessica Zucker, die selbst in der 16. Woche ihrer zweiten Schwangerschaft eine Fehlgeburt erlitt, hat das Buch *I had a miscarriage* geschrieben und außerdem eine Social-Media-Kampagne mit dem Hashtag *#ihadamisscarriage* gestartet, um das gesellschaftliche Schweigen rund um Schwangerschaftsverluste zu brechen und Frauen darin zu ermutigen, ihre eigenen Fehlgeburts-Erfahrungen zu teilen. Auf Instagram folgen ihr rund eine halbe Million Menschen.

Sie beschreibt die Logik des Schweigens, der viele Frauen folgen: »Teile deine guten Neuigkeiten anderen so lange nicht mit, bis du auf der sicheren Seite bist. Dadurch musst du nicht, sollten deine guten Neuigkeiten zu schlechten werden, die schlechten Neuigkeiten überbringen.«[14] Die Schweigepflicht, die oft auch von außen, von Gynäkolog*innen, Freund*innen oder Familienmitgliedern, an Frauen herangetragen wird und der gesellschaftlichen Norm entspricht, trage dazu bei, dass Frauen stigmatisiert werden. Denn die Norm besagt, dass Frauen nicht über Negatives wie ihre Fehlgeburten sprechen wollen und sollen. Teilen Frauen die Neuigkeit vor der zwölften Woche, reagieren andere oft irritiert: »Oh, du erzählst das jetzt schon?«, als wäre es die Pflicht der Frau zu schweigen oder als ob es Unglück bringen könnte, darüber zu reden. Die »Zwölf-Wochen-Regel« ist damit ein ungeschriebenes Gesetz.

Noch einmal, weil es so wichtig ist: Jede Frau muss selbst entscheiden dürfen, ob und wie lange sie ihre Schwangerschaft für sich behält. Wenn eine Frau nicht über ihre Schwangerschaft sprechen will, muss das genauso ihr Recht sein wie die Entscheidung, nicht über ihre Fehlgeburt zu sprechen. Keine Frau sollte sich dazu verpflichtet fühlen, ihre Schwangerschaft oder Fehlgeburt zur Mission zu machen und gesellschaftliche Veränderungen voranzutreiben.

Gleichzeitig lohnt es sich zu überlegen, ob es sich um eine bewusste, individuelle Entscheidung handelt oder um einen Reflex, den viele von uns in sich tragen. Den Reflex, Gespräche über Verlust, Trauer und Tod zu vermeiden. Wenn Schuld- und Schamgefühle hinzukommen, neigen wir vielleicht noch stärker dazu zu verstummen. Bei der ersten Schwangerschaft ist alles neu, und viele Frauen orientieren sich in ihrem Umgang damit an Freundinnen und anderen Frauen aus ihrer Familie oder aus den Medien. Wir sind füreinander die größten Vorbilder. Wenn alle Frauen in meinem Umfeld die ersten zwölf Wochen schweigen, werde ich das höchstwahrscheinlich auch tun. Und ich habe es getan. Heute würde ich es anders machen.

Denn die Auswirkungen sind gravierend: Wenn Frauen nahegelegt wird, eine frühe Schwangerschaft zu verschweigen, werden sie der sozialen Unterstützung beraubt, die sie so dringend brauchen, wenn die Schwangerschaft nicht hält. Nehmen sich Frauen selbst aufgrund der Norm und nicht einer individuell bewussten Entscheidung in die Schweigepflicht, bringen sie sich ungewollt um die Hilfe von Freund*innen und Familie, die die Schwangerschaft empathisch mitbegleiten und sie im Falle des Verlustes auffangen und unterstützen können. Auch weil die doppelte Information

»Ich war übrigens schwanger und jetzt habe ich das Baby verloren« überfordernd auf Menschen wirken kann, entscheiden sich viele Paare, die geschwiegen haben, bei einem Verlust dazu, weiter zu schweigen. Das führt zu Einsamkeit und Isolation.

Auch die US-amerikanische Studie »A Silent Battle: Using a Feminist Approach to Support Couples after Miscarriage« verdeutlicht, dass fehlende Anerkennung und mangelndes Verständnis von Fehlgeburten dazu führen, dass hinterbliebene Eltern oft wenig soziale Unterstützung erfahren, die ihnen bei der Bewältigung der Trauer hilft. In der Studie taucht ein Thema immer wieder auf: die Norm des Schweigens über einen frühen Schwangerschaftsverlust und die daraus resultierende Entrechtung der Eltern zu trauern. Die Autorin der Studie, Angela Hiefner, schreibt: »Dieses Thema trägt zusätzlich zu der überwältigenden Evidenz bei, dass eine Fehlgeburt ein einzigartiger Verlust mit zusätzlichen Herausforderungen ist.«[15]

Auch Jessica Zucker erklärt in ihrem Buch, wie unsere Kultur des Schweigens neben falschen Annahmen, Informations- und Aufklärungslücken dazu beiträgt, dass die Mehrheit von uns glaubt, Fehlgeburten seien die Ausnahme: »Unabhängig davon, was wir als einzelne Frauen empfinden, führt das Schweigen auf gesellschaftlicher Ebene zu Stigmatisierung und sehr wahrscheinlich auch zu Scham. Wir wenden uns von dem ab, was wir nicht verstehen; wir können nicht verstehen, was wir nicht diskutieren. Es erfordert unglaublich viel Mut, eine akzeptierte Norm zu durchbrechen, und es macht Dialoge noch schwieriger. Aufgrund unserer Kultur des Geheimhaltens glauben viele von uns, dass Fehlgeburten selten sind.«

Was Paare, die das Schweigen brechen, gewinnen können, ist ein auserwähltes, kleines Umfeld, die besten Freundinnen vielleicht, der Bruder, die Mutter oder der geschätzte Arbeitskollege. Menschen, die im Falle eines Verlustes für einen da sind. Das müssen nicht viele sein, sondern nur ein paar. Natürlich kann es immer gute Gründe geben, am Arbeitsplatz und vor bestimmten Personen eine Schwangerschaft geheim zu halten. Denn Kommentare wie »Ihr könnt ja einfach ein neues Kind machen«, »Seid froh, vielleicht wäre es sehr krank gewesen« oder »Es war ja noch gar kein richtiges Baby« können im Falle eines Verlustes zusätzlichen Schmerz verursachen.

Vielleicht gibt es aber Personen, mit denen ein Paar auch im Falle eines Verlustes gerne in Kontakt wäre und Unterstützung erfahren würde. Diesen ausgewählten Kreis an Menschen frühzeitig in die Schwangerschaft einzuweihen, sollte eine Überlegung wert sein. Was Frauen in jedem Fall nicht brauchen: eine gesellschaftliche Konvention oder Menschen, die ihnen das Verschweigen ihrer Frühschwangerschaft nahelegen oder sogar von ihnen erwarten.

Psychologin und Frauengesundheitsexpertin Sally Schulze kritisiert den gesellschaftlichen Umgang mit frühen Schwangerschaftsverlusten und die Entrechtung der Eltern ebenfalls: »Das Wissen zu vermitteln, dass eine frühe Schwangerschaft ein hohes Risiko hat, nicht zu halten, ist wichtig, damit die betroffenen Frauen sich nicht persönlich defekt fühlen, wenn es ihnen passiert. Allerdings haben wir uns kollektiv als Gesellschaft eingeredet, dass es ja dann auch nicht so schlimm ist, wenn es passiert, schließlich haben wir es ja vorher schon gewusst.« Das sei ein Fehlschluss, der Eltern, die ihr Kind früh verlieren, das Recht zu trauern und unterstützt zu werden abspreche.

Schulze zieht folgenden Vergleich: »Wir sagen auch nicht zu Leuten, die sich gerade scheiden lassen: ›Ist ja nicht so schlimm, ihr wisst doch, dass die Hälfte aller Ehen nicht halten. Das passiert ganz vielen‹.« Normalerweise wird Geschiedenen empathisch und unterstützend begegnet, ihnen wird eine Zeit der Traurigkeit über das Scheitern der Ehe zugestanden. Bei einer frühen Fehlgeburt sagt medizinisches Personal oder jemand aus dem persönlichen Umfeld der Betroffenen häufig, um Trost zu spenden: »Das passiert halt bis zur zwölften Woche sehr oft.« Damit werden Trauer und Unterstützungsbedarf aberkannt. Das ist ein »kollektives, misogynes Narrativ«, sagt Schulze, und führe dazu, dass Frauen sich auch selbst Leid aberkennen. »Was in unserer Gesellschaft fehlt, ist, betroffenen Frauen und Familien alle Emotionen zu jedem Zeitpunkt des Schwangerschaftsverlustes zuzugestehen und ihnen soziale Unterstützung zuzusichern.«

Die Schwangerschaftswoche sagt dabei wenig darüber aus, wie stark das Verlustgefühl der Eltern ist. Ausschlaggebender ist, wie stark sie sich bereits mit ihrer Elternrolle identifiziert haben. Das kann bei einer gewollten Schwangerschaft schon nach dem positiven Test in einer der ersten Wochen sein oder erst kurz vor der Geburt. Gerade Paare, die lange versucht haben, ein Kind zu bekommen, und durch eine Kinderwunschbehandlung vielen körperlichen, mentalen und finanziellen Belastungen ausgesetzt waren, identifizieren sich häufig bereits früh mit ihrer neuen Rolle. Untersuchungen belegen, dass sie schon in frühen Schwangerschaftsstadien eng an ihr Kind gebunden sind und nach dessen Tod stark trauern.[16]

Jede Betroffene empfindet anders, bringt eine andere Biografie, eine andere Grundhaltung mit. Wie stark Frauen trauern, darf keiner Hierarchisierung von außen unterliegen. Keiner Bewertung von »angemessener« oder »übertriebener« Trauer, keiner Einteilung in »Das war doch noch so früh« oder »So spät, ja, das ist schrecklich«. Trauer ist individuell.

Während gesellschaftliches Schweigen, mangelnde Aufklärung und falsche Annahmen über die Häufigkeit und die Gründe von Fehlgeburten zur Manifestierung des Tabus führen, gibt es auch Menschen, die dazu beitragen, Fehlgeburten zu normalisieren. Das sind neben feministischen Aktivist*innen, Hebammen, Gynäkolog*innen und Influencer*innen, die in den sozialen Medien von ihren Erfahrungen erzählen oder Wissen vermitteln, immer mehr prominente Frauen, die öffentlich über ihre Fehlgeburten sprechen.

Die berühmteste von ihnen ist Michelle Obama. 2018 erzählte die ehemalige US-amerikanische First Lady in der ABC-Talkshow *Good Morning America*, dass sie vor mehr als zwanzig Jahren, bevor sie ihre beiden Töchter bekam, eine Fehlgeburt erlitt.[17] Sie habe sich danach »verloren und einsam« gefühlt, sagte sie. »Ich dachte, ich habe versagt, weil ich nicht wusste, wie normal Fehlgeburten sind, weil wir nicht darüber reden.« Und sie sagte auch: »Ich finde, das Schlimmste, was wir Frauen uns gegenseitig antun können, ist, dass wir die Wahrheit über unsere Körper, wie sie funktionieren und wie sie nicht funktionieren, nicht miteinander teilen.« Ihre Erfahrung beschreibt sie auch in ihrer Biografie *Becoming*.

Herzogin Meghan veröffentlichte 2020 die Verlust-Geschichte ihrer zweiten Schwangerschaft in einem persönlichen Essay in der *New York Times*: »Ein Kind zu verlieren bedeutet, eine fast unerträgliche Trauer zu tragen, die von vielen erlebt wird, von der aber nur wenige sprechen. […] Trotz der erschütternden Gleichheit dieses Schmerzes bleibt das Gespräch darüber ein Tabu, durchdrungen von (ungerechtfertigter) Scham.« So werde ein »Kreislauf der einsamen Trauer« fortgesetzt.[18]

Das wohl bekannteste Bild einer prominenten Frau mit Fehlgeburtserfahrung postete das US-Model Chrissy Teigen 2020 auf ihrem Instagram-Kanal, dem mehr als vierzig Millionen Menschen folgen. Damals verloren sie und ihr Mann, Sänger John Legend, ihr drittes Kind in der zwanzigsten Schwangerschaftswoche. Zwei Jahre später, als der Supreme Court in den USA das Recht auf Abtreibung kippte, erklärte sie, dass es sich damals nicht um eine Fehlgeburt, sondern um einen lebensrettenden Abbruch gehandelt habe, da das Kind todkrank war und weder das Baby noch sie die Geburt überlebt hätten. Auf dem Schwarz-Weiß-Bild sitzt Teigen zusammengesunken in ein Handtuch gewickelt, mit OP-Haube über den Haaren und Schläuchen an ihren Armen auf dem Krankenhausbett und weint in Verzweiflung über den Tod ihres Kindes. Sie formuliert dazu: »Wir sind schockiert und empfinden Schmerz, wie man ihn sonst nur vom Hören kennt. Die Art von Schmerz, die wir noch nie zuvor gefühlt haben.« Das Bild ging um die Welt. *Der Spiegel* schrieb über das Promi-Paar: »Sie schaffen Bilder für ein Leid, das noch immer tabuisiert ist.«[19]

Auch Mark Zuckerberg und seine Frau Priscilla Chan, Britney Spears, Beyoncé, Pamela Anderson, Linda Evangelista, Jennifer Lawrence, Cher, Demi Moore und Sharon Stone machten ihre Fehlgeburten in den vergangenen Jahren öffentlich. Stone erzählte auf Social Media erst von ihren neun Fehlgeburten, nachdem sie ein Posting des US-Magazins *People* sah, das von dem Schwangerschaftsverlust der australischen Tänzerin Peta Murgatroyd berichtete. Auch prominente Frauen sind füreinander Vorbilder. Und sie machen sich angreifbar. Nutzer*innen werfen ihnen in Kommentaren das Heischen nach Aufmerksamkeit und Sympathien vor, machen sich über sie lustig, spielen den Verlust herunter. Das ist nicht die Mehrheit, aber eine laute Minderheit.

In Deutschland ist neben Anna-Maria Ferchichi, der Ehefrau von Rapper Bushido, das Model Marie Nasemann die bekannteste prominente Frau, die offen über ihre Fehlgeburt spricht. In einem *Spiegel*-Interview sagte sie 2021: »Die Fehlgeburt […] stand in vielen Momenten im Raum wie ein großer Elefant, man lavierte um das Thema herum, schwieg es tot. Viele gehen davon aus: Eine Frau, die eine Fehlgeburt erlebt hat, hat etwas falsch gemacht und sich nicht an bestimmte ›Schwangerschaftsregeln‹ gehalten.«[20]

Können die berühmten Frauen und Männer dazu beitragen, die Sprachlosigkeit in unserer Gesellschaft zu überwinden? Es macht in jedem Fall einen Unterschied, wenn eine prominente Frau, die für viele junge Frauen ein Vorbild ist, ihren Einfluss und ihre Reichweite nutzt, um Fehlgeburten sichtbarer zu machen. Die Botschaft ist: Dieses Schicksal kann jede Frau treffen, egal ob Model, Herzogin oder First Lady. Ihr da draußen seid nicht allein. Zu dem Ergebnis, dass es manchen Betroffenen helfen kann, kommt auch die US-amerikanische Umfrage »A National Survey on Public Perceptions of Miscarriage«. Darin gab ein Drittel der Befragten an, dass die Offenlegung einer Fehlgeburt durch Prominente ihr Gefühl der Isolation linderte. Wenn zudem Freund*innen ihre Fehlgeburt preisgaben, stieg die Zahl auf 46 Prozent.[21]

Zu einem Risiko wird es erst, wenn betroffene Frauen annehmen, jede Fehlgeburt laufe so dramatisch und emotional ab wie beispielsweise die von Model Chrissy Teigen. Das kann beängstigend wirken oder Zweifel auslösen, ob man selbst »genug« Trauer empfindet. Auch wenn Frauen sich zu stark mit den prominenten Vorbildern identifizieren und annehmen, ihr Weg der Verarbeitung oder ihr Umgang mit der Fehlgeburt sei der einzig richtige, kann das negative Auswirkungen haben. Betroffene könnten dann das Gefühl bekommen, sie hätten weniger Anrecht auf Trauer oder Mitgefühl als die prominente Person. Oder aber sie hätten die »falsche« Entscheidung bei der Behandlung der Fehlgeburt, der Verabschiedung des Kindes, der Kommunikation nach außen getroffen, weil ihr Vorbild einen anderen Weg gewählt hat.

Prinz Harry hat in der Netflix-Doku *Harry & Meghan* die Schuld an der Fehlgeburt seiner Frau der britischen Boulevardzeitung *Daily Mail* gegeben, mit der die Herzogin zu dieser Zeit im juristischen Streit lag. Die Zeitung hatte vorher einen privaten Brief Meghans an ihren Vater veröffentlicht. »Ich glaube, dass meine Frau eine Fehlgeburt erlitten hat wegen dem, was die *Mail* getan hat«, sagt Harry in der Doku. Harry sucht also – wie viele Betroffene – nach einer Erklärung und nach einem Schuldigen für die Fehlgeburt. Auch wenn es zweifelsohne mutig ist, als betroffener Vater und berühmte Person offen über eine Fehlgeburt zu sprechen, kann eine solche Aussage in seiner prominenten Stellung dazu führen, dass sich Fehlannahmen über die Gründe für Fehlgeburten in der Gesellschaft manifestieren und weiterverbreiten. Wir erinnern uns: Meistens handelt es sich um Chromosomenstörungen, die zum Verlust einer Schwangerschaft führen, der Lebensstil und Faktoren wie Stress haben nur einen geringen Einfluss.

Auch Formulierungen, die Journalist*innen für Überschriften wählen, tragen manchmal mehr zur Tabuisierung als zur Enttabuisierung bei. Die Zeitschrift *InTouch* betitelte einen Text über die Fehlgeburt einer Influencerin mit: »Jenny Frankhauser: Tragische Fehlgeburt-Beichte!«. Das Magazin *Focus* schrieb online: »Trauriges Geständnis: Pink erlitt mit 17 Jahren eine Fehlgeburt« und auch das Jugendmagazin *Bravo*, das sich einst die sexuelle Aufklärung junger Menschen auf die Fahnen geschrieben hat, titelte »Jennifer Lawrence trauriges Geständnis: Zwei Fehlgeburten«. Damit rücken die Medienschaffenden die Fehlgeburten der Frauen, die sich mutig äußern, zurück in die Tabuzone. Sie greifen auf katholisches Vokabular wie »Beichte« und »Geständnis« zurück. Personen, die etwas beichten oder gestehen, tragen in der Lehre der katholischen Kirche Schuld und müssen für ihr Vergehen Buße tun. Ein Bärendienst, den die Journalist*innen den Frauen damit erweisen.

Auch Online-Nachrichtendienste wie MSN von Microsoft spielen mit den Sorgen der Frauen und nutzen die große Zielgruppe von Schwangeren und Frauen nach Fehlgeburt für ihr Clickbaiting. Mit »Kann das Essen von Ananas Fehlgeburten verursachen, wenn Sie eine frühe Schwangerschaft haben?« ist einer ihrer Texte überschrieben. Im Folgenden werden drei Ernährungsexperten dazu befragt. Alle antworten einstimmig und wenig überraschend: nein. So wird aus einer Nicht-Nachricht ein vielgeklickter »Artikel«.

Bei den genetischen Untersuchungen, die Isa und ihr Partner nach den beiden Schwangerschaftsverlusten machen lassen, gibt es keine Auffälligkeiten. Ein Arzt sagt ihnen, sie könnten noch ein gesundes Kind bekommen. Ein halbes Jahr nach der zweiten Fehlgeburt wird Isa wieder schwanger. Diesmal geht alles gut. Ihr Sohn kommt gesund auf die Welt. Und zwei weitere Kinder ebenso. Heute setzt sie sich ehrenamtlich für Frauen ein, die Fehlgeburten erleben. Sie schämt sich nicht mehr für das, was ihr passiert ist. Deshalb möchte sie in diesem Buch auch ihren echten Namen lesen. Sie unterstützt derzeit die Journalistin Julia Stelzner, die seit 2017 auf ihrer Website »Das Ende vom Anfang« Erfahrungsberichte von Frauen mit Fehlgeburten sammelt, dabei, einen Verein zu gründen, der Aufklärungs- und Informationsmaterial zu Fehlgeburten verbreiten will. Außerdem ist sie im Vorstand des Vereins »Feministische Innenpolitik«, der sich für Frauengesundheit und einen gestaffelten Mutterschutz nach Fehlgeburten einsetzt (mehr dazu im Kapitel »Greta«).

»Julia« - Drei Optionen und doch keine Wahl

Das Sternenmama-Yoga findet einmal wöchentlich in einer kleinen Gruppe statt. Hier erzählen wir uns von unseren Fehlgeburten, Gefühlen, Erfahrungen. Wir teilen nicht ein in »schlimm« und »weniger schlimm«, geben uns keine Ratschläge. Wir hören uns einfach nur zu. Es ist ein Schutzraum, ein Safe Space für Mütter ohne Kinder. Hier sind wir sicher vor dem Unverständnis, den Blicken und den Worten da draußen. Von den anderen Müttern weiß ich weder, wo sie wohnen, noch, was sie beruflich machen. Wir sind auf emotionaler Ebene eng miteinander verbunden, wie vertraute Freundinnen. Der Verlust unserer Kinder eint uns, die gegenseitige Empathie könnte nicht größer sein. Nach dem Gespräch machen wir mit Yogalehrerin Daniela gemeinsam Rückbildung. In dem Kurs ist auch Julia.

Julias erste Fehlgeburt kündigt sich früh an. In der siebten Schwangerschaftswoche bekommt sie Blutungen. In der achten Woche sieht die Ärztin eine schwache Herzaktivität. Die Blutungen bleiben. In der neunten Woche schlägt das Herz ihres Kindes nicht mehr. Julias Gynäkologin rät wegen der Blutung und Infektionsgefahr zur Ausschabung.

Im nächsten Monat ist Julia wieder schwanger. Sie traut

sich kaum, sich zu freuen, zu sehr fürchtet sie, dass sich das Ganze wiederholt. Auch ihre Ärztin ist diesmal zurückhaltend, stellt ihr in der siebten Schwangerschaftswoche keinen Mutterpass aus, gibt ihr kein Foto vom Ultraschall. Doch Julia hat diesmal keine Blutungen, dafür starke Übelkeit, die sie als Zeichen für eine intakte Schwangerschaft deutet. Ein paar Wochen später ist sie sich sicher: Diesmal hält es. Als sie in der neunten Woche zum Ultraschall kommt, ist sie euphorisch, will den Herzschlag für ihren Mann filmen, der wegen der Corona-Maßnahmen nicht mit in die Praxis darf. Die Ärztin bittet sie zu warten. Sie beginnt zu suchen. Sagt nichts. Sucht weiter. Findet nichts.

Ihr Mann darf in die Praxis, die beiden liegen sich in den Armen, weinen. Die Ärztin rät, es wie beim letzten Mal zu machen: Ausschabung in der ambulanten Klinik. Doch Julia will das nicht. Nach der ersten Fehlgeburt hat sie sich informiert. Was ihr die Ärztin nicht gesagt hat, hat sie mittlerweile auf Social Media gelernt. In einem Instagram-Post des Gynäkologen Konstantin Wagner, der unter dem Namen »gynaeko.logisch« mit seiner Aufklärung über Frauengesundheit mehr als 300 000 Follower*innen erreicht, erfährt sie, dass Frauen im ersten Trimester gewöhnlich mehrere Optionen nach einer Fehlgeburt haben:

1. abwarten, bis der Körper den Embryo und das Schwangerschaftsgewebe von sich aus abstößt,
2. den Abgang medikamentös einleiten,
3. die Ausschabung, auch »Kürettage« genannt.

Julia will diesmal abwarten. Sie hat das Gefühl, dass ihr Körper noch nicht verstanden hat, dass er nicht mehr schwanger ist. Dass er Zeit braucht. Sie hatte keine Blutungen. Sie will es ihm überlassen, wann er dazu bereit ist, das Baby gehen zu lassen. Außerdem will sie ihre Schwangerschaft diesmal bei Bewusstsein beenden und sich in Ruhe von ihr verabschieden. Gut, antwortet die Ärztin, dann solle sie in zehn Tagen wiederkommen. In den folgenden Tagen versucht Julia gemeinsam mit ihrer Hebamme alles, um die Geburt auszulösen. Tees, Fußbäder, Bewegung. Nichts tut sich. Julia ist erschüttert, traurig und fassungslos über den weiteren Verlust eines Kindes, das sie sich so sehnlich gewünscht hat. Als sie einmal mit ihrem Auto vom Parkplatz rollt, übersieht sie ein vorbeifahrendes Auto. Der Fahrer kann im letzten Moment ausweichen. Julia denkt: »Es wäre eine Erleichterung gewesen, wenn er in mich reingefahren wäre. Dann müsste ich das Ganze jetzt nicht noch einmal durchmachen.«

Nach zehn Tagen ist die Übelkeit weg, sonst aber alles beim Alten. Die Ärztin rät ihr erneut zur Ausschabung, doch Julia will weiter warten. Sie weiß, dass das mehrere Wochen dauern kann, von ihrer Ärztin fühlt sie sich unter Druck gesetzt. Sie erkundigt sich nach der Möglichkeit der medikamentösen Einleitung. Daraufhin gibt ihr die Gynäkologin zwei Tabletten »Cytotec«. Der Wirkstoff Misoprostol, den das Medikament enthält, löst künstliche Wehen aus. Julia solle zu Hause sofort die erste Tablette nehmen, zwölf Stunden später die zweite. Wenn sich in drei Tagen im Ultraschall keine Veränderung zeige, müsse sie zur Ausschabung. Obwohl Julia an dem Tag allein zu Hause ist, weil ihr Mann auf Geschäftsreise ist, gibt sie dem Druck der Ärztin nach und nimmt sofort die erste Tablette. Nach drei Stunden bekommt sie Wehen. Heftige Krämpfe, ohne Pausen. Sie hat so starke Schmerzen, dass sie nicht einmal mehr mit ihrem Mann telefonieren kann. Sie beginnt zu bluten.

Am nächsten Tag nimmt sie die zweite Tablette. Jetzt hat sie nur noch ein leichtes Ziehen im Unterleib, die Blutung stoppt. Die Ärztin macht erneut einen Ultraschall. Die Fruchthöhle hätte sich verformt, sei aber nicht abgegangen, sie müsse jetzt zur Kürettage. Julia nimmt all ihren Mut zusammen und widerspricht ihrer Ärztin: »Alles hat sich doch schon auf den Weg gemacht, das kann doch nicht mehr lange dauern. Ich brauche einfach nur Zeit.« Doch weil sie bald in den Urlaub fahren will und die Ärztin eine Reise in Julias Zustand für unverantwortlich hält, schreibt sie ihr eine Überweisung, lässt die Sprechstundenhilfe einen Termin ausmachen und schickt Julia auf direktem Weg ins Krankenhaus. »Ich habe das als massiv übergriffig empfunden«, sagt Julia. Sie fühlt sich überrumpelt, ist verzweifelt. »Die Ärztin malte mir Horrorszenarien aus, von Infektionen, Wucherungen in der Gebärmutter bis hin zur Unfruchtbarkeit, wenn ich diese Ausschabung jetzt nicht mache.«

Im Krankenhaus wird erneut ein Ultraschall gemacht. Auch hier raten die Mediziner*innen Julia zu einer Ausschabung. Einen freien OP-Termin hätten sie allerdings erst am nächsten Tag. Abends bekommt Julia wieder Wehen und Blutungen. Diesmal sind sie erträglich, ihr Mann ist zu Hause. Julia hofft, dass nun doch noch alles auf natürlichem Weg abläuft, ihr Körper den Abgang allein schafft und sie, so wie sie es sich gewünscht hat, dabei zu Hause sein kann.

Beim Ultraschall am nächsten Tag im Krankenhaus sagt die Ärztin, dass sie nicht sehen kann, ob alles abgegangen ist. Um eine Infektion zu vermeiden, möchte sie sicherheitshalber eine Kürettage machen. »Ich war so traurig, dass ich nun doch operiert werden musste, obwohl ich mir alles anders gewünscht hatte«, sagt Julia. »Es ist echt schwierig, dem eigenen Körper zu vertrauen, wenn niemand sonst Vertrauen in ihn hat.«

Die Ärztin gibt Julia noch einmal zwei Tabletten Cytotec, in zwei Stunden sei der OP frei. Sie nimmt die Tabletten und bekommt wieder Wehen. Auf der Toilette gehen große Gewebestücke und Blut ab. »Alles, was ich nicht wollte, ist eingetroffen. Ich habe mein Kind auf der Krankenhaustoilette bekommen, musste es runterspülen und dann auch noch in den OP.« Eine Krankenpflegerin legt ihr die Hand auf die Schulter, schaut ihr in die Augen und sagt: »Wir schaffen das.« Julia erinnert sich genau an sie. Sie ist die einzige Person, die ihr etwas Tröstliches sagt.

Als Julia wieder wach wird, sagt die Ärztin, alles sei gut gelaufen. Es sei gar nichts mehr in der Gebärmutter gewesen, sie hätten nur noch die Vagina abgesaugt. Ein Schlag ins Gesicht für Julia. »Ich hätte mein Kind also doch zu Hause bekommen können. Mit Cytotec und drei Tagen Zeit hätte mein Körper alles alleine geschafft.«

Zeit ist das, was Frauen am dringendsten brauchen, wenn sie eine Fehlgeburt erlitten haben. Zeit, die Nachricht zu verarbeiten, dass ihr Kind nicht mehr lebt. Zeit, als Eltern gemeinsam zu trauern. Zeit, in Ruhe eine Entscheidung zu treffen, wie es weitergehen soll. In den Lehrvideos zur besseren Kommunikation zwischen Ärzt*innen und Patientinnen, die Professorin Allgaier von der Universität der Bundeswehr in München produziert, stellt die Patientin die Frage nach der Zeit. Nachdem die Ärztin sie – anders als bei Julia – über ihre Optionen aufgeklärt hat, fragt die Patientin: »Muss ich mich gleich entscheiden?« Die Ärztin im Video antwortet: »Nein, das müssen Sie nicht jetzt entscheiden, da können Sie sich

Zeit nehmen. Ich kann, wenn Sie das möchten, Ihren Mann anrufen, dass er Sie hier abholt. Dann gehen Sie erstmal nach Hause, entscheiden in Ruhe und melden sich dann wieder.« So könnte eine einfühlsame Begleitung in der Praxis aussehen.

In der Realität stehen die Frauen häufig unter großem äußeren und inneren Druck. Gynäkolog*innen erwarten oftmals eine schnelle Entscheidung der Schwangeren – vorausgesetzt, sie klären sie überhaupt darüber auf, dass es nicht nur eine Option gibt. Viele wollen das »Problem« sicher in bester Absicht »schnell lösen« – für die Frauen und für sich. Denn wie sie mit Eltern, die gerade ein Kind verloren haben, umgehen können, das wissen wir mittlerweile, haben die meisten von ihnen nie gelernt. Und manche Frauen setzen sich selbst massiv unter Druck. Der Gedanke, ein »totes Baby« im Bauch zu haben, kann erschrecken. Der Wunsch danach, es schnell »hinter sich zu bringen« und wieder die Kontrolle über den eigenen Körper zu erlangen, ist nachvollziehbar.

Die Haltung jeder Frau ist individuell und unterliegt gleichzeitig immer auch den gesellschaftlichen Einflüssen und Narrativen. Erzählen betroffene Frauen davon, dass dank der Kürettage »alles schnell vorbei« war, hat das genauso Auswirkungen auf die Haltungen anderer Frauen, wie wenn Julia erzählt, dass sie durch die Kürettage daran gehindert wurde, ihr Kind auf natürlichem Weg in ihrem Zuhause auf die Welt zu bringen. Es gibt kein »richtig« oder »falsch«. Es ist unerlässlich, dass jede Frau über die verschiedenen Möglichkeiten aufgeklärt wird und anschließend selbstbestimmt entscheiden kann. Beides ist in Deutschland meist nicht gegeben.

Wenn eine Frau wie Julia innerhalb der ersten zwölf Wochen ihrer Schwangerschaft eine »verhaltene Fehlgeburt« (engl. *missed abortion*) erleidet, schlägt das Herz des Embryos nicht mehr, der Körper der Frau hat jedoch noch nicht mit Blutungen darauf reagiert. Häufig haben die Frauen keine Symptome und erfahren beim Ultraschall unerwartet, dass ihre Schwangerschaft sich nicht weiterentwickelt. Viele Frauen fragen sich, ob sie nicht etwas hätten spüren müssen. Das Misstrauen gegenüber dem eigenen Körper ist groß. Kindsbewegungen sind allerdings erst ab etwa der zwanzigsten Schwangerschaftswoche zu spüren. Bis vor wenigen Jahren – und teils noch heute, wie Julias Fall zeigt – entsprach es in Deutschland dem medizinischen Standard, Frauen direkt zur Kürettage zu schicken, ohne ihnen weitere Optionen aufzuzeigen.

In dem Aufsatz »Therapieoptionen nach Diagnose der frühen Fehlgeburt: exspektativ, medikamentös, chirurgisch« schreiben die Autor*innen des Universitätsklinikums Freiburg, dass heute eine »routinemäßige, reflexhafte operative Behandlung des frühen Aborts […] in den meisten Fällen nicht mehr zeitgemäß«[1] ist. Der Text befasst sich mit den drei Therapieoptionen und den Empfehlungen aus internationalen Leitlinien. Danach ist das Infektionsrisiko bei allen drei Methoden gleich niedrig, es liegt bei lediglich 1 bis 3 Prozent. Trotzdem nennen Gynäkolog*innen Infektionen häufig als Argument für eine Kürettage. Die Mediziner*innen aus Freiburg schreiben weiter: »Sowohl das exspektative als auch das medikamentöse Vorgehen sind sichere Alternativen zur Curettage. Alle drei Behandlungsoptionen werden von Patientinnen gut angenommen und haben eine hohe Effektivität. Sie unterscheiden sich jedoch deutlich im Behandlungsprozess, in der Behandlungsdauer und dem Nebenwirkungsprofil.«

Die Fachleute zeigen auf, dass beispielsweise die international angesehene britische Leitlinie »Abwarten« als Behandlungsmethode der ersten Wahl für die ersten sieben bis 14 Tage nennt, sollte medizinisch nichts dagegensprechen. Die Chance auf einen kompletten Abgang innerhalb der ersten zwei Wochen liegt bei 70 Prozent und nach sechs Wochen bei 81 Prozent. Der Prozess gelingt eher, wenn die Blutung bereits begonnen hat als bei einer »verhaltenen Fehlgeburt«. In die deutsche Leitlinie »Geburtseinleitung«, die die Arbeitsgemeinschaft der Wissenschaftlichen Medizinischen Fachgesellschaften erstellt hat, sind Therapiemöglichkeiten nach Fehlgeburt überhaupt erst 2021 aufgenommen worden. Vorher wurden sie gar nicht erwähnt. Sie finden sich am Ende der Leitlinie, auf fünf Seiten zusammengefasst. Zur Sprache kommen dort nur die operative und medikamentöse Therapie. Das exspektative Vorgehen, also das Abwarten, wird in der deutschen Leitlinie – anders als in anderen internationalen Empfehlungen – nicht genannt. Stellt die natürlichste Methode, die außerdem die Mediziner*innen der renommierten britischen Leitlinie als erste Maßnahme empfehlen, für den deutschen Expert*innenrat keine Option dar?

Es könnte daran liegen, dass die Leitlinie federführend von der Deutschen Gesellschaft für Gynäkologie und Geburtshilfe (DGGG) verfasst wurde, meint die promovierte Hebammenwissenschaftlerin Nina Reitis. Sie leitet das Praktikumsbüro im dualen Bachelorstudiengang Hebammenwissenschaften an der Hochschule für Angewandte Wissenschaften in Hamburg und hat die Initiative »Plötzlich Sternenkindeltern« gegründet. Sie sagt: »Es liegt nahe, dass die DGGG ihren Fokus auf ihr Fachgebiet, also die medizinischen und mechanischen Eigenschaften des weiblichen Körpers gelegt haben, um eine Geburt einzuleiten. Ganzheitliche Betrachtung ist dies nicht. Die Psyche, die Verbindung zum Kind, die Intuition des weiblichen Körpers, die notwendige Zeit für das Verabschieden sowie die Auswirkungen auf die gesamte Familie wurden nicht berücksichtigt.« Sie spricht sich dafür aus, eine eigene interdisziplinäre Leitlinie für die Begleitung bei erstmalig auftretenden Fehl- und Stillen Geburten zu erstellen, in der alle Aspekte beachtet werden: von der Diagnosestellung bis über das Wochenbett hinaus.

Es gibt in Deutschland Ärzt*innen und Hebammen, die Frauen begleiten, die weder Medikamente nehmen noch sich operieren lassen wollen. Auch Professorin und Chefärztin Mandy Mangler rät zum Abwarten, wenn die Frau kein Fieber, keine starken Schmerzen oder Blutungen hat. Sie empfiehlt, sich dabei von einer Hebamme oder Doula (einer nicht-medizinischen Geburtshelferin) begleiten zu lassen. Die US-amerikanische Studie »The Effect of Doulas on Maternal and Birth Outcomes« konnte nachweisen, dass auch die Begleitung durch eine Doula die Komplikationsrate bei Geburten sowie Stress und Angst bei der Mutter reduziert.[2] Die Autor*innen der viel beachteten *Lancet*-Studienserie über Fehlgeburten empfehlen ebenfalls »Abwarten« als erste Option für Frauen, die keine starke Blutung oder Infektionen haben.[3]

Der Vorteil: Beim Abwarten können Frauen den Abgang, so wie sich das auch Julia gewünscht hat, außerhalb der Klinik im eigenen Zuhause erleben. Sie können selbst entscheiden, wer sie dabei begleiten soll und wie sie danach mit dem Embryo und dem Schwangerschaftsgewebe umgehen wollen. Sie erleben bewusst eine »kleine Geburt« ohne künstliche Eingriffe, nämlich genau dann, wenn das Schwangerschaftshormon hCG abgesunken ist und der Körper bereit ist, das Kind loszulassen.

Der Nachteil: Wann die Blutung einsetzt, ist nicht planbar und der Beginn kann sich bis zu zwei Monate, in seltenen Fällen auch länger, hinziehen. In dieser Zeit muss die Frau jederzeit damit rechnen, Blutungen zu bekommen – egal, ob sie gerade bei der Arbeit, mit dem Geschwisterkind auf dem Spielplatz oder im Urlaub ist. In seltenen Fällen können die Blutungen so stark werden, dass es für die Frau gefährlich werden kann. Sie sollte sich mindestens alle zwei Wochen gynäkologisch untersuchen lassen. Aus diesen Gründen ist die Option nicht für alle Frauen eine geeignete Lösung.

Hebamme und Dozentin Franziska Maurer, die Fachpersonal zu Fehlgeburten fortbildet, widerspricht in ihrem Buch *Fehlgeburt – eine kleine Geburt* der Vorstellung, dass »abwarten« gleichzusetzen sei mit »ausgeliefert sein«, »aussitzen« oder etwas »über sich ergehen lassen müssen«. Aus so einer Vorstellung heraus erwachse der Drang zu intervenieren. Abwartendes Verhalten bedeute vielmehr, geduldig zu sein. Sie schreibt: »Wenn der Körper etwas beendet, hilft er auch, es zu Ende zu führen. […] Der Körper ist ›nicht beeindruckt‹ vom Verlust, er macht einfach weiter. Er will weiterleben und setzt alles daran, dass dies gelingt.«[4]

Viele Frauen kennen die Option des Abwartens nicht, weil sie nicht darüber informiert werden. Das liegt vor allem daran, dass die deutsche Leitlinie sie im Gegensatz zu den Leitlinien anderer Länder nicht empfiehlt. Ob die Option infrage kommt, kann nur jede Frau und jede Familie für sich entscheiden. Niemand sonst sollte diese Entscheidung über den Kopf der betroffenen Frau hinweg treffen, indem ihr Informationen darüber vorenthalten werden.

Option zwei, die medikamentöse Therapie, gibt betroffenen Frauen mehr Kontrolle über den Zeitpunkt und den Ort des Abgangs und beschleunigt ihn durch künstliche Wehen. Doch auch hier stellt sich die Frage, inwieweit Frauen sich tatsächlich selbstbestimmt für das Medikament entscheiden können. Cytotec, das Mittel der Wahl, ist seit Jahren umstritten. Die Diskussion um Nutzen und Risiko zieht weite Kreise in der Medizin und der Politik und wirft Fragen nach Ungleichheiten und Missständen in der Frauengesundheit auf. Die Geschichte um Cytotec hat Protagonist*innen und Antagonist*innen, Profiteur*innen und Opfer. Es ist eine Geschichte, die nur kennt, wer involviert ist, eine Kriminalgeschichte mit rechtlichen Grauzonen, ein Drama für die Frauen. Sie lautet folgendermaßen:

Die medikamentöse Therapie bei einer verhaltenen Fehlgeburt im ersten Trimester wird seit 2005 in internationalen medizinischen Leitlinien empfohlen. Die Effektivität liegt bei 94,6 Prozent und ist damit sehr hoch. Für Deutschland allerdings nicht hoch genug. Während die amerikanische und die britische Leitlinie sowie die International Federation of Gynecology and Obstetrics (FIGO) die Medikamentengabe innerhalb der ersten zwölf Schwangerschaftswochen als sichere und effektive Alternative zu einer Ausschabung empfehlen, rät die deutsche Leitlinie nur bis zur neunten Woche dazu, weil die Kürettage eine minimal höhere Effektivität von 97,9 Prozent aufweist. Das ist einer der vielen Gründe, warum in Deutschland im internationalen Vergleich mehr operiert wird als in anderen Ländern.

Das Wehen auslösende Medikament Cytotec, das Ärzt*innen Frauen geben, beinhaltet den Wirkstoff Misoprostol. Das ist ein künstlich hergestelltes Prostaglandin-Hormon, das unter anderem Kontraktionen der Gebärmutter auslöst und den Muttermund weich macht. Cytotec hat seine Zulassung eigentlich für die Prävention und Behandlung von Magen- und Darmgeschwüren. Mediziner*innen setzen es aber auch in der Gynäkologie und Geburtshilfe ein. Bei verhaltenen Fehlgeburten, aber ebenso bei nachgeburtlichen Blutungen, die unbehandelt lebensbedrohlich werden können, bei der Weheneinleitung im Geburtsprozess, der Vorbereitung einer Gebärmutterausschabung, vor dem Legen einer Spirale und beim Schwangerschaftsabbruch. Schon vor mehr als zehn Jahren hat die Weltgesundheitsorganisation Misoprostol deshalb auf ihre Liste der »Essential Medicines«, der unverzichtbaren Medikamente, gesetzt. Diese Liste beinhaltet die wirksamsten und sichersten Medikamente, um die wichtigsten Bedürfnisse in einem gut funktionierenden Gesundheitssystem zu erfüllen.

In Deutschland hat der Pharmahersteller Pfizer Cytotec im Jahr 2006 vom Markt genommen. Kritiker*innen warfen dem Konzern vor, das Medikament nicht mehr zu verkaufen, weil er wenig daran verdiene und es einen schlechten Ruf als »Abtreibungsmittel« habe. Seitdem wird es von Apotheken aus dem Ausland importiert. Weil Cytotec für die Gynäkologie und Geburtshilfe keine Zulassung hat, verwenden Mediziner*innen es im sogenannten Off-Label-Use, ein etabliertes Verfahren, Medikamente in einem Anwendungsbereich einzusetzen, für den es von der Arzneimittelbehörde nicht zugelassen ist. Viele Medikamente eignen sich zur Behandlung mehrerer Erkrankungen oder Personengruppen, sind aber auch aufgrund der hohen Kosten für klinische Studien nur für eine zugelassen.

Pfizer hat die Zulassung für Cytotec in der Geburtshilfe

nie beantragt. Das liegt unter anderem daran, dass es sich für das Unternehmen finanziell nicht lohnt. Die Zulassungsstudien sind teuer und das Medikament im Verkauf sehr billig. Denn als Magenmittel wird es mehrmals am Tag eingenommen, über Monate, sodass eine einzelne Dosis erschwinglich sein muss. Hinzu kommt, dass die Zulassungsstudien fast aller Medikamente Schwangere und Kinder aus ethischen Gründen ausschließen. Welche hochschwangere Frau möchte schon gerne ein Geburtsmedikament an sich testen lassen?

Ärzt*innen geben auch in der Kinderheilkunde häufig Präparate heraus, die eigentlich nur für Erwachsene zugelassen sind. Sie klären die Eltern dann über die genaue Dosierung und die möglichen Folgen und Risiken auf. So ist es zum Beispiel wichtig zu wissen, wenn die Wirkungen und Nebenwirkungen eines Medikaments noch nicht ausreichend geprüft sind. Eltern oder eben auch erwachsene Patient*innen müssen ihre Zustimmung zum Off-Label-Gebrauch geben. Die Kosten für die Medikamente werden nicht von den Krankenkassen übernommen, sind jedoch im Fall Cytotec mit 20 Cent pro Tablette niedrig.

Zu den häufigen Nebenwirkungen von Misoprostol zählen Übelkeit, Erbrechen, krampfartige Unterbauchschmerzen, Durchfall und Fieber. Da es weltweit seit vielen Jahren in der Frauenheilkunde angewandt wird, sind die Nebenwirkungen und Risiken hinreichend bekannt. Es gibt zahlreiche Studien zur Anwendung von Misoprostol in der Gynäkologie und Geburtshilfe, aber eben keine Zulassungsstudien.[5] In den skandinavischen Ländern und in Frankreich ist Misoprostol seit Jahren unter dem Namen »Angusta« auch zur Geburtseinleitung intakter Schwangerschaften zugelassen. Doch in den deutschen Leitlinien wird eine Empfehlung von 25 Mikrogramm bei der Geburtseinleitung zum errechneten Termin erst seit März 2021 gemacht. Die entsprechende Leitlinie befand sich seit 2013 in der Überarbeitung. Acht Jahre für eine Überarbeitung durch den Expert*innenrat? Wieder einmal wird deutlich, dass das Thema Geburten in der Medizin weit unten auf der Prioritätenliste rangiert.

Die Folge: Die Anwendung von Misoprostol bei der Geburtseinleitung intakter Schwangerschaften war vor 2021 in deutschen Kliniken uneinheitlich. Es fehlten klare Empfehlungen hinsichtlich der Dosierung, Anwendung und Überwachung. Ärzt*innen waren verunsichert. Mehr als 50 Prozent der Kliniken setzten laut einer Umfrage der Universität Lübeck Misoprostol ein, aber nicht alle hielten sich an die von der WHO und der DGGG empfohlene Einzeldosis von 25 Mikrogramm bei der Geburtseinleitung intakter Schwangerschaften. Eine Tablette Cytotec enthält 200 Mikrogramm Misoprostol. Das heißt, die sechseckige Tablette, die nicht für eine Teilung konzipiert ist, wurde häufig händisch oder in der Krankenhausapotheke zerteilt, was zu einer ungenauen Dosierung führen kann.

2020 riet das Bundesinstitut für Arzneimittel und Medizinprodukte (BfArM) wegen schwerer Nebenwirkungen vor allem von der Anwendung von Misoprostol zur Geburtseinleitung bei lebenden Kindern ab. Eine Warnung bedeutet allerdings nicht automatisch, dass ein Medikament keinesfalls verwendet werden soll. Jeder Wirkstoff hat Nebenwirkungen oder kann Komplikationen auslösen, teils auch lebensbedrohliche. Eine akkurate Einordnung der Warnung nahm das Institut nicht vor. Wohlgemerkt rieten die Autor*innen der Leitlinie 2021 zur Gabe von Misoprostol, entgegen der

Empfehlung der Behörde, die vom Gesundheitsministerium beaufsichtigt wird.

Dass das Bundesinstitut in Erscheinung trat, hat eine Vorgeschichte: Der *Bayerische Rundfunk* und die *Süddeutsche Zeitung* hatten über Probleme beim Umgang mit Cytotec in der Geburtshilfe berichtet. In seltenen Fällen sei es im Zusammenhang mit dem Medikament bei Geburten zum errechneten Termin zu schweren Nebenwirkungen aufgrund falscher Dosierung gekommen. Kinder seien unter Sauerstoffmangel mit Hirnschaden zur Welt gekommen, Mütter hätten einen Gebärmutterriss erlitten, es sei sogar zu Todesfällen gekommen. Verständlicherweise reagierten daraufhin viele Frauen verunsichert. Die Anzahl geplanter Kaiserschnitte stieg an. Für einen Zusammenhang zwischen den gravierenden Komplikationen und der Gabe von Cytotec lieferten die Medienberichte allerdings keine überzeugenden Belege.

Nachdem Kritik an den Berichten laut wurde, veröffentlichte die *Süddeutsche Zeitung* einen weiteren Artikel, der die überzeugende Studienlage zu Misoprostol und seine Vorteile in der Geburtshilfe einräumte. Die Redaktion zitierte Michael Abou-Dakn, Chefarzt am St.-Joseph-Krankenhaus in Berlin und Sprecher der Deutschen Gesellschaft für Gynäkologie und Geburtshilfe. Er sagt, er habe in den vergangenen zehn Jahren keine der in den Medien beschriebenen schweren Fälle beobachtet. Seine Klinik zählt mit mehr als 4000 Entbindungen im Jahr zu den größten Geburtshäusern Deutschlands. In dem Artikel schreiben die Autor*innen außerdem: »Auch in der Fachliteratur sind kaum Fälle beschrieben, bei denen eine Frau nachweislich nach einer regelkonformen Einleitung mit Cytotec gestorben ist.«[6]

Off-Label-Use mag sich in den Ohren von Lai*innen wie »halb-illegal« oder »experimentell« anhören. Die Frauen müssen eine Unterschrift über die Kenntnis des Off-Label-Use leisten. Wenn ein Medikament, das in seiner Anwendung schon sehr erklärungsbedürftig ist, auch noch negative Schlagzeilen macht, ist es schwierig, die Öffentlichkeit weiterhin von seiner Wirksamkeit zu überzeugen.

Die Deutsche Gesellschaft für Gynäkologie und Geburtshilfe schreibt in einer Stellungnahme, dass »entgegen der Berichterstattung der Wirkstoff Misoprostol zur Geburtseinleitung bei geburtshilflichen Experten nicht umstritten« sei. Misoprostol sei »das effektivste Medikament zur Geburtseinleitung« und führe »zu weniger Kaiserschnitten als mit anderen Medikamenten«. Kein Wirkstoff zur Geburtseinleitung sei ähnlich gut in Studien untersucht worden. Zu Todesfällen sei es vor allem dann gekommen, wenn Cytotec bei Frauen angewendet wurde, die schon einmal an der Gebärmutter operiert worden waren, wie etwa bei einem Kaiserschnitt. Dies vor der Anwendung abzufragen, liegt in der Verantwortung der Mediziner*innen.

Wichtig ist also zu verstehen: Umstritten ist die Dosierung von Cytotec bei der Geburtshilfe, also in einem ihrer vielen Anwendungsbereiche. Nicht umstritten ist der Wirkstoff des Medikaments – Misoprostol – und seine risikoarme und effektive Anwendung in vielen anderen Bereichen der Gynäkologie, zum Beispiel bei nachgeburtlichen Blutungen oder Fehlgeburten.

In der Zeit, in der diese Debatte geführt wurde, war Jens Spahn (CDU) Gesundheitsminister. Im Frühjahr 2021 hat sein Ministerium einen Importstopp über Cytotec verhängt. Begründung: unsachgemäße Anwendung eines nicht zugelassenen Arzneimittels. Seitdem darf Cytotec auch aus dem Ausland nicht mehr in Deutschland vertrieben werden.

Die großen gynäkologischen Fachverbände in Deutschland liefen daraufhin Sturm. In einem offenen Brief an den Minister beklagten die Deutsche Gesellschaft für Gynäkologie und Geburtshilfe, der Berufsverband der Frauenärzte, der Deutsche Hebammenverband und mehr als zehn weitere Verbände den erschwerten Zugang zu dem wichtigen Medikament. Sie wiesen auf die verschiedenen Anwendungsbereiche von Misoprostol hin, darunter Fehlgeburten und Schwangerschaftsabbrüche, die allein in Deutschland mehr als 30 000 Mal im Jahr mit Hilfe des Medikaments durchgeführt würden. Sie schrieben: »Frauen können jedoch nur dann eine nicht-operative Methode wählen, wenn der Zugang zu Misoprostol in entsprechender Dosierung zur Verfügung steht. […] So sollte es im Interesse einer modernen Versorgung in der Gynäkologie und Geburtshilfe sein, Misoprostol ohne Einschränkungen in Deutschland zugänglich zu machen. […] Die Betreuung von Frauen in Notsituationen (insbesondere solchen, die tabuisiert sind) ist gefährdet!«[7]

Der Gesundheitsminister antwortete den Fachverbänden, dass aus seiner Sicht die Versorgungslage für die Frauen ausreichend sei. Im Februar 2023 schrieben die Verbände erneut einen offenen Brief mit eindringlichem Appell, diesmal an Gesundheitsminister Karl Lauterbach (SPD): »Es erreichen uns zahlreiche Anfragen von ÄrztInnen, über welche Umwege sie 200 µg Misoprostol aus dem Ausland erwerben können, weil die Apotheken sie nicht mehr beliefern. Dieser Zustand ist für Deutschland beschämend.«[8] Der Onlineversand von Cytotec aus ausländischen Apotheken nach Deutschland ist verboten. Ärzt*innen verstoßen mit der verzweifelten Suche nach dem einzig sinnvollen Medikament für ihre Patientinnen gegen das geltende Gesetz.

Weil die Dosierung eines Medikaments in einem seiner Anwendungsbereiche nicht geregelt ist, stoppt die Politik also den Zugang zu dem für Frauen so wichtigen Medikament komplett. Der Bundesverband Pro Familia schreibt als Empfehlung: »Wir brauchen mehr Evaluation und Standardisierung von Medikamentengaben im Kreißsaal.« Doch statt zu differenzieren und an einheitlichen Empfehlungen zur Dosierung bei der Geburtseinleitung zu arbeiten, werden alle Frauen, die mit dem Wirkstoff Misoprostol behandelt werden, in Mitleidenschaft gezogen.

Für Chefärztin und Frauenpreisträgerin Mangler ist nicht der Importstopp, sondern der seit Jahren anhaltende Off-Label-Use von Cytotec der eigentliche Skandal. Sie und viele andere deutsche Frauenärzt*innen kritisieren die Off-Label-Anwendung aufgrund von rechtlichen Unsicherheiten. Falls während der Behandlung schwere Nebenwirkungen auftreten, können Ärzt*innen unter Umständen dafür haftbar gemacht werden. »Ich behandele Frauen mit einem nicht zugelassenen Medikament, das heißt, ich bewege mich als Ärztin ständig in einer rechtlichen Grauzone. Dass da viele Kolleg*innen sagen: ›Operieren wir mal lieber, da machen wir uns nicht schuldig‹, ist doch klar«, sagt sie. Sie hält es für unangemessen, dass in Deutschland nach Fehlgeburten so oft operiert wird. In anderen Ländern wie Großbritannien werde viel häufiger medikamentös therapiert. Sie sieht die Pharmaindustrie und die Politik in der Pflicht, die Situation für Frauen zu verbessern: »In der Politik werden Entscheidungen oft von Menschen getroffen, die nicht direkt mit dem

Thema Abort oder Geburt in Kontakt kommen. Sie waren nie schwanger und können die Probleme der Versorgung nicht nachvollziehen.«

Das Gesundheitsministerium wird seit 2009 von Ministern geleitet. Es ist also mehr als 15 Jahre her, dass eine Ministerin die Chance hatte, den Fokus auf Frauengesundheit zu lenken. Natürlich könnten das auch die Männer tun. Aber weder Jens Spahn noch Karl Lauterbach scheint es besonders wichtig zu sein, ob in Deutschland für Hunderttausende Frauen pro Jahr ein entscheidendes Medikament zugelassen und verfügbar ist – oder eben nicht. Für die Pharmaindustrie ist die Zulassung von Cytotec nicht lukrativ genug. Und wenn weder Politik noch Wirtschaft ein Interesse daran haben, dann bleiben Familien und Frauen in diesem Land eben weiterhin »Gedöns«, wie der ehemalige Bundeskanzler Gerhard Schröder sie schon vor Jahren bezeichnete.

Rechtlich stand den Importeur*innen nach dem verhängten Stopp eine Übergangsfrist von zwei Jahren bis zum Frühjahr 2023 zu, in denen sie bereits georderte Cytotec-Tabletten weiterhin verkaufen durften. In diesem Zeitraum durften auch Ärzt*innen das Medikament, wenn sie noch welches im Schrank hatten, an ihre Patientinnen herausgeben. Mittlerweile ist Cytotec vom Markt. Manche Kliniken verfügen über große Restbestände. Bei Fertigstellung dieses Buches konnten deshalb immer noch Frauen mit Cytotec behandelt werden.

In ihrem offenen Brief von 2023 an Gesundheitsminister Lauterbach warnten die Fachverbände erneut, dass sich die medizinische Betreuung von Frauen in Deutschland weiter verschlechtert. Es stünden anstelle von Cytotec zwei Misoprostol-Präparate zur Verfügung, die aber »keine ausreichende Alternative« bieten: »MisoOne«, das für viele gynäkologische Anwendungsgebiete zu hoch dosiert sei und zerteilt werden müsste, was zu Recht schon bei Cytotec kritisiert wurde. Außerdem sei der bürokratische Aufwand bei der Anwendung sehr hoch, was dazu führen könnte, dass weniger Praxen einen medikamentösen Schwangerschaftsabbruch anbieten.

Seit dem 1. September 2021 ist außerdem »Angusta« für die Geburtseinleitung ab der 37. Woche auf dem deutschen Markt. Es wurde 2020 in Deutschland zugelassen und ersetzt heute im Kreißsaal Cytotec zur Geburtseinleitung lebender Kinder. Die Zulassung gilt wohlgemerkt nicht für Fehlgeburten oder Schwangerschaftsabbrüche. Dafür ist Angusta auch nicht geeignet, weil jede Tablette nur 25 Mikrogramm des Wirkstoffs Misoprostol enthält. Das entspricht also der von der WHO empfohlenen Einzeldosis für Geburtseinleitungen intakter Schwangerschaften.

Die deutsche Leitlinie »Geburtseinleitung« empfiehlt bei einer Fehlgeburt in der Frühschwangerschaft die Gabe von 800 Mikrogramm Misoprostol. Dafür müsste sich eine Frau 32 Tabletten Angusta vaginal einführen. Das wäre unzumutbar für betroffene Frauen. Und Ärzt*innen dürfen das Medikament in dieser Menge nicht verschreiben. Hinzu kommt, dass Angusta aufgrund der Neuzulassung – trotz des gleichen Wirkstoffs – deutlich teurer ist als Cytotec. Um auf die nötige Dosis zu kommen, würden knapp 400 Euro fällig, die aus eigener Tasche bezahlt werden müssten. So ist Angusta keine Option für betroffene Frauen und wird bei Fehlgeburten weder verschrieben noch verwendet.

Verfügbar ist darüber hinaus ein weiteres Off-Label-Medikament namens »Arthotec«. Es ist für die Behandlung von Arthritis zugelassen. Weil es eine hohe Menge des Wirkstoffs Diclofenac enthält, der gegen Schmerzen wirkt, liegt die Tageshöchstdosis bei der Hälfte der notwendigen Wirkdosis, die für die medikamentöse Behandlung einer Fehlgeburt nötig wäre. Die Dosierung ist also so niedrig, dass viele Frauen häufig anschließend doch noch für eine Kürettage ins Krankenhaus müssen.

So beschreibt es auch die freiberufliche Hebamme und Bestsellerautorin Kareen Dannhauer. Auf Instagram folgen ihr mehr als 50 000 Menschen für Tipps rund um Schwangerschaft und Geburt. Dannhauer verurteilt den Importstopp von Cytotec scharf: »Es ist eine Katastrophe, dass man Cytotec verbannt hat. Die Überdosierung im Kreißsaal hätte man mit verbindlichen Leitlinien und genauen Herstellungsvorschriften standardisieren, aber doch nicht das Medikament an sich mit einem sofortigen Importstopp belegen müssen.«

Das bewusste, selbstbestimmte und prozesshafte Erleben einer »kleinen Geburt«, wie es nur beim Abwarten und bei medikamentöser Einleitung der Wehen möglich ist, ist für Dannhauer – anders als die Kürettage – ein biografischer Meilenstein des fertilen Frauenlebens und für viele ein wichtiger Baustein in der Verarbeitung des Erlebten. Sie können dabei erfahren, wie kompetent ihr Körper ist, wie stark sie auf ihn vertrauen können. Genau wie bei einer Lebendgeburt lässt sich der genaue Zeitpunkt nicht vorhersagen, entzieht sich jeglicher Kontrolle und muss eben abgewartet werden. Dadurch kann dem Ereignis und dem Kind eine Wichtigkeit beigemessen und das Erlebte in die Biografie der Frau eingeschrieben werden. »Ohne Cytotec werden Frauen in der medizinischen Betreuung ihrer Entscheidungsoptionen beraubt«, sagt sie.

Dannhauer sieht im Fall Cytotec auch eine von vielen Ungleichbehandlungen von Frauen in der Medizin: »Frauen bilden die Hälfte der Menschheit, von denen erleben 30 Prozent im Laufe ihres Lebens eine Fehlgeburt. Diese Indikation wird als ›weiblich gefühlig‹ abgeurteilt, während bei jedem anderen Medikament mit so einer hohen Nachfrage, wie es bei Bluthochdruck oder Diabetes der Fall ist, die Märkte gedeckt werden. Der Unterschied ist, dass diese Indikationen auch Männer betreffen.«

Für die Vernachlässigung von Frauengesundheit gibt es in der Geburtshilfe, aber auch in anderen Bereichen viele Beispiele: Wenn das einzige Opiat, das als Schmerzmittel für Frauen unter der Geburt in Frage kommt, über Monate nicht lieferbar ist. Wenn Deutschland, wie 2022, knapp an einer Versorgungskrise für das wichtige Brustkrebsmittel Tamoxifen vorbeischlittert. Wohlgemerkt ist Brustkrebs die häufigste Krebserkrankung bei Frauen. Es ist völlig unverständlich, dass bei der hohen Anzahl von Menschen, die davon abhängen, solche Versorgungskrisen nicht mit aller Macht verhindert werden.

Wenn auch Männer betroffen sind, wie bei anderen Krebsarten oder Diabetes spricht man von »Volkskrankheiten«. Ist »nur« die Hälfte des Volkes potenziell gefährdet, spricht man von »Frauenleiden«, was wie etwas klingt, das halb so wild ist, das dem Privatleben zugeordnet werden kann und damit keineswegs für alle relevant ist. Die strukturelle Vernachlässigung von Frauen in Medizin und Pharmaindustrie hat eine lange Geschichte, die endlich enden muss, damit Frauengesundheit die Aufmerksamkeit bekommt, die sie verdient. Nämlich die gleiche wie Männergesundheit.

Es ist kein Zufall, dass der Importstopp in die ministeriale Zeit von Jens Spahn fiel. Dieser äußerte sich mehrmals kritisch zu Schwangerschaftsabbrüchen, für die Misoprostol auch verwendet wird. Spahn ist gegen die Abschaffung des Paragrafen 218, der Abbrüche unter Strafe stellt. Er brachte als Gesundheitsminister eine über vier Millionen Euro teure Studie auf den Weg, die untersuchen sollte, welche psychischen Folgen Schwangerschaftsabbrüche haben können. Um zu argumentieren, dass Abtreibungen Frauen krank machen und zum Beispiel zu schweren Depressionen führen, benötigte er gesicherte Daten. Ein solches »Post Abortion Syndrome« gibt es allerdings nicht. Wissenschaftler*innen haben das umfangreich erforscht.

Indem er als Minister den Zugang zu Misoprostol einschränkte, wurde er nicht nur die Schlagzeilen zu der ungenauen Dosierung der Arznei in der Geburtshilfe los, sondern erschwerte außerdem den medikamentösen Schwangerschaftsabbruch. Denn die niedrigdosierten Angusta-Tabletten sind auch bei einem Abbruch keine Option für Frauen, da sie eine ähnlich hohe Dosis (400 bis 800 Mikrogramm) Misoprostol benötigen wie Frauen bei Fehlgeburten. Was bleibt, ist eine Operation.

Sie stellt aufgrund der Risiken von Narkose und chirurgischem Eingriff für viele Frauen eine größere Hürde dar als die Einnahme von Medikamenten. Die Vermutung steht also im Raum, dass ein konservativer Minister, der sich über viele Jahre hinweg kritisch zu Schwangerschaftsabbrüchen geäußert hat, kein Interesse daran hatte, die Hürden für eben diese Abbrüche zu senken. Ein Gesundheitsminister, der sich eigentlich für die Gesundheit der Menschen in seinem Land verantwortlich fühlen sollte, machte eine Politik, die die Risiken einer Operation für die Frauen in Kauf nimmt, anstatt schonendere Alternativen zu fördern. Frauen, die eine schwierige Entscheidung getroffen haben, werden bewusst in ihrer Selbstbestimmung geschwächt. Eine solche Politik bevormundet ihre Bürgerinnen und ist schlichtweg frauenfeindlich.

In dieser aufgeheizten Debatte werden Frauen, die Fehlgeburten erleiden und auf das gleiche Prozedere angewiesen sind wie Betroffene, die eine ungewollte Schwangerschaft abbrechen, in Mitleidenschaft einer misogynen, rückwärtsgewandten Politik gezogen, die die Körper der Frauen kontrollieren will.

Die Option einer medikamentösen Therapie ist also mittlerweile stark eingeschränkt und zudem politisch wie medizinrechtlich komplex. Wie Julias Fall zeigt, kann die Einnahme von Misoprostol auch körperlich und seelisch herausfordernd sein. Im besten Fall begleiten Hebammen die Frauen engmaschig. Doch da kommt ein weiterer Missstand in der Frauengesundheit zum Tragen: der Hebammenmangel.

Zum Zeitpunkt einer Fehlgeburt im ersten Trimester haben die meisten Frauen noch gar keine Hebamme, die sie akut betreuen könnte. Fehlgeburten kündigen sich nicht an. Hebammen sind Monate im Voraus ausgebucht und können selten eine so betreuungsintensive Patientin kurzfristig einschieben. Kareen Dannhauer betreut seit mehr als 15 Jahren betroffene Frauen. Sie weiß, wie intensiv das ist: »Es fließen viele Tränen, ist gibt viel aufzuarbeiten, zu besprechen und zu verstehen. Viele Frauen haben Ängste, nie mehr schwanger werden zu können.« Es ist herausfordernd, die Frauen emotional zu begleiten. Nicht viele Hebammen hätten damit Erfahrung, auch weil die medikamentöse Therapie in Deutschland nicht etabliert sei.

Auch für die Gynäkolog*innen ist die Medikamentengabe aufwendiger und nicht nur rechtlich risikoreicher, als die Frauen zur Kürettage zu schicken. Weil die Frauen meist keine Hebammen finden, die sie zu Hause nach der Einnahme von Misoprostol begleiten können, fahren viele in die Notaufnahme des nächsten Krankenhauses, wenn die Blutungen oder Schmerzen nachts zu stark werden. Die Gynäkolog*innen wollen sich in den umliegenden Kliniken keinen schlechten Ruf einfangen, weil ihre Patientinnen regelmäßig nach der Gabe von Misoprostol blutend und panisch in der Notaufnahme landen. Die Ärzt*innen sind auf ihr gutes Netzwerk und eine funktionierende Infrastruktur angewiesen.

Auch finanziell lohnt sich die Option für sie nicht. Wir erinnern uns: Die Grundpauschale pro Patientin beträgt 20 bis 40 Euro im Quartal. Für eine intakte Schwangerschaft bekommen niedergelassene Gynäkolog*innen eine überdurchschnittlich hohe Pauschale von 120 Euro pro Quartal. Wenn die Schwangerschaft nicht hält, dürfen die Ärzt*innen das Geld behalten. Bei den Optionen »abwarten« und »medikamentöse Therapie« müssen sie ihre Patientinnen engmaschig untersuchen und beraten, was nicht zusätzlich vergütet wird. Schicken die Ärzt*innen sie nach einer Fehlgeburt in eine ambulante Klinik oder ins Krankenhaus zur Kürettage, haben sie keinen zusätzlichen Zeitaufwand. Es bleibt eine hohe Vergütung. Das Krankenhaus oder die Klinik verdienen ihrerseits an der Operation. Eine Win-win-Situation für alle sozusagen – außer für die betroffenen Frauen. Deren selbstbestimmte Entscheidung ist korrumpiert, wenn die Fachleute, die die Frauen beraten, lediglich von einer Maßnahme profitieren.

Der Missstand liegt ausdrücklich nicht bei den niedergelassenen Ärzt*innen. Die meisten von ihnen, davon bin ich überzeugt, wollen ihre Patientinnen gut versorgen. Manche gehen davon aus, sie würden die Frauen vor Schmerzen und Blutungen schützen, indem sie eine Kürettage empfehlen. Wobei auch hier – wie überall – gilt: Fragen ist besser als spekulieren. Es ist ihre Aufgabe, mit der Patientin offen und auf Augenhöhe zu kommunizieren und nicht über ihren Kopf hinweg zu entscheiden in der übergriffigen Annahme, das sei das Beste für sie.

Der größte Missstand liegt in unserem Gesundheitssystem, das die entsprechende Medizin nicht lohnenswert vergütet, das psychosoziale Aspekte von Krankheiten und Diagnosen nicht im Blick hat und finanzielle Anreize nur auf das chirurgische, mechanische Lösen einer Schwangerschaftskomplikation setzt und nicht auf schonende Alternativen.

Option drei, die Kürettage, hat also für medizinisches Personal deutliche rechtliche, logistische und finanzielle Vorteile. Ärzt*innen bieten ihren Patientinnen damit eine saubere und schnelle Lösung an und haben gleichzeitig »das Problem« vom Tisch. Welche Vor- und Nachteile hat die Kürettage allerdings für die betroffenen Frauen?

Die Erfolgschance liegt bei der Kürettage mit 97,9 Prozent sehr hoch. Die Leitlinie der angesehenen britischen Royal Society empfiehlt den Eingriff nur, wenn die Frau eine Infektion, eine starke, andauernde Blutung, Fieber, einen instabilen Kreislauf oder eine Gerinnungsstörung hat. Diese Komplikationen betreffen nur etwa 10 Prozent der Frauen, die eine frühe Fehlgeburt erleiden. Eine genaue, unabhängig erhobene Zahl, die besagt, wie viele Frauen operiert werden, lässt sich nicht recherchieren. Doch solch eine brauchen wir aus den Krankenhäusern und Kliniken des Landes, damit wir datenbasiert und objektiv diskutieren können, welche Behandlung für die betroffenen Frauen die beste ist.

Eine Zahl, die sich recherchieren lässt, ist alarmierend: 2010 befragte die Krankenversicherung AOK ihre Mitglieder und fand heraus, dass 85 Prozent der Frauen, die eine Fehlgeburt in den ersten Schwangerschaftswochen erlitten, operativ behandelt wurden, berichtete das Magazin *Brigitte.* Demnach werden 85 Prozent der Frauen einer chirurgischen Maßnahme unterzogen oder befürworten sie selbst, die eigentlich nur bei 10 Prozent von ihnen notwendig wäre. Das deutet auf einen krassen Missstand bei der Aufklärung und Wissensvermittlung hin. In dem Artikel geht es um eine Juristin, die nach der Kürettage Anklage erhob, weil die Ärzt*innen Druck auf sie aufgebaut hätten, sich operieren zu lassen, obwohl sie lieber habe abwarten wollen. Keine der oben genannten Dringlichkeiten zur Operation habe auf sie zugetroffen. Nachdem ihre Klage zuerst abgewiesen wurde, blieb die Frau hartnäckig und bekam schließlich Schmerzensgeld zugesprochen.[9]

Die Operation verläuft normalerweise so: Während Ärzt*-innen vor ein paar Jahren noch standardmäßig mit einem löffelartigen Instrument, einer Kürette, die Gebärmutter »ausgeschabt« haben, saugen sie heute meist zuerst den Embryo und das verbliebene Gewebe mit einem Röhrchen ab. Das ist komplikationsärmer. In manchen Fällen müssen sie im Anschluss noch mit der Kürette nacharbeiten. Generell ist eine Kürettage eine sehr häufig durchgeführte, technisch einfache Methode. Ein gewisses Risiko bergen eine Narkose und eine Operation jedoch immer. Es kann zu Verletzungen und Vernarbungen an der Gebärmutter kommen, wodurch Verwachsungen entstehen, die eine erneute Schwangerschaft erschweren und im schlimmsten Fall unmöglich machen können. Das Risiko für schwere Komplikationen wie Narkosezwischenfälle oder Durchstoßen der Gebärmutter liegt allerdings unter 1 Prozent. Der Eingriff dauert etwa zehn Minuten. Üblicherweise geben Ärzt*innen den Frauen vor der Operation Misoprostol, damit der Muttermund weich wird. Sofern es denn verfügbar ist.

Weil in deutschen Krankenhäusern mittlerweile häufig lange auf eine Operation gewartet werden muss, geht es vielen Frauen wie Julia: Sie gebären ihre Kinder noch vor der Operation allein und unvorbereitet auf der Toilette. »Leider werden die Frauen häufig nicht ausreichend darüber aufgeklärt, dass ihnen das passieren kann und was sie dann mit ihrem Kind machen können. Wenn die Geburt dann an diesem unwürdigen Ort ganz plötzlich und allein stattfindet, ist das in der Trauerverarbeitung eine große zusätzliche Belastung, die unbedingt nachbesprochen und begleitet werden sollte«, sagt die Hebammenwissenschaftlerin Nina Reitis.

Keine Frau sollte im 21. Jahrhundert ihr Kind auf einer Toilette zur Welt bringen müssen. Schon gar nicht, wenn die Fehlgeburt eingeleitet wird und für Fachleute absehbar ist, was passieren wird. Der Ort, an dem Kinder auf die Welt kommen sollten, ist der Kreißsaal. Doch der bleibt Frauen, die vor der zwanzigsten Schwangerschaftswoche ihr Kind gebären, meistens verwehrt. Das liegt vor allem an mangelndem Platz und Personal, aber auch daran, dass Fehlgeburten nicht als Geburten gelten (mehr dazu im Kapitel »Greta«). Egal ob im Krankenhaus oder zu Hause, Frauen müssen immer über alle Folgen der Medikamenteneinnahme aufgeklärt werden, damit sie sich darauf vorbereiten und für sich und ihr Kind würdige Bedingungen schaffen können.

Über viele Jahrzehnte war die Kürettage die Therapie der Wahl. Frauen, die so wenig wie möglich an Blutungen und Schmerzen leiden wollen oder die die Vorstellung, ein totes Baby im Bauch zu haben, erschreckt, entscheiden sich auch heute häufig für eine Kürettage. Sie lässt sich planen, und die Patientin muss sich nicht bewusst mit dem Abgang des Embryos auseinandersetzen. Lange wurde angenommen, das sei für alle Frauen das Beste. Das sieht heute anders aus. Es gibt mittlerweile viele Hebammen und Aktivist*innen, die auch über die anderen Therapien aufklären, die sich für einen bewussten Abschied von Schwangerschaft und Kind und mehr Vertrauen in den Körper und den natürlichen Abgang aussprechen.

Jede Frau darf selbst entscheiden, was sie braucht und was zu ihr passt. Doch um entscheiden zu können, muss sie alle drei Optionen kennen und über Vor- und Nachteile sowie Risiken aufgeklärt werden. Natürlich sind Ärzt*innen immer in der Pflicht, auch über den schlimmstmöglichen Verlauf aufzuklären. Aber keiner Frau sollte wie Julia Angst gemacht werden, an einer Infektion zu erkranken und nie wieder schwanger werden zu können. Niemand sollte Druck auf Frauen wie Julia ausüben, sich schnell für eine Operation zu entscheiden, wenn das medizinisch nicht notwendig ist. Weder sollten Frauenärzt*innen auf die Betroffenen einwirken, schnell zur Kürettage ins Krankenhaus zu gehen, noch sollten Hebammen auf die Betroffenen einwirken, dass sie doch abwarten sollen. Echte Beratung ist ergebnisoffen. Alles andere ist Bevormundung, Übergriffigkeit und im schlimmsten Fall Manipulation.

»Mia« – Von Forschungslücken und »Frauenleiden«

Wir wissen aus der Traumaforschung, wie schwierig es für Angehörige ist, wenn ein geliebter Mensch verschwindet. Wenn keine Überreste geborgen werden, ist die Unwirklichkeit des Todes und die Sehnsucht nach dem Vorher kaum erträglich. So ähnlich kann es für Mütter sein, die ihr Kind verlieren. Wenn es kein Ultraschallbild, keinen Beweis für seine Existenz gegeben hat, dafür, dass es gelebt hat, und auch keine Todesursache, bleibt der Tod des eigenen Kindes abstrakt.

Wenn Ärzt*innen einen Grund für den Tod des Babys nennen, kann sich das positiv auf die Verarbeitung des Verlustes auswirken und die Mütter vor Schuld- und Schamgefühlen schützen. Zu diesem Ergebnis kommt die US-amerikanische Umfrage »A National Survey on Public Perceptions of Miscarriage«. Demnach hatten 19 Prozent der Betroffenen nicht mehr das Gefühl, etwas falsch gemacht zu haben, wenn eine Ursache für die Fehlgeburt gefunden wurde. Die Mehrheit von fast 90 Prozent aller Befragten gab an, die Ursache der Fehlgeburt wissen zu wollen, selbst wenn dadurch nicht eine weitere Fehlgeburt in der Zukunft verhindert werden könnte. Eine Mehrheit von fast 60 Prozent gab an, dass ihnen kein Grund für die Fehlgeburt genannt wurde.[1] So erging es auch Mia.

Als sie 34 Jahre alt ist, verliert sie ihre erste Schwangerschaft. Der Arzt sagt ihr, das sei ganz normal, das passiere häufig. Doch für Mia ist von diesem Moment an nichts mehr normal, sie ist wie weggetreten. Nach der Operation fragt sie sich, was mit ihrem Kind passiert ist, fragt andere. Das »Schwangerschaftsmaterial« wurde im Krankenhausmüll entsorgt, heißt es. Ein Vorgehen, das noch bis vor wenigen Jahren in deutschen Krankenhäusern gängig war. Mia ist schockiert. Sie fühlt sich ausgeliefert, nicht mehr handlungsfähig. »Wenn das so normal ist und ich es nicht beeinflussen kann, kann es jederzeit wieder passieren«, denkt sie. Sie hat niemanden zum Reden, keine Unterstützung. Also schiebt sie alle belastenden Gefühle und Gedanken zur Seite.

Ein paar Monate später wird sie erneut schwanger und verliert auch dieses Kind. Ihr Arzt will ihr helfen und schickt sie und ihren Partner zu einer Humangenetikerin, die den Embryo und das Blut der Eltern untersucht. Der genetische Befund der Eltern ist unauffällig, der Embryo weist eine Trisomie auf, eine der häufigsten Chromosomenstörungen. Es sei sehr wahrscheinlich, dass sie noch ein gesundes Kind bekommen kann, sagt ihr die Fachfrau. Mia beginnt wieder zu hoffen, das Verständnis dafür, dass in der Biologie manches schiefläuft, hilft ihr, das Geschehene zu akzeptieren.

Die Ärztin erkundigt sich auch nach Mias Befinden. Es wird das einzige Mal sein, dass Mia darüber spricht, wie es ihr psychisch geht. Den abschließenden Brief der Ärztin hat sie bis heute, 15 Jahre später, aufgehoben. Für unser Gespräch hat sie ihn herausgesucht. Wenn sie ihn heute liest, ist sie erstaunt. In dem Brief stehen die Telefonnummern mehrerer Psycholog*innen, an die Mia sich wenden könnte, außerdem steht dort, dass Trauer wichtig ist und wie Betroffene ihr

Raum geben können. All das hat Mia vergessen. »Für mich waren die Fehlgeburten ein so großes Tabu, dass ich das damals gar nicht registriert habe, dass mir jemand helfen wollte. Trauern hätte ich mir überhaupt nicht erlaubt.«

Mia studierte zu dieser Zeit selbst Medizin, absolvierte mehrere Praktika in der Gynäkologie. Doch Fehlgeburten oder Ausschabungen begegnen ihr weder im Studium noch auf Station. »Als Medizinerin hält man sich ja für relativ versiert, doch meine Fehlgeburten haben mich komplett aus dem Nichts getroffen.« Nie habe sie etwas mitbekommen. Bis auf ein Mal. Da durfte sie nicht in den Kreißsaal, weil dort gerade eine Stille Geburt stattfand. Eine Mutter brachte ihr totes Kind nach der 24. Schwangerschaftswoche auf die Welt.

Mias dritte Schwangerschaft hält. Sie bekommt ihr erstes lebendes Kind. Endlich der Beweis, dass ihr Körper in der Lage ist, eine Schwangerschaft bis zum Ende auszutragen. Mia ist erleichtert, glücklich. Und wünscht sich ein weiteres Kind.

In der nächsten Schwangerschaft beginnt sie, in der sechsten Woche zu bluten. Sie ist im Ausland und die Ärzt*innen vermuten eine Eileiterschwangerschaft. Hektik bricht aus. Wenn sich die Eizelle nicht in der Gebärmutter, sondern im Eileiter, im Gebärmutterhals, in den Eierstöcken oder in der Bauchhöhle einnistet, muss schnellstmöglich medizinisch interveniert werden. Kommt es zu inneren Blutungen oder platzt der Eileiter, kann es für die Frau lebensgefährlich werden. Die Vermutung erweist sich jedoch als unbegründet.

Im Jahr darauf bekommt Mia ihr zweites Kind. Schnell ist klar, ihr Partner und sie haben noch einen weiteren Kinderwunsch. Doch Mia ist von drei Fehlgeburten gezeichnet. Als sie wieder schwanger wird, traut sie sich kaum zur Ultraschall-Untersuchung. Sie ist nervös, die Schwangerschaft fühlt sich nicht intakt an. »Je öfters mir das passiert ist, desto besser wusste ich, wenn etwas nicht in Ordnung war.« Ihrem freundlichen Arzt will sie ersparen, dass er ihr ein weiteres Mal eine schlechte Nachricht überbringen muss. Und sie will sich ersparen, diese aufnehmen zu müssen. Nicht noch einmal auf dem gleichen Stuhl sitzen, nicht noch einmal von der gleichen Person hören, was sie nicht hören will.

Sie geht zu einer befreundeten Frauenärztin. Den Termin zögert sie bis zur zwölften Woche hinaus. In Mias Bauch ist unterdessen die Zeit stehen geblieben. »Ich finde keinen Herzschlag. Der Embryo sieht aus, als hätte er in der neunten Woche aufgehört zu wachsen«, sagt die Ärztin beim Ultraschall. Mia könne gleich zur Ausschabung gehen oder noch eine Woche warten. In ganz seltenen Fällen sei der Herzschlag später doch noch auffindbar. »Natürlich wollte ich warten«, sagt Mia. Ein Fünkchen Hoffnung keimt in ihr auf und keinesfalls will sie ihr lebendes Baby ausschaben lassen. Die Entscheidung sollte gefährliche Konsequenzen für sie haben.

Ein paar Tage später ist sie auf eine Hochzeit eingeladen. Auf dem Polterabend ihrer Freundin bekommt sie Wehen. Ein Gefäß reißt auf. Innerhalb kürzester Zeit verliert sie so viel Blut, dass sie kollabiert. Ein Krankenwagen bringt sie in die Notaufnahme. »Es war ein Fehler, noch zu warten«, sagt Mia heute. Und doch bereut sie ihre Entscheidung nicht. »Ich wollte einfach sichergehen, dass ich alles dafür getan habe, dass es in meinem Bauch doch noch die Chance auf Leben gibt.« Die Entscheidung dafür, ihr eigenes Leben zu riskieren, um das ihres Kindes möglich zu machen, kommt ihr bis heute richtig vor.

Auch als Mia 41 Jahre alt ist und ihre letzte Fehlgeburt erlebt, bekommt sie keinen Grund genannt. Weil es kaum eine medizinische Erklärung gab, warum sie fünfmal eine Schwangerschaft verlor, versucht sich Mia selbst eine Antwort zu geben. »Ich bin immer schnell schwanger geworden und mein Körper hat vielleicht versucht, jede Schwangerschaft zu halten, die bei anderen Frauen schon viel früher abgehen, wenn sie es noch gar nicht merken.« Mia weiß selbst, dass es für ihre Theorie keine wissenschaftliche Grundlage gibt. Doch selbst sie, die Medizin studiert hat, sucht fieberhaft nach Erklärungen, die über »das hat die Natur so eingerichtet« hinausgehen. Eine Erklärung, die das Unbegreifliche begreiflich macht.

Mias Vorstellung von einem weiteren Kind kam nach der fünften Fehlgeburt zu einem Ende. Ihr Kinderwunsch war danach nicht weg, er verkümmerte vielmehr allmählich. Sie habe Zeit gebraucht, langsam von dem Traum, drei Kinder zu haben, Abschied zu nehmen. Und irgendwann wurde ihr bewusst, die Zeit ist brutal, sie zerrinnt ihr zwischen den Fingern. Die Wahrscheinlichkeit, dass sie kein gesundes Kind mehr zur Welt bringen würde, wurde immer höher. Sie sollten eine Familie mit zwei Kindern bleiben.

Viermal hat Mia keine Ursachenforschung betrieben, einmal schon. Welchen Unterschied hat das für sie gemacht? »Bei der Genetikerin habe ich Bilder von den Chromosomen gesehen. Das fand ich unfassbar rührend. Ich habe unseren Sohn gesehen, ich konnte einen Bezug zu ihm aufbauen.« Die anderen Abgänge kamen ihr dagegen wie abstrakte, nicht greifbare Ereignisse vor. »Die Fehler in der Chromosomenanordnung zu sehen, hat mir geholfen, einen Bezug zu Leben und Tod herzustellen. Ich habe in diesem Moment Liebe und

Dankbarkeit dafür gespürt, dass mein Sohn überhaupt gelebt hat. Wenn auch nur kurz.« Auf den Bildern zu erkennen, dass ihr Kind niemals lebensfähig gewesen wäre, hat bei Mia dazu geführt, seinen Tod besser akzeptieren zu können.

Wenn Fachleute wissen, es hilft den Frauen und Familien bei der Verarbeitung, den Grund für den Tod ihres Kindes zu kennen, warum nennen sie ihn den Eltern dann so häufig nicht?

Mehrere Fehlgeburten hintereinander zu haben, nennen Mediziner*innen »habituelle Abortneigung« oder »wiederholte Spontanaborte« (WSA). Die Weltgesundheitsorganisation spricht von »wiederholten Spontanaborten«, wenn es zu drei oder mehr aufeinanderfolgenden Fehlgeburten vor der zwanzigsten Schwangerschaftswoche kommt. Betroffen sind davon nur etwa 1 bis 3 Prozent der Frauen im gebärfähigen Alter. Die Auswirkungen auf Partnerschaft und Lebensqualität können gravierend sein. In der Studie »Pregnancy loss: Consequences for mental health« stellten Forschende fest, dass mehr als zwei Drittel der betroffenen Frauen gefährdet sind, an einer Angststörung zu erkranken, und mehr als die Hälfte der Frauen ein Risiko für eine Depression aufweist.[2] Arme und wenig gebildete Frauen, die drei oder mehr aufeinanderfolgende Fehlgeburten haben, besitzen ein noch höheres Risiko, psychisch zu erkranken.

In der deutschen Leitlinie »Diagnostik und Therapie von Frauen mit wiederholten Spontanaborten« steht: »Die Begleitung von Betroffenen stellt eine besondere diagnostische und therapeutische Herausforderung dar, da nur wenige Ursachen für das Auftreten von WSA bekannt sind.« Die Leitlinie empfiehlt wie die WHO, dass Risikofaktoren erst nach drei aufeinanderfolgenden Fehlgeburten abgeklärt werden. Nur in begründeten Fällen, etwa wenn die Mutter schon im fortgeschrittenen Alter ist, soll bereits nach zwei Fehlgeburten nach den Risikofaktoren geforscht werden. Da das Durchschnittsalter der Erstgebärenden in Deutschland immer weiter steigt – 2021 lag es bei knapp 32 Jahren – gibt es unter Mediziner*innen eine Tendenz, bereits Patientinnen mit zwei Fehlgeburten einer ausführlichen Diagnostik zu unterziehen. Auch wenn der Schwangerschaft eine Kinderwunschbehandlung vorausgegangen ist oder die Mutter es ausdrücklich wünscht, haben Ärzt*innen die Möglichkeit, genauer zu untersuchen.

Mia hatte also Glück und einen umsichtigen Arzt, der sie auch vor 15 Jahren »schon« nach ihrer zweiten Fehlgeburt zum Genetiker geschickt hat. Doch warum müssen Frauen überhaupt zwei oder dreimal den Albtraum einer Fehlgeburt erleben, bevor sie umfangreich untersucht werden? Wird das Leid der Frauen miteingepreist, um Behandlungsaufwand und Kosten für die vielen Betroffenen nicht explodieren zu lassen? Gehört es vielleicht auch zu unserem gesellschaftlichen Mutterbild, dass ein bisschen Schmerz und Leid zum Kinderkriegen dazugehört und von Frauen erwartet wird, das klaglos zu ertragen?

Die Autor*innen der *Lancet*-Studienserie warnen, dass die in vielen internationalen Leitlinien verankerte Anforderung von drei Fehlgeburten für eine Untersuchung zu einer Haltung von Akzeptanz in Gesundheitssystem und Gesellschaft führt, die die psychischen und physischen Folgen für die Frauen ignoriert. Diese Haltung habe sich negativ auf die Qualität der medizinischen Versorgung für Frauen ausgewirkt.[3] Die Autor*innen schlagen eine abgestufte Betreuung vor: Nach einer Fehlgeburt sollen Ärzt*innen die gesundheitlichen Bedürfnisse der Frau bewerten und ihr Empfehlungen geben, um zukünftige Schwangerschaften zu unterstützen. Wenn eine zweite Fehlgeburt auftritt, sollen sie ein großes Blutbild und Schilddrüsentests anbieten sowie frühe und häufige Ultraschalltermine zur engmaschigen Begleitung bei nachfolgenden Schwangerschaften. Nach drei Fehlgeburten empfehlen die Autor*innen zusätzliche Tests, darunter Gentests und ein Ultraschall des Beckenbodens. Einiges davon setzen viele Ärzt*innen in Deutschland bereits um, häufig auch schon früher als in der Studie empfohlen, die sich an alle Länder, auch an medizinisch weniger entwickelte, richtet.

Wenn Ärzt*innen Paaren nach der ersten Fehlgeburt empfehlen, es wieder zu versuchen, weil es beim nächsten Mal klappen könnte, ist das nicht einfach so dahingesagt, sondern evidenzbasiert, wie die deutsche Leitlinie verdeutlicht. Die meisten Frauen erleben nur einmal eine Fehlgeburt. 75 Prozent der Frauen bringen danach ein gesundes Kind zur Welt. Die Chance ist also sehr hoch. Das ist eine gute Nachricht, die allerdings die wenigsten Frauen erreicht. Viele Ärzt*innen formulieren zwar die Empfehlung, es wieder zu probieren, informieren die Frauen aber nicht über diese Zahl und die hohe Wahrscheinlichkeit, die Hoffnung machen kann.

Auch hier fehlt es an Kompetenzen in der Kommunikation. Im Studium werden angehende Mediziner*innen darauf trainiert, den Fokus auf Risiken zu legen, nicht auf Chancen. Sie sind rechtlich dazu verpflichtet, über Nebenwirkungen und Gefahren aufzuklären. Aus Sorge davor, verklagt zu werden, falls sie dies nicht tun, kommen die Chancen und guten Nachrichten im Gespräch mit Patient*innen oft zu kurz. Ihr bloßer Hinweis, es nach einer Fehlgeburt einfach wieder zu probieren, wirkt auf viele betroffene Frauen allerdings wenig empathisch und willkürlich. Zu wissen, dass ihre Chance auf ein lebendes Kind sehr hoch ist, könnte vielen Frauen und Paaren Licht in eine dunkle Zeit bringen.

Das bestätigt auch die Psychologin und Expertin für Frauenheilkunde Sally Schulze. Die Intransparenz über die Empfehlungen der Leitlinien und deren wissenschaftliche Basis sei ein großes Problem in der Kommunikation zwischen Mediziner*in und Patientin. »Frauen erst nach drei Fehlgeburten intensiv zu untersuchen, ist nichts Misogynes, sondern wissenschaftlich erwiesenermaßen sinnvoll, weil so häufig kein Grund gefunden wird«, sagt sie. Sie kritisiert, dass viele Frauen zwar irgendwelche Einzelstudien kennen und solche häufig von feministischen Aktivist*innen auf Social Media geteilt werden, die wenigsten aber mit den Leitlinien vertraut sind.

Dabei werden die Leitlinien von der Arbeitsgemeinschaft der Wissenschaftlichen Medizinischen Fachgesellschaften bekanntlich auch für medizinische Lai*innen geschrieben, damit sie sich über Diagnose und Behandlungsmöglichkeiten informieren können. Das Problem: Den Verein kennt fast niemand und auch seine Leitlinien sind der breiten Bevölkerung kein Begriff. Auch ich bin in meiner Recherche zu diesem Buch relativ spät auf die Leitlinien gestoßen, obwohl sie eine wichtige Richtschnur für die Behandlung von Patient*innen in Deutschland sind. Weder der Verein noch seine Empfehlungen werden in irgendeiner Art beworben, er hat keine bekannten Fürsprecher*innen oder Vorsitzenden, schaltet weder analoge Werbung noch Google-Ads. Dadurch ist er weitgehend unsichtbar für die Bevölkerung. Es liegt also an den behandelnden Ärzt*innen, die Leitlinien und deren Empfehlungen zu erklären und Frauen darüber zu informieren, dass die Wahrscheinlichkeit für ein gesundes Kind nach einer Fehlgeburt sehr hoch ist.

Was die Suche nach dem ausschlaggebenden Grund für eine Fehlgeburt so schwierig macht, ist das breite Spektrum an Möglichkeiten: Chromosomenstörungen, Fehlverteilungen der Erbanlagen, Uterusfehlbildungen, Myome, chronische Entzündungen, Gerinnungsstörungen und Störungen in der Schilddrüse sind nur ein paar der möglichen Ursachen.

Als die Ärztin mich im Krankenhaus nach der Kürettage gefragt hat, ob wir unser Baby obduzieren lassen wollen, tat sie das direkt mit dem Hinweis, dass in den meisten Fällen nichts dabei herauskommt. Auch Humangenetiker*innen finden selten eine Veränderung des Erbguts, das für Krankheiten und Fehlgeburten verantwortlich ist. Was sie finden, sind meistens zufällige, einmalige Chromosomenveränderungen. Allerdings: Wer Erbgut untersucht, findet eigentlich immer irgendetwas. Auffälligkeiten, auch wenn sie nicht die Ursache für die Fehlgeburt waren, wie zum Beispiel Gerinnungsstörungen, werden dann behandelt. Mit Medikamenten, die wiederum Nebenwirkungen haben und eine Folgeschwangerschaft komplizierter machen können. Die Gefahr dabei ist, dass Frauen, die sich nach einer Fehlgeburt untersuchen lassen, pathologisiert werden. Denn vieles von dem, was gefunden wird, kann nicht behandelt werden. Aber der Gedanke »Mit mir stimmt etwas nicht« bleibt, oder er wächst sogar.

Dänische Forschende haben eine Studie veröffentlicht, die zeigt, dass eine Blutprobe, die der Mutter nach einer Fehlgeburt bereits in der fünften Schwangerschaftswoche entnommen wird, Aufschluss darüber geben kann, ob der Fötus eine Chromosomenanomalie hatte.[4] Der Test könnte vielen betroffenen Paaren also schnell den Grund für den Verlust nennen. Auch in Dänemark werden solche Tests einer Frau in der Regel erst nach drei Fehlgeburten angeboten – und auch nur dann, wenn sich diese nach der zehnten Schwangerschaftswoche ereignet haben.

Die Studie ist Teil des seit 2020 laufenden Projekts »Copenhagen Pregnancy Loss« (COPL). Entstehen soll eine einzigartige Datenbank zu Fragen rund um Schwangerschaftsverlust und Fortpflanzung, aber auch zur Frauengesundheit im Allgemeinen. »Wir schreiben das Jahr 2023. Wir gehen weit über das bloße Zählen als Kriterien hinaus«, sagte Henriette Svarre Nielsen, Projektleiterin und Gynäkologin am Hvidovre-Krankenhaus in der Nähe von Kopenhagen der Nachrichtenagentur AFP. Bisher liege der einzige Fokus bei Fehlgeburten auf der Entleerung der Gebärmutter nach dem Verlust und nicht auf der Suche nach den Ursachen oder danach, warum eine Frau anfällig für einen Schwangerschaftsverlust sein kann. Der Test könne in einigen Fällen sogar zu vorbeugenden Behandlungen führen und damit Fehlgeburten verhindern.[5]

Rabih Chaoui, Professor für Gynäkologie und Geburtshilfe, leitet seit fast zwanzig Jahren eine renommierte Praxis für Pränataldiagnostik in der Berliner Friedrichstraße. Auch er hält die Empfehlung der Leitlinie, erst nach der dritten Fehlgeburt umfangreich nach Gründen zu forschen, für angemessen. »Ich verstehe, dass die Frauen wissen wollen, was genau zu der Fehlgeburt geführt hat. Für mich als Arzt spielt es allerdings keine Rolle, ob es eine Trisomie 16 oder 21 war. Ich weiß, es war ein Zufall der Natur und wird sich genauso höchstwahrscheinlich nicht wiederholen.« Viel interessanter seien für ihn die Auswirkungen auf die Folgeschwangerschaft und was man beim nächsten Mal tun kann, um die Gefahr für eine Fehlgeburt zu minimieren.

Dafür ist es wichtig, zwischen Ursache und Risikofaktor zu unterscheiden. Ein Risikofaktor erhöht die Wahrscheinlichkeit, ist meistens aber nicht der Grund für eine Fehlgeburt. Bisher sind nur wenige Risikofaktoren für Fehlgeburten bekannt. Vieles ist unzureichend untersucht. Der höchste Risikofaktor für eine Fehlgeburt ist das Alter der Mutter. Wir erinnern uns: Während das Risiko unter dreißig Jahren bei etwa 10 Prozent liegt, steigt es im Alter von 35 bis 39 auf 25 Prozent und im Alter von 40 bis 44 Jahren auf 51 Prozent. Auch mehrere Fehlgeburten erhöhen das Risiko. Nach zwei Fehlgeburten hat eine Frau im Alter von 35 bis 39 Jahren noch eine Wahrscheinlichkeit von 62 Prozent auf ein lebendes Kind, nach drei Fehlgeburten sind es noch 55 Prozent. Eine Folgeschwangerschaft nach einer Fehlgeburt ist zudem risikoreicher. Es kann leichter zu Frühgeburten, eingeschränktem Wachstum des Kindes und anderen Komplikationen kommen.

Die Autor*innen der Leitlinie nennen als weitere Risikofaktoren Alkohol- und Nikotinkonsum, Unter- oder Übergewicht. Der mäßige Konsum von Kaffee dagegen erhöht das Risiko nicht. Auch das Alter und die Spermienqualität des Mannes spielen eine Rolle. Außerdem gelten traumatische Erlebnisse wie Fluchterfahrungen, der Tod engster Familienmitglieder oder Missbrauch als Risikofaktoren. All das ist allerdings noch zu wenig untersucht, um eine valide Aussage darüber treffen zu können. So ist ebenfalls noch unbekannt, ob das Risiko einer Fehlgeburt durch das traumatische Erlebnis an sich oder durch das oft damit einhergehende gesundheitsschädliche Verhalten erhöht wird.

Was aber eindeutig ist: Gewöhnlicher Arbeits- oder sozialer Stress gelten nicht als Gefahr für die Schwangerschaft. Mit dem Satz »Hätte ich mal nicht so viel gearbeitet und mehr auf mich geachtet« nehmen Frauen also fälschlicherweise die »Schuld« und Verantwortung für eine Fehlgeburt auf sich.

Die Autor*innen der *Lancet*-Studienserie, die fast fünf Millionen Schwangerschaften in den USA, Kanada, Norwegen, Schweden, Dänemark und dem Vereinigten Königreich untersucht haben, haben ein weiteres relevantes Risiko gefunden: Die Gefahr einer Fehlgeburt ist für Schwarze Frauen um über 40 Prozent höher als für *weiße*.[6] Die Studie zeigt, dass dies eindeutig daran liegt, dass die Betroffenen Schwarz sind. Denn zusätzliche Risikofaktoren wie hoher Alkoholkonsum oder Rauchen waren bei Schwarzen und *weißen* Frauen gleich verteilt. Einer der Gründe könnte sein: Schwarze Frauen sind seltener krankenversichert und haben ein höheres Risiko für Typ-2-Diabetes oder Herzkrankheiten. Beides könne das Risiko einer Fehlgeburt erhöhen, schreiben die Autor*innen, betonen jedoch, dass das lediglich Vermutungen seien. Es fehle bislang an ausreichenden Daten. Eine Forschungslücke also. Und kein Zufall, dass sie marginalisierte Frauen trifft.

Rund um Fehlgeburten fehlen also generell viele gesicherte Erkenntnisse. Auch die Autor*innen der groß angelegten *Lancet*-Studienserie fordern, dass die Datenlage zu Fehlgeburten verbessert werden muss. Aus Deutschland kommen so gut wie keine wissenschaftlichen Daten zu Fehlgeburten. Für dieses Buch arbeite ich fast ausschließlich mit Studien aus dem anglo-amerikanischen Forschungsraum. In Deutschland scheint das Thema die Forschung nicht zu interessieren.

Weitgehend unerforscht ist zudem, wie sich Umwelteinflüsse wie Luft- oder Wasserverschmutzung, zunehmende Hitze durch den Klimawandel oder der Einsatz von Pestiziden auf Schwangerschaften auswirken. Es gibt bislang lediglich ein paar Einzelstudien, wirklich aussagekräftig wird es allerdings erst, wenn es eine umfangreiche Studienlage gibt. Bis dahin sind es erstmal Tendenzen. So haben Pekinger Wissenschaftler*innen in einer Studie herausgefunden, dass Luftverschmutzung zu mehr Schwangerschaftskomplikationen wie Fehlgeburten führt.[7]

Forschende aus Boston in den USA haben gezeigt, dass es aufgrund von Hitze zu mehr Fehlgeburten kommt. Das Risiko für schwangere Frauen in Nordamerika war im Sommer um 44 Prozent höher als im Winter. Die Wissenschaftler*innen weisen darauf hin, dass bislang nur wenige Studien den Zusammenhang zwischen Hitze und Fehlgeburtsrisiko untersucht hätten, zusätzliche Forschung erforderlich sei und medizinische Leitlinien stärker die Auswirkungen hoher Temperaturen auf die Gesundheit von Schwangeren und ihren Babys berücksichtigen müssten. Gerade in Zeiten der Klimakrise und der steigenden Temperaturen weltweit ist das eine wichtige Forschungsfrage, zu der wir schnell Antworten brauchen, wenn wir schwangere Frauen angemessen versorgen wollen.

Wir haben hier also ein medizinisches Phänomen, das weltweit jährlich 23 Millionen Mal vorkommt und gravierende Folgen für die Betroffenen hat. Trotzdem wissen wir nur wenig über Gründe und noch weniger über Risikofaktoren. Therapiemöglichkeiten gibt es kaum. Wie kann das sein, wenn so viele Menschen betroffen sind? Warum werden

Fehlgeburten in der Forschung so wenig beachtet? Warum hat es keine Priorität, die Situation für die Frauen und ihre Familien zu verbessern?

Natürlich spielt Geld eine Rolle. Gerade weil so viele Frauen betroffen sind, summieren sich die Kosten für die medizinische Ursachenforschung. Das gibt auch Frauenheilkunde-Expertin Sally Schulze zu bedenken: »Wenn man weiß, dass der Hauptgrund für Fehlgeburten Chromosomenanomalien sind, muss man schon die Frage stellen, ob es Aufgabe der Solidargemeinschaft ist, genetische Untersuchungen zu bezahlen, deren Ergebnis wir schon vorher kennen.« Die Genuntersuchungen, die die Krankenkasse übernimmt, sind mit etwa 1000 Euro pro Frau relativ teuer.

Auch Chefärztin Mandy Mangler ist in diesem Punkt zwiegespalten: »Auf der einen Seite finde ich, es müsste einfacher sein, dass Frauen, die das möchten, eine Genuntersuchung durchführen lassen können. Auf der anderen Seite will ich die Frauen nicht pathologisieren und stigmatisieren, indem ich sage, da muss doch etwas an der Frau nicht stimmen.« Sie selbst bemüht sich regelmäßig darum, Paare genetisch untersuchen zu lassen. »Für eine Kostenübernahme der Krankenkasse muss ich jedes Mal kämpfen«, sagt sie. Aufwendiger Papierkram, Rückfragen, Wartezeit – die Krankenkassen wollen es bei einer solch teuren Maßnahme genau wissen. Diesen Aufwand leisten Ärzt*innen zusätzlich zu ihrem meist schon sehr hohen Arbeitspensum. Andere machen verständlicherweise einen Bogen darum.

Mangler kritisiert auch, wie unterfinanziert die Gynäkologie ist und wie sich das auf die medizinischen Bedürfnisse von Frauen auswirkt. Ihr ganzes Berufsleben teilt sie sich den OP-Trakt mit der Urologie, beobachtet, wie ihre Kolleg*innen dort mit Robotern operieren und welche Aufmerksamkeit Männergesundheit innerhalb der Klinik bekommt. »Es ist absurd, wie viel Geld in die Erektionsfähigkeit des Penis gesteckt wird und wie wenig in Frauen- und Kindergesundheit«, sagt sie. Auch die Journalistin Anja Reschke berichtet in ihrer ARD-Sendung »Faildiagnose beim Arzt: Die gefährliche Gleichbehandlung der Frau«, dass es fünfmal mehr Studien über erektile Dysfunktion als beispielsweise über das prämenstruelle Syndrom gibt.[8] Auf den gynäkologischen Stationen dagegen ist manchmal nicht einmal genug Platz, um Frauen, die ein totes Baby geboren haben, räumlich von denen abzutrennen, die ein lebendes zur Welt bringen. Es kann einer Frau in einem deutschen Krankenhaus also durchaus passieren, dass sie nach der Kürettage in ein Zimmer geschoben wird, in dem eine schwangere Frau liegt.

Auch ob Eltern, die gerade ein Kind verloren haben, mit psychologischem Fachpersonal sprechen können, ist in Deutschlands Krankenhäusern Glückssache. Denn im Fallpauschalen-Katalog, nach dem die Krankenkassen bezahlen, ist keine psychosoziale Betreuung in der Geburtshilfe vorgesehen. Wenn sich die Kliniken diese Hilfe für Betroffene leisten wollen, müssen sie sie querfinanzieren. Für das medizinische Personal, das gerade bei Stillen Geburten oder einem Kindstod kurz nach der Geburt häufig stark belastet ist, steht ebenfalls keine Supervision zur Verfügung. Das deutsche Gesundheitssystem lässt sie, anstatt sie für ihre herausfordernde Arbeit anzuerkennen und sie emotional zu stärken, alleine.

Dass die Gesundheit von Frauen systematisch vernachlässigt wird, liegt vor allem an der ungleichen Machtverteilung. Es sind Männer, die über Geld und Investitionen entscheiden, die gewichtige Impulse geben und Schwerpunkte setzen. Die Haltung von *weißen* cis[9] Männern gilt in unserer Gesellschaft als die »normale«, die neutrale. Sie bestimmt die Prioritäten, die in der Gesellschaft gesetzt werden.

Caroline Criado-Perez schreibt in *Unsichtbare Frauen*: »Die Folge dieser zutiefst männlich dominierten Kultur ist, dass männliche Erfahrungen und Perspektiven als universell angesehen werden, während weibliche Erfahrungen – also die Erfahrungen der Hälfte der Weltbevölkerung – als, nun ja, Randerscheinungen wahrgenommen werden.«[10] Was wäre anders, wenn Männer Fehlgeburten erleiden würden? Gäbe es dann eine ebenso mangelhafte Versorgung, das große Schweigen, Schuldzuweisungen und Stigmatisierungen?

Auch Mandy Mangler beklagt die Missachtung weiblicher Erfahrungen und weiblichen Leidens: »Es ist schmerzhaft, wie wenig Wert wir als Gesellschaft Themen wie Geburt, Stillen oder Fehlgeburten beimessen«, sagt sie. »Wir brauchen eine höhere Geschwindigkeit bei der Änderung des Frauenbildes in Medizin und Gesellschaft, damit wir damit auf einen guten Weg kommen.«

In der Tat ist die Chefärztin eine der wenigen Frauen in einer solchen Leitungsposition. Der Frauenanteil auf der Führungsebene der Universitätskliniken beträgt dem Deutschen Ärztinnenbund zufolge lediglich 13 Prozent. In der gesamten Medizinwirtschaft einschließlich der Krankenkassen und Privatunternehmen liegt er bei nur etwa 17 Prozent – und das, obwohl fast zwei Drittel der Medizinstudierenden weiblich ist. Doch die gläserne Decke ist wie auch in Politik, Wirtschaft, Medien und den meisten anderen Bereichen für die Mehrheit der Frauen undurchdringlich. Die Seilschaften der Männer sind stark, die Aufstiegschancen ungleich verteilt und der Gender-Pay-Gap ist in Deutschland einer der größten im europäischen Vergleich.

Jeder wissenschaftliche Aufsatz, jede Doktorarbeit und jede Studie über Fehlgeburten braucht Professor*innen, Vorgesetzte und Mentor*innen, die Interesse an dem Thema haben, die die Forschungslage in der Frauengesundheit verbessern wollen, denen die Sache der Frauen am Herzen liegt. Wie soll das gehen, wenn die erdrückende Mehrheit in Machtpositionen männlich ist? Wenn kaum Geld in Frauengesundheit und ihre Forschung fließt? Wenn Fehlgeburten nicht nur in der Gesellschaft, sondern auch in der Medizin tabuisiert sind? Mit dem Forschungsthema Fehlgeburt, so viel ist sicher, werden Ruhm und Ehre in der akademischen Welt allerdings ausbleiben.

Wie groß das Tabu in der Fachwelt ist, zeigt sich auch daran, dass die Kürettage nicht auf dem Curriculum des Medizinstudiums steht. Obwohl es eine der häufigsten Operationen ist, die Mediziner*innen vornehmen, wird sie in der allgemeinen ärztlichen Aus- und Weiterbildung nicht gelehrt. Andere Eingriffe, die derart häufig vorkommen, zum Beispiel Blinddarm-Operationen, werden im Studium zumindest theoretisch besprochen. Die Operation nach einer Fehlgeburt ist die gleiche wie die bei einem gewollten Schwangerschaftsabbruch. Es ist bemerkenswert, dass das chirurgische Handwerk für zwei medizinische Interventionen, die stark tabuisiert und stigmatisiert sind und zudem nur Frauen betreffen, im Lehrplan ausgeklammert wird.

Die Ampelkoalition will das laut Koalitionsvertrag ändern und Schwangerschaftsabbrüche in die ärztliche Aus- und Weiterbildung aufnehmen. Bis jetzt ist davon allerdings noch nichts zu sehen.

»Greta« – Jede Mutter ist schützenswert

Was Frauen, die eine Fehlgeburt erlitten haben, rechtlich zusteht, ist in Deutschland vom Zeitpunkt des Verlustes abhängig. Verliert eine Frau vor der 24. Schwangerschaftswoche ihr Kind und wiegt dieses weniger als 500 Gramm, hat sie kein Recht auf Mutterschutz. Will sie nicht direkt am nächsten Tag zurück an den Arbeitsplatz, benötigt sie eine Krankschreibung. Die gewähren die meisten Ärzt*innen großzügig, aber nicht alle. Passiert die Fehlgeburt nach der zwölften Woche, dürfen Frauen außerdem vier Monate lang nicht gekündigt werden. Vor einer Kündigung sind Betroffene aber erst geschützt, wenn der Arbeitgebende von der Schwangerschaft weiß. Frauen haben nach einer Kündigung noch zwei Wochen Zeit, um die Personalabteilung über die Schwangerschaft zu informieren.

Mutterschutz allerdings oder eine rechtliche Auszeit, um sich zu regenerieren und zu trauern, steht Frauen, die vor der 24. Schwangerschaftswoche ein Kind unter 500 Gramm verlieren, nicht zu. Wir wissen mittlerweile, dass davon weit mehr als 80 Prozent der Frauen betroffen sind. Sie alle müssen am Tag nach ihrer Fehlgeburt wieder zur Arbeit gehen, sollten sie keine Krankschreibung bekommen. Nur wer Mutterschutz erhält, wird vom Staat als Mutter anerkannt, alle anderen nicht. Manche Frauen kämpfen erbittert um diese Anerkennung. So wie Greta.

Im Januar 2020 blickt Greta auf einen positiven Schwangerschaftstest und ist glücklich. Schnell ist sie aber auch verunsichert. Es sind die ersten Tage, in denen ein Virus namens Corona durch die Weltpresse und etwas später auch durch die Weltbevölkerung zirkuliert. Wie schütze ich mich? Wie schütze ich mein Kind? Weil es auf diese Fragen noch keine Antworten gibt und Greta in der Medizinbranche arbeitet, geht sie ab der zwölften Woche ins Beschäftigungsverbot. Auch körperlich ist das notwendig. Greta hat Bluthochdruck und wiederkehrende Pilzinfektionen, ein Alarmzeichen für jede Schwangerschaft. Doch die Zeit vergeht, und Greta fühlt sich zunehmend wohl. In der 22. Woche geht sie zum Zweittrimester-Screening, bei dem die Organe ihres Kindes untersucht werden. Es ist unauffällig, Greta erwartet einen Jungen. Er soll Konstantin heißen. Doch Greta hat ein komisches Gefühl. Der Ultraschall ist für sie unangenehm, ihr Bauch drückt, sie hat Schmerzen. Greta versucht sich zu beruhigen, sie hat es ja gerade bestätigt bekommen: Ihrem Kind geht es gut.

Zwei Tage später verbringen sie und ihr Mann den Abend bei den Schwiegereltern. Sie grillen im Garten. Greta geht es nicht gut. Sie ist unruhig, hat Druck auf der Blase. Als sie zur Toilette geht, sieht sie Blut. Sie fahren sofort ins Krankenhaus. Dort wird sie im Kreißsaal aufgenommen, eine Hebamme misst ihren Blutdruck, schreibt ein CTG. Alles ist in Ordnung. Drei Stunden später kommt die Ärztin. Sie macht eine Ultraschalluntersuchung. Greta sieht, wie Konstantin sich bewegt. »Er war quietschfidel, es ging ihm gut«, sagt Greta. Es sollte das letzte Mal sein, dass Greta ihren Sohn lebend sieht.

Als die Ärztin sie vaginal untersucht, stoppt sie plötzlich, sie will eine Kollegin hinzuziehen. Keiner spricht das Wort »Wehen« aus. Doch Greta ahnt, dass es das ist, was sie spürt. Dann geht alles ganz schnell. Sie bekommt ein Antibiotikum, eine Infusion, es werden Abstriche gemacht. Um 23 Uhr kommt »die große Wolke«, wie Greta es nennt. Der Chefarzt wurde aus dem Bett geklingelt. Umringt von Kinderarzt, Hebamme und Krankenpflegerinnen teilt er Greta mit, dass die Wehentätigkeit verfrüht eingesetzt habe, ihr Kind auf die Welt dränge und nicht mehr viel Zeit bleibe. »Wir befinden uns in einer rechtlichen Grauzone«, sagt der Arzt. Greta ist laut Mutterpass in der 23. Schwangerschaftswoche. Ein paar Tage vorher sprach der Pränataldiagnostiker eine Empfehlung zur Vordatierung des Geburtstermins aus. Diese darf jedoch nur Gretas behandelnde Gynäkologin vornehmen, bei ihr war Greta aber seitdem noch nicht. Deshalb ist Greta offiziell in der 23. Woche, nach ärztlicher Einschätzung aber schon in der 24. Woche.

Genau in diesem Zeitraum verändert sich die Rechtslage. Kinder sind etwa zwischen der 22. und der 24. Woche außerhalb der Gebärmutter lebensfähig. Ab der 24. Woche hat das Kind recht hohe Überlebenschancen, das Risiko für schwerwiegende gesundheitliche Folgen ist jedoch ebenfalls sehr hoch. Je nach individuellem Entwicklungsstand des Kindes und der Entscheidung der Eltern sind die Ärzt*innen ab diesem Zeitraum dazu verpflichtet, alles zu tun, um das Leben des Babys zu retten, wenn es zu früh auf die Welt kommt.

Greta und ihr Mann müssen sich entscheiden. Option

eins: Abwarten, was Gretas Körper tut, und darauf hoffen, dass mit viel Ruhe die Wehen wieder abklingen. Wahrscheinlicher ist jedoch, dass Gretas Körper fortführt, womit er bereits begonnen hat. Mit Konstantins Geburt. Die würde er zu diesem Zeitpunkt auf natürlichem Weg nicht überleben. Option zwei: Greta nimmt Wehenhemmer, die Ärzt*innen beschleunigen künstlich Konstantins Lungenreife und bereiten ihn für eine Frühgeburt vor. Sie machen einen Notkaiserschnitt und tun alles, um ihn am Leben zu halten.

Der Arzt rechnet Greta vor, wie hoch Konstantins Überlebenschancen sind, wie wahrscheinlich es ist, dass er die ersten Wochen schafft. Und falls er überlebt, welche Auswirkungen die viel zu frühe Geburt auf ihn haben könnte: schwerste Behinderungen, ein Leben lang im Rollstuhl, kognitive Einschränkungen, keine Sprachfähigkeit. Greta erinnert sich heute nicht mehr genau an die Prozentzahlen, mit denen der Arzt die Wahrscheinlichkeiten benannte. Sie weiß nur noch: Sie waren sehr hoch. Die Chance, dass Konstantin gesund sein wird: extrem niedrig. Greta hat Wehen, sie müssen sich sofort entscheiden.

Wenn Greta heute zurückblickt, sieht sie sich immer noch in diesem Bett liegen. Sie ist mittlerweile nicht mehr im Kreißsaal, sondern in irgendeinem Bett in einem dunklen Zimmer. Ihr Mann neben ihr, sein Kopf liegt auf ihrer Schulter, sie weinen zusammen. Ihr erster Impuls ist: Tut alles, damit unser Kind lebt! Dann kommen Fragen auf, die beiden sind innerlich zerrissen: Möchten wir wirklich einem Kind das Leben schenken, das schwerste Behinderungen haben wird? Schaffen wir es, ein solches Leben als Eltern zu stemmen? Die beiden versuchen, ihrem Bauchgefühl zu folgen. Und entscheiden: »Mutter Natur weiß schon, was sie jetzt zu tun hat.« Sie vertrauen auf Gretas Körper. Sie wissen, nichts Äußerliches hat das Geschehen beeinflusst, kein Unfall, keine falsche Entscheidung. Irgendetwas stimmt nicht mit ihrer Schwangerschaft. Sonst hätte ihr Körper nicht Hormone produziert, die Wehen auslösen.

Als sie sich entschieden haben, stoppen die Wehen. Alles ist ruhig. Ein paar Stunden später geht es wieder los. Diesmal werden die Wehen nicht mehr aufhören. Greta will das alles nicht wahrhaben. Sie springt auf, zieht sich an, will nach Hause laufen. »Ich kann doch jetzt nicht mein Kind bekommen«, ruft sie, »es ist viel zu früh. Wir haben doch noch Wochen vor uns. Das Kinderzimmer ist noch nicht eingerichtet.« Alles in Greta sträubt sich gegen das, was ihr Körper tut. Minutenlang redet die Hebamme auf sie ein, bis sie sich etwas beruhigt. Stunden später kommt Konstantin auf die Welt. Alles ist still. Kein Baby schreit. Im Nachhinein ist sich Greta sicher: Ihr letztes Aufbäumen gegen das Unvermeidbare war der Moment, in dem Konstantin gestorben ist.

Am nächsten Tag, es ist ein Samstag, wird Greta aus dem Krankenhaus entlassen. Ohne Krankschreibung, ohne Hinweise, wie es nun weitergehen soll. Als sie zu Hause ankommt, fragt sie sich: Und jetzt? Gehe ich jetzt am Montag wieder arbeiten? Sie googelt das ganze Wochenende, versucht herauszufinden, was ihr jetzt zusteht. Es lenkt sie ab, das zu tun, was sie am besten kann: organisieren. Sie steht noch unter Schock, ist noch nicht in der Lage zu verstehen, was passiert ist, geschweige denn zu trauern.

Am Montag ruft sie bei ihrer Krankenkasse an und schildert ihre Situation. Die Sachbearbeiterin sagt ihr, sie habe keinen Anspruch auf Mutterschutz, weil zwei Kriterien dafür zutreffen müssten: Ihr Kind müsse mehr als 500 Gramm gewogen haben und sie muss in der 24. Schwangerschaftswoche gewesen sein. Doch Greta ist mittlerweile informiert und weiß es besser: Nur eines der beiden Kriterien muss zutreffen, um Mutterschutz zu bekommen. Auch wenn sie laut Mutterpass erst in der 23. Woche war, wog Konstantin mehr als 600 Gramm. Die beiden diskutieren, doch Greta merkt, sie hat keine Kraft, bittet die Sachbearbeiterin, sich nochmals zu informieren und sie zurückzurufen.

Nichts passiert. Greta ruft wieder an. Die beiden diskutieren erneut über die gesetzlichen Bestimmungen. Die Sachbearbeiterin ist sich sicher: Greta hätte ihr Kind ein paar Tage später verlieren müssen, um Anspruch auf Mutterschutz zu haben. So aber stehe ihr überhaupt nichts zu. Greta bittet um Rückruf durch einen Vorgesetzten. Der ruft sie kurz darauf an, entschuldigt sich, sie habe recht. Ihr steht bei einer »Totgeburt« das gleiche wie bei einer Lebendgeburt zu: acht Wochen Mutterschutz, weitere sechs Wochen, die sie vor der Geburt nicht genommen hat, plus vier Wochen extra, da es sich um eine Frühgeburt handelte. 18 Wochen, die Greta jetzt mehr als alles andere braucht. Zeit zu verstehen, Zeit zu trauern, Zeit zu heilen.

Wenn eine Frau schwanger wird, beglückwünscht ihre Krankenkasse sie und informiert über die Leistungen, die sie in Anspruch nehmen kann, schickt Broschüren, heißt den Nachwuchs willkommen. Schließlich ist er wertvoll für die Krankenkasse, handelt es sich doch um ein potenzielles neues Mitglied. Geht die Schwangerschaft aber verloren, steht kein automatisiertes Servicepaket zur Verfügung, es kommt kein Brief mit einer Beileidsbekundung, auf der Website wird das Thema Fehl- und Stille Geburt meist ausgespart.

Die Mitarbeitenden sind nicht sensibilisiert, reagieren oft eher wie Sachbearbeitungs-Maschinen statt wie Menschen, die gerade von dem Tod eines Kindes erfahren haben.

Manche sind wie in Gretas Fall nicht einmal darüber informiert, welche Ansprüche den Frauen zustehen und welche Kosten übernommen werden: Mutterschutz, Rückbildungskurs, Hebamme, psychologische Betreuung. Proaktiv werden die Betroffenen überhaupt nicht informiert. Sie müssen sich in den wohl schlimmsten Tagen ihres Lebens, im Schock oder in der Trauer, selbst schlau machen, was jetzt zu tun ist, was ihnen zusteht und oftmals auch noch darum kämpfen. Das Tabu rund um Fehl- und Stille Geburten zieht sich bis tief in die Medizinbranche. Und natürlich: Wo keine Einnahmen durch ein neues Mitglied locken, stattdessen aber Geld für die betroffene Frau ausgegeben werden muss, ist das Entgegenkommen gering.

Hätte Konstantin noch keine 500 Gramm gewogen, dann hätte Greta am ersten Arbeitstag nach seinem Tod wieder ins Büro gemusst. Schließlich war in ihrem Mutterpass eingetragen, dass sie noch in der 23. Woche war. Im sechsten Monat, in dem die meisten Frauen schon einen runden Bauch und vielleicht sogar schon einen Namen für ihr Kind haben, entscheiden also Minuten beziehungsweise ein Gramm mehr oder weniger darüber, ob eine Frau 18 Wochen Mutterschutz bekommt oder keinen einzigen Tag. So will es der Staat.

Erst ab der 24. Woche oder einem Geburtsgewicht von 500 Gramm, das das Kind etwa zu diesem Zeitpunkt erreicht, hat die Mutter Anspruch auf Mutterschutz. Freiwilligen Mutterschutz wohlgemerkt. Möchte die Frau lieber arbeiten und spricht medizinisch nichts dagegen, darf sie das ab der dritten Woche nach der Stillen Geburt. Die ersten 14 Tage sind obligatorisch. Hinzu kommen die nicht genommenen sechs Wochen Mutterschutz, die Frauen vor der Geburt des Kindes zustehen. Die 14 Wochen Schutz erhöhen sich wie in Gretas Fall auf 18 Wochen, wenn es sich bei der Stillen Geburt um eine Früh- oder Mehrlingsgeburt handelt. Da das Mutterschutzgesetz für Stille Geburten sich an dem von Lebendgeburten orientiert, bedeutet das aber auch, dass eine Frau, die ihr Kind bis in die 40. Schwangerschaftswoche austrägt und einen Tag vor dem Geburtstermin verliert, 14 Wochen und damit weniger Mutterschutz bekommt als eine Frau wie Greta, die ihr Kind als Frühgeburt verliert und 18 Wochen erhält. Ist das gerecht?

Frauen, die im ersten Schwangerschaftsdrittel ihr Kind verlieren, haben keinen Mutter- und Kündigungsschutz. Auch das führt dazu, dass sie bei der Arbeit in dieser Zeit meist nicht über ihre Schwangerschaft reden. Manche übergeben sich heimlich in der Bürotoilette, wenn sie an Schwangerschaftsübelkeit leiden. Stehen als Verkäuferinnen in Geschäften, obwohl sie Kreislaufprobleme haben oder müde sind und sich lieber hinsetzen würden. Tun so, als wäre nichts, obwohl sie vielleicht gerne ihre Kolleg*innen einweihen würden. Schwanger zu sein und nicht darüber sprechen zu können, kann eine demütigende Erfahrung sein. Doch wer darüber spricht und dann sein Kind verliert, riskiert eine Kündigung. Schließlich ist jetzt allen bewusst: Diese Frau hat einen Kinderwunsch. Letzte Chance, sie loszuwerden.

Wir haben also mehrere gesetzliche Missstände, die Frauen diskriminieren, die ihr Kind verloren haben: keinen Kündigungsschutz vor der zwölften Woche, keinen Mutterschutz vor der 24. Woche und eine fragwürdige Regelung zu Frühgeburten. Die Mutterschaft und Trauer von Frauen, die vor dem sechsten Monat ihre Kinder verloren haben, erkennt die Politik nicht an. Sie sollen abhaken, weitermachen, weiter funktionieren. »Ein besonderes Schutzbedürfnis von Frauen, die ihr Kind verloren haben, besteht natürlich auch außerhalb dieser starren Fristen«, sagt die Berliner Anwältin Sandra Runge. Sie ist auf Arbeitsrecht für Eltern spezialisiert und hat täglich mit Benachteiligungen im Zusammenhang mit Schwangerschaft, Elternzeit und Wiedereinstieg zu tun.

2021 hat sie zusammen mit der Journalistin Karline Wenzel die Initiative #proparents gegründet, die fordert, Elternschaft, genauer »Fürsorgeverantwortung« als Diskriminierungsmerkmal in das Allgemeine Gleichbehandlungsgesetz mitaufzunehmen. 2022 haben die beiden das Buch *Glückwunsch zum Baby, Sie sind gefeuert!* geschrieben, in dem es um die Diskriminierung von Eltern im Job geht. Runge wurde vor zehn Jahren am ersten Tag nach ihrer Elternzeit gekündigt, seitdem setzt sie sich für die Rechte von Eltern, insbesondere von Müttern, ein. 2023 startete sie die Petition »Elterngeld hoch«, weil der Staat die Leistung trotz steigender Inflation seit der Einführung im Jahr 2007 nie angehoben hat. »Der gesetzliche Schutz für Frauen, die Fehlgeburten erleben, muss weitestmöglich ausgeweitet werden«, sagt sie. »Die bisherigen Regelungen lassen außer Acht, welche emotionalen und gesundheitlichen Folgen Fehlgeburten mit sich bringen.« Weil davon nur Frauen betroffen sind, bewege man sich im Bereich der Geschlechterdiskriminierung, die dringend durch neue gesetzliche Regelungen verhindert werden müsse.

Warum wird der Mutterschutz nicht umfangreich ausgeweitet? Eine Kostenfrage natürlich. Es sind überwiegend die

Arbeitgebenden, und damit eine starke Lobby, die bisher für den Mutterschutz bezahlen. Die haben kein Interesse daran, jeder dritten schwangeren Frau eine Auszeit zu finanzieren, nachdem sie eine Fehlgeburt erlitten hat. In ihrem Buch beschreibt Runge mehrere Fälle, in denen Frauen, die ihre Schwangerschaft offenbarten, nicht mehr befördert wurden, ihnen Verantwortlichkeiten und Entfristungen entzogen wurden. Einer Frau, die in der Probezeit eine Fehlgeburt erlitt und diese auch kommunizierte, wurde zwei Tage später – noch in der Zeit der Krankschreibung – gekündigt. »In der Praxis wird dann immer ein anderer Vorwand gefunden, tatsächlich handelt es sich aber um Elterndiskriminierung.«

Die Missstände zu beheben, darum kämpft auch die Münchner PR-Expertin und Autorin Natascha Sagorski. Als sie in der zehnten Schwangerschaftswoche ihr Kind verliert, sagt ihr die behandelnde Ärztin nach der Kürettage, dass sie keine Krankschreibung bräuchte und am nächsten Tag wieder arbeiten könne. Ihr Mann ruft daraufhin zahlreiche Ärzt*innen an und bettelt förmlich um eine Krankschreibung für seine Frau. Sie selbst war dazu, blutend und in Trauer, nicht in der Lage.

Immer wieder berichten Frauen, dass sie nach einer Fehlgeburt Schwierigkeiten haben, Ärzt*innen zu finden, die sie krankschreiben. Oft müssen sich die Frauen dann auch noch vor den Mediziner*innen erklären. Das sagt Birgit Rutz, die bei der Organisation »Hope's Angel« Eltern betreut, die ihr ungeborenes oder neugeborenes Kind verloren haben, einem *Tagesschau*-Reporter. Sie findet es außerdem problematisch, dass immer von einer »Krankschreibung« die Rede sei. Es handele sich um eine Arbeitsunfähigkeitsbescheinigung. »So oft sagen mir die Mütter: ›Ich bin ja nicht krank, aber ich kann halt jetzt nicht arbeiten‹«, sagt Rutz.[1] Fehlgeburten werden rechtlich wie Krankheiten behandelt. Nur dass Ärzt*innen bei Patient*innen mit Fieber normalerweise nicht anzweifeln, ob eine Krankschreibung gerechtfertigt ist oder nicht. Wenn eine Frau in Deutschland eine Fehlgeburt erleidet, kann ihr genau das aber durchaus passieren.

Damit es Frauen in Zukunft besser ergeht, hat Sagorski eine Petition gestartet, um einen gestaffelten Mutterschutz nach Fehlgeburten durchzusetzen. Die Staffelung soll sich am Fortschritt der Schwangerschaft orientieren. Der Mutterschutz soll freiwillig sein. 75 000 Unterschriften hat sie gesammelt. Genug, damit die Forderung im Petitionsausschuss des Bundestages besprochen werden musste. Bei der Anhörung sagte Sagorski: »Wenn eine Frau nicht arbeiten kann, braucht sie Schutz vom Staat. Es sollte nicht Glück oder Pech sein, je nachdem, wie der Arzt drauf ist.«

Auch Christoph Bührer, Präsident der Gesellschaft für Neonatologie und Pädiatrische Intensivmedizin der Charité Berlin, unterstützt eine Anpassung des Mutterschutzgesetzes. Im Bundestagsausschuss bezeichnete er die Grenzwerte als wenig hilfreich. Ein Kind, das vor der 24. Schwangerschaftswoche geboren werde, sei »genauso lebensfähig«. Die im Gesetz beschriebene »Gewichtsgrenze« sei ebenso »unsinnig«. Und er sagte: Auch ein sehr früh geborenes und dann verstorbenes Kind »lebt im Herzen seiner Eltern weiter«. Wichtig sei, »dass das in Würde geschehen kann«.[2]

Ein Expert*innenausschuss aus Hebammen, Gynäkolog*innen, Arbeitsrechtler*innen und Trauerbegleiter*innen klärt nun, wie viele Wochen Mutterschutz nach der jeweiligen Schwangerschaftswoche angemessen wäre. Das Familienministerium prüft die Forderung. Dass sich etwas ändert, ist wahrscheinlich. Dass sich etwas für die Frauen, die ihr Kind vor der zwölften Woche verlieren, also für die große Mehrheit der Frauen, verbessert, ist jedoch eher unwahrscheinlich.

Mit ihrem Verein »Feministische Innenpolitik« und vier Mitstreiterinnen hat Sagorski zudem eine Beschwerde beim Bundesverfassungsgericht in Karlsruhe eingereicht. Ihr Anwalt Remo Klinger, der auch eine der Klimaklagen von Fridays for Future geführt und gewonnen hat, sagt in einem Interview mit dem *Hamburger Abendblatt*, dass die aktuelle Mutterschutzregelung verfassungswidrig sei.[3] »Jede Mutter hat Anspruch auf den Schutz und die Fürsorge der Gemeinschaft«, so steht es im Artikel 6 Absatz 4 des Grundgesetzes. »Jede Mutter« steht da, nicht nur Mütter lebender Kinder. Der Kündigungsschutz allein, so sieht es Klinger, reiche dafür nicht aus, es braucht auch den Mutterschutz. Auch die Anwältin Sandra Runge unterstützt die Petition und die Beschwerde: »Sie sorgen für Aufmerksamkeit in der Gesellschaft und zeigen, es rumort hier.«

Petitionen sind ein wichtiges Instrument in einer Demokratie, weil Menschen direkt aufzeigen können, wo sie Missstände sehen und wo ihre Bedürfnisse liegen. Und die Lobby der Eltern ist ohnehin schwach. »Die Phase der Familiengründung ist wahnsinnig anstrengend, sowohl privat als auch beruflich, da bleibt kaum Zeit und Kraft, sich für seine Rechte zu engagieren«, sagt Runge. Dabei seien viele Eltern auch Arbeitnehmer*innen und daher sehr mächtig, nur eben für die Politik nicht unbequem genug.

Es könnte sein, dass der Bundestag dem Bundesverfassungsgericht mit einer Gesetzesänderung zuvorkommt. Denn der Koalitionsvertrag der Ampelregierung sieht auch eine

Reform des Mutterschutzgesetzes vor. Allerdings soll sie erneut eine Stichtagsregelung enthalten. Demnach soll nach der zwanzigsten Woche – nicht erst nach der 24. Woche – Anspruch auf Mutterschutz bestehen. Alle Frauen, die vor dem fünften Monat ihr Kind verlieren, stehen dann also immer noch ohne einen Tag Mutterschutz da. Es wäre eine minimale Verbesserung, die aber die physischen und psychischen Belastungen für Frauen, die vor dem fünften Monat ihr Kind verlieren, weiterhin nicht anerkennt.

Sabine Simon, Leiterin des Vereins »Schwangerschaftsberatung des Evangelischen Beratungszentrums München«, begrüßt in einem Interview mit dem *Bayerischen Rundfunk* eine Gesetzesänderung für Mutterschutz ab der zwanzigsten Woche. Die Petition auf gestaffelten Mutterschutz nach Fehlgeburt sieht sie kritisch: »Betroffene Frauen müssten dann ihre glücklose Schwangerschaft sehr früh gegenüber ihrem Arbeitgeber offenlegen und diese auch nachweisen können«, gibt sie zu bedenken. Manche Frauen würden vielleicht nicht wollen, dass ihr*e Arbeitgeber*in von der Fehlgeburt erfährt. Unterstützer*innen der Petition halten dagegen: Es solle ein Recht auf Mutterschutz sein, keine Pflicht.

Und nicht nur die mehr als 75 000 Unterzeichnenden der Petition wollen nicht warten, bis die Politik sich bewegt. Auch einige Unternehmen der freien Wirtschaft gehen voran: Manche Firmen begehen im Oktober den internationalen Gedenkmonat für Schwangerschafts- und Säuglingsverluste, veranstalten Vorträge und Workshops für betroffene Mitarbeitende und organisieren interne Selbsthilfegruppen und Notrufnummern. Das französische Unternehmen Carrefour hat angekündigt, dass Frauen nach einer Fehlgeburt künftig drei Tage frei bekommen.[4] Erstmal soll die Regelung nur für Angestellte in Frankreich gelten, danach auch für diejenigen in anderen Ländern. Man kann natürlich sagen, die Firma wolle sich nur gute Presse verschaffen mit einem minimalen Entgegenkommen für die Frauen. Und doch: Drei Tage sind besser als keiner. Zudem holen solche Nachrichten Fehlgeburten, das Leid und den Schutz von betroffenen Frauen aus der Tabuzone und bringen sie dahin, wo sie hingehören: in die Öffentlichkeit und unsere gesellschaftlichen Debatten.

Auch der Anspruch auf Kindergeld nach Kindsverlust unterliegt einer krassen Grenzziehung, die für Lai*innen nur schwer nachvollziehbar ist. Eltern steht Kindergeld für einen Monat zu, wenn das Kind bei der Geburt gelebt hat. Als Lebenszeichen gelten Atmung, Herzschlag oder der schlagende Puls in der Nabelschnur. Auch wenn es sich nur um einen einzigen Atemzug oder Herzschlag handelt, haben die Eltern Anspruch. Dann bekommen sie auch drei Wochen Elternzeit – vorausgesetzt, sie haben sie vorher beantragt. Stirbt das Kind ein paar Sekunden vor der Geburt, in denen es sich noch im Mutterleib befindet, bekommen die Eltern weder Kindergeld noch Elternzeit. Ihr Verlust ist, laut Gesetz, weniger anerkennungswürdig als der Verlust von Kindern, die einmal geatmet haben.

Eine Minute, ein Gramm oder ein Atemzug machen also oft den entscheidenden Unterschied für die Anerkennung des Verlustes aus. Während die eine Frau 18 Wochen Zeit hat, um zu verarbeiten, was sie erlebt hat, hat die andere keinen einzigen Tag, und das, obwohl die Frauen in einer vergleichbaren Situation waren. Das ist genau das, was Gesetze eigentlich nicht sein sollten: ungerecht. Außerdem verleiten diese

Gesetze zu etwas, wovon alle Expert*innen abraten: Sie machen eine Verlust-Hierarchie auf. Sie führen zu der falschen Annahme, dass für diejenigen der Verlust am schwersten wiegt, denen die meiste Zeit zum Trauern zugestanden wird. Denn wir wissen, dass die Intensität der Trauer eben nicht zwingend von der Länge der Schwangerschaft abhängt.

Frauen, die vor dem sechsten Monat ihr Kind verlieren, sind für den Staat nicht »schützenswert«. Ihnen wird alles zugetraut, oder vielmehr zugemutet: sofort wieder zu arbeiten, als wäre nichts gewesen oder um eine Krankschreibung zu betteln, wenn die zuständige Ärztin dafür keine Notwendigkeit sieht. Die Macht, den Verlust des Kindes anzuerkennen und zu bestimmen, wie viel Zeit Frauen nach einer Fehlgeburt zusteht, liegt also bei den Mediziner*innen, nicht bei den betroffenen Frauen selbst.

Ein weniger bevormundender Ansatz wäre, mit den Betroffenen ins Gespräch zu kommen, zu fragen: »Wie viel Zeit brauchen Sie?« Denn genau das sollte jede Frau individuell für sich entscheiden dürfen. Für manche ist es vielleicht hilfreich, schnell wieder arbeiten zu gehen, einen strukturierten Alltag zu haben und abgelenkt zu sein. Andere wissen, sie treffen auf verständnisvolle Kolleg*innen und Empathie. Wieder andere brauchen Zeit für sich, wollen und können nicht sofort wieder »funktionieren«. Oder sie arbeiten in einem Umfeld, von dem sie annehmen, keine Unterstützung zu erfahren, stattdessen hohe Erwartungen, Stress und Druck.

Irgendwann nach Mutterschutz und Urlaub ist es auch für Greta Zeit, ins Büro zurückzukehren. Der Gedanke, ohne Bauch und ohne Baby wieder aufzutauchen, macht ihr Angst. Was sage ich den Kolleg*innen? Wie werden sie mit mir umgehen? Sie darf erst einmal in ein anderes Projekt wechseln, wo sie niemanden kennt. Als sie Monate später in ihr Team zurückkommt, erzählt sie proaktiv von Konstantins Stiller Geburt. »Wer möchte, darf jederzeit zu mir kommen und mich darauf ansprechen. Es ist kein Tabuthema«, sagt sie in einem Meeting. Niemand habe das Angebot angenommen. Viele hätten aber ehrlich gefragt, wie es ihr gehe. Das seien keine Floskeln gewesen, sie habe Empathie gespürt.

In den Jahren nach Konstantins Tod ist Greta noch dreimal schwanger. Dreimal müssen sie und ihr Mann ein weiteres Sternenkind gehen lassen. Mittlerweile haben sie sich einen Hund angeschafft und begonnen, das Kinderzimmer auszuräumen. Damals hätte Greta sich nichts mehr gewünscht, als eine Begleiterin an ihrer Seite zu haben, die ihr in dieser schrecklichen Situation hilft, sich zu orientieren. Die ihr sagt, was ihr zusteht, was ihr Recht ist und worum sie sich kümmern muss. Eine solche Person will Greta jetzt selbst werden und damit anderen Frauen zur Seite stehen.

Eine grundlegende rechtliche Frage ist, inwieweit Stichtagsregelungen bei einer physisch und psychisch so individuellen Erfahrung wie einer Fehl- oder Stillen Geburt überhaupt Sinn ergeben. »Für Jurist*innen, aber auch Krankenkassen oder Mediziner*innen ist es sehr wichtig, dass es klare gesetzliche Regelungen, Fristen und Stichtage gibt, damit keine Grauzonen entstehen und sie Sicherheit haben«, sagt Anwältin Sandra Runge. Das sei nicht ungerecht, aber häufig ärgerlich für Betroffene. Als das Elterngeld reformiert wurde, gab es viele Klagen von Familien, deren Kinder einen Tag zu früh geboren worden waren, sodass den Eltern damit weniger Geld zustand. Alle hätten ihre Klagen verloren.

Diskutieren könnte man auch über Regelungen, wonach nicht der Staat über den Anspruch entscheidet, sondern die einzelnen Gynäkolog*innen. Sie könnten, so wie sie es derzeit auch für Krankschreibungen tun, individuell im Gespräch mit der Frau abwägen, wie viel Mutterschutz sie nach der Fehlgeburt braucht. Aber eine solche Regelung birgt ebenfalls Risiken für ungerechte Entscheidungen und drängt auch hier wieder die Frauen in eine Bittsteller-Position.

Runge rät, dass Frauen, die Kinder bekommen, sich generell sehr intensiv mit ihren Rechten auseinandersetzen sollten, da dieser neue Lebensabschnitt viele rechtliche Veränderungen und Herausforderungen mit sich bringt. Alles rund um Kinderwunsch, Schwangerschaft, Mutterschutz, Elternzeit, aber eben auch Rechte zu Fehl- oder Stillen Geburten beinhalte Regelungen und Fristen, die Frauen am besten schon in der Familienplanungsphase kennen sollten.

Wer bei den bisherigen Regelungen und auch bei den neuen Forderungen zum Mutterschutz außen vor ist, ist der Vater des Kindes, das gestorben ist. Dabei hat er, genau wie die Mutter, ein Baby verloren und zu betrauern. Auch er hatte meistens einen Kinderwunsch, war voller Vorfreude, hatte den Traum, eine Familie zu gründen oder zu vergrößern. Warum steht ihm kein Vaterschutz zu?

Wenn es um Familien geht, denken die meisten an Mütter und Kinder. Männer sind in unserer Gesellschaft nach wie vor meist als Entscheider, Meinungsführer oder Chefs präsent, wenig Aufmerksamkeit gilt ihnen in ihren Rollen als Väter. 2019 forderte die EU in einer Richtlinie alle ihre Mitgliedsstaaten dazu auf, bis 2022 eine zweiwöchige bezahlte Auszeit vom Job nach der Geburt des Kindes für Väter und Co-Mütter einzuführen. Deutschland folgte dem nicht und verschob das Vorhaben »Vaterschafts-Freistellung« auf 2024.

Rechtliche Veränderungen haben große Auswirkungen auf das gesellschaftliche Ansehen von Vätern. Das wissen wir spätestens seit der Einführung der Partnermonate beim Elterngeld. Seitdem der volle Bezug von 14 Monaten an die Bedingung geknüpft ist, dass beide mindestens zwei Monate Elternzeit einreichen, stieg die Zahl der Väter, die Elternzeit nehmen, stark an. Es braucht Gesetze und oftmals auch finanzielle Anreize, um gesellschaftliche Veränderungen anzuschieben.

Bei der Forderung nach Mutterschutz nach Fehlgeburten geht es nicht nur darum, dass sich die Frau physisch vom Geschehenen erholen kann, sondern auch psychisch. Sie benötigt Zeit zum Trauern. Wie sich Fehl- und Stillgeburten auf die psychische Gesundheit des Vaters auswirken, dazu gibt es kaum Daten. Wir wissen, dass auch Väter schon vor der Geburt eine Bindung zu ihrem Ungeborenen aufbauen. In ihrer Trauer um ihr Kind fühlen sie sich häufig nicht gesehen und sie neigen stärker als die Mütter zu destruktiver Kompensation wie übermäßigem Alkoholkonsum (mehr dazu im Kapitel »Aileen«). Auch Väter müssen nach Fehlgeburten um Krankschreibungen bitten, wenn sie Zeit zum Verarbeiten und Trauern brauchen. Inklusiver als ein Mutterschutz oder ein Vaterschutz nach Fehlgeburten wäre eine bezahlte Auszeit für Eltern nach Fehlgeburten, unabhängig von der biologischen Elternschaft.

Um die Anerkennung einer Fehlgeburt als Geburt werden Frauen in Zukunft noch kämpfen müssen, obwohl die Bezeichnung »Fehlgeburt« das Wort »Geburt« enthält. »Im rechtlichen Sinne ist eine Fehlgeburt keine Entbindung«, schreibt das Bundesministerium für Familie, Senioren, Frauen und Jugend auf seiner Homepage.[5] Dabei richtet es sich nach der Personenstandsverordnung und der WHO, die erst von Geburten oder »Totgeburten« spricht, wenn die Kinder etwa im sechsten Schwangerschaftsmonat die Lebensfähigkeit erreicht haben. Allerdings ist eine Kürettage etwa ab der 14. Schwangerschaftswoche nicht mehr möglich.

Frauen müssen also auch vor dem sechsten Monat ihre toten Kinder unter natürlichen oder künstlichen Wehen vaginal gebären. Wenn das keine Geburt ist, was ist es dann? Und wenn ein Kaiserschnitt als Geburt gilt, warum gilt eine Kürettage dann nicht als eine? Dass die Geburtserfahrungen von Müttern toter Kinder nicht als Geburten anerkannt werden, stigmatisiert betroffene Frauen. Sie durchleben körperliche und psychische Belastungen einer Geburt, mit dem entscheidenden Unterschied, dass sie am Ende kein gesundes Baby in den Armen halten. Die Soziologin Julia Böcker schreibt, hier »reproduziert sich zugleich die soziale Grenzziehung, nach der nur Verluste von medizinisch bestätigten Lebendgeburten Verluste ›richtiger Kinder‹ sind«.[6] Gesellschaft und Medizin behandeln Geburten lebender Kinder nicht wie die toter Kinder, obwohl sich die Wehen und der Geburtsvorgang an sich nicht unterscheiden. Gesellschaft und Medizin behandeln Frauen, die ein totes Kind geboren haben, auch nicht wie Mütter, obwohl sich viele Frauen als solche fühlen, es ihr Selbstverständnis ist.

Und selbst das Gesetz sagt: »Mutter eines Kindes ist die Frau, die es geboren hat.« So steht es in Paragraf 1591 des Bürgerlichen Gesetzbuches. Damit erklärt sich auch das Dilemma der Politik: Wenn sie Fehlgeburten als Geburten definieren würde, müsste sie die betroffenen Frauen als Mütter anerkennen. Und Mütter haben laut Gesetz das Recht auf Schutz, also Mutterschutz.

Frauen, die ein totes Kind geboren haben, sind also für Politik, Gesellschaft und Medizin weniger wert, und das bekommen sie zu spüren. Dann, wenn sie sich am Tag nach dem Verlust selbst um eine Krankschreibung kümmern und dafür sogar oft im Wartezimmer ihrer Gynäkologin neben schwangeren Frauen Platz nehmen müssen. Wenn sie sich vor ihrem Arzt rechtfertigen müssen, weil er eine »Krankschreibung« nicht für nötig hält. Wenn sie wie Greta ihre toten Kinder nicht im Kreißsaal gebären dürfen, sondern auf Station bleiben müssen.

Aber nur eine Geburt im Kreißsaal, mit Hebammenbegleitung und den Möglichkeiten zur Schmerzlinderung unter den Wehen, gewährleistet eine würdige Geburtshilfe und eine dem Umstand angemessene Geburtserfahrung. Und es ist doch so: Jede Schwangerschaft endet mit einer Geburt. Ob spontan vaginal, als Kaiserschnitt, nach wehen-auslösenden Medikamenten oder als Ausschabung – es ist immer eine Geburt.

Manche Regelungen rund um Fehl- oder Stille Geburten haben sich in den vergangenen Jahren allerdings verbessert und kommen dem Bedürfnis vieler Sterneneltern nach Anerkennung ihrer Kinder und der Möglichkeit, sie würdevoll in Erinnerung zu behalten, nach. 2013 erkämpfte das Ehepaar Barbara und Mario Martin, dass alle tot geborenen Kinder beurkundet und bestattet werden können, wenn die Eltern es wünschen. Die Martins haben drei Kinder verloren und durften nur eines davon in das Stammbuch der Familie eintragen und bestatten, weil es bei der Geburt mehr als 500 Gramm wog und damit das Gewicht eines potenziell lebensfähigen Babys hatte. Die Kinder, die weniger wogen, bekamen keinen Eintrag. Sie wurden mit dem Klinikabfall entsorgt. So als hätte es sie nie gegeben. Die Martins starteten eine Petition und sammelten 40 000 Unterschriften. Sie warben in Berlin um Unterstützung bei Politiker*innen. Die damalige Bundeskanzlerin Angela Merkel sagte ihnen ihre Hilfe zu.

2013 bewirkte der Bundestag aufgrund der Initiative der Martins die Änderung des Personenstands- und Bestattungsrechtes. Seitdem bekommen auch verstorbene Kinder, die weniger als 500 Gramm wiegen, eine standesamtliche Urkunde. Das gibt den Eltern die Möglichkeit, ihnen einen Namen und eine offizielle Existenz zu geben. Das kann helfen, das Erlebte besser zu verarbeiten. Die Kinder haben damit den Status einer menschlichen Person, eines Familienmitglieds, und dürfen beerdigt werden. Eltern können also nach Fehlgeburten immer um die Herausgabe ihres Kindes oder auch des Schwangerschaftsgewebes bei einer frühen Fehlgeburt bitten und dieses in einer Sammelbestattung auf einem Friedhof oder sogar im eigenen Garten beisetzen.

Viele Eltern wissen das nicht und fragen in der akuten Schock- und Trauersituation auch nicht nach. Wenn sie später herausfinden, dass ihr Kind ohne sie in einer Sammelbestattung beigesetzt wurde und dass sie damit einer Gelegenheit, Abschied zu nehmen und zu verarbeiten, beraubt wurden, weil ihnen die relevanten Informationen fehlten, kann sie das in eine tiefe Krise stürzen. Von solchen Fällen kann man immer wieder in Sterneneltern-Foren lesen. Damit das nicht passiert, haben manche Länder Hinweispflichten für Kliniken erlassen. Aber eben nur manche.

Wenn die Eltern ihr Kind nicht bestatten möchten, werden die Kinder häufig von der Klinik in Sammelurnenbestattungen beigesetzt. Eine Pflicht, Kinder aus Fehlgeburten zu bestatten, besteht anders als bei »Totgeburten« nicht. Viele Friedhöfe haben separate Grabfelder für die Kleinsten. Die Initiative Regenbogen »Glücklose Schwangerschaft« listet mehr als 300 Grabfelder für fehl- oder stillgeborene Kinder in Deutschland. Auch wir haben unser Sternenkind auf einem solchen Teil eines Berliner Friedhofes beigesetzt. Dort drehen sich bunte Windräder, Kuscheltiere und Engelsstatuen wachen über die Gräber. Spielzeugautos stehen bereit, mit denen nie ein Kind spielen wird. Es ist bunt, unaufgeräumt und liebevoll auf diesem Teil des Friedhofs.

Eltern wie uns kann das helfen, Abschied zu nehmen und einen Ort zum Trauern zu haben. Die Kinder werden damit auch im Außen als Kinder anerkannt. Die gesellschaftliche Zuschreibung »Es war ja noch kein richtiges Kind«, die Eltern bis ins Mark trifft, schwächt die Rechtsprechung ab. Sie räumt ihnen die freie Entscheidung ein, ob das »Fehlgeborene« für sie ein Mensch war, den sie würdevoll bestatten wollen, oder eben nicht.

Die Soziologin Julia Böcker hat sich für ihr Buch *Fehlgeburt und Stillgeburt* die Bescheinigung, die Eltern vom Standesamt bekommen, genauer angesehen. Sie kommt zu dem Schluss, dass das Dokument, das offiziell den Personenstatus des Kindes beurkunden soll, genau das nicht tut und Eltern zudem in ein heteronormatives Konstrukt zwängt.

Das Dokument gleicht auf dem ersten Blick einer Geburtsurkunde, das Sternenkind wird aber weder ins Personenstandsregister eingetragen, das heißt als geborene und verstorbene Person registriert noch zur Rechtsperson. Die Namenszeile ist mit »vorgesehener« Familienname betitelt, was deutlich macht, dass dem toten Kind kein Familienname zugesprochen wird und dass die Eltern verheiratet sein müssen. »Der Staat bescheinigt hier die Existenz einer traditionellen Kernfamilie – ohne das Sternenkind tatsächlich als Person anzuerkennen«, schreibt Böcker.[7] Ein valider Grund dafür könnte sein, dass eine solche Regelung Rechten und Identitären die Tür öffnen würde, auch »verstorbene Kinder« aus Schwangerschaftsabbrüchen als »Personen« anzuerkennen und Frauen, die abtreiben, zu stigmatisieren und im schlimmsten Fall zu kriminalisieren (mehr dazu im Kapitel »Hannelore«).

Weiter kritisiert Böcker, dass der Staat den Betroffenen zwar ihre elterliche Identität bestätigt und sie als »Mutter« und »Vater« anerkennt, aber keine Möglichkeit gibt, andere Elternteile einzutragen. Lesbische oder trans Eltern werden damit ausgeklammert und diskriminiert. Seit zehn Jahren schon fordert die queere Community die Reformierung des deutschen Abstammungsrechts und eine Gesetzesänderung, denn auch auf Geburtsurkunden lebender Kinder gibt es bisher nur die Möglichkeit, einen »Vater« und eine »Mutter« einzutragen. Auch diese Reform hat die Ampelregierung angekündigt, bisher aber noch nicht umgesetzt.

Als »Vater« darf sich zudem bisher nur eintragen, wer mit der Mutter verheiratet ist oder eine Vaterschaftsanerkennung vorweisen kann. Böcker schreibt: »Durch diese Aufrufung der ›familialen Triade‹ von Mutter, Vater und (Sternen-)Kind gewinnen Gesetzesänderung und Bescheinigung eine symbolische Wirkung, die nicht primär auf die Sichtbarkeit und

Bewältigung von Verlusten zielt, sondern auf die Anerkennung von Bemühungen um leibliche Reproduktion in der traditionellen Kernfamilie.« Ein Fall von gut gemeint und schlecht gemacht also. Symbolpolitik.

Seit 2018 können Menschen sich im Geburtenregister als »divers« eintragen, doch auf die standesamtliche Urkunde für verstorbene Kinder hat es die Erkenntnis bis heute nicht geschafft, dass die Eltern eines Kindes nicht zwingend Mann und Frau und zudem verheiratet sein müssen. Wenn sexuelle Orientierung und Geschlechtsidentität Ausschlusskriterien sind, um Eltern zu werden, reproduzieren wir damit ein antiquiertes Familien- und Rollenbild. Eine Regelung, die nicht alle einschließt, sondern bestimmte Lebensformen ausschließt, kann niemals gerecht sein.

»Hannelore« – Das Narrativ der Trauer

Seit jeher haben Frauen Fehlgeburten. Manches ist heute noch immer wie früher und wird sich auch nie ändern: die Trauer um das tote Kind, der verlorene Traum von einer Familie und einer gemeinsamen Zukunft, die Sehnsucht nach einem Menschen, zu dem es schon eine Beziehung gab, noch bevor er den ersten Atemzug machen konnte. Manches ist heute noch wie früher, muss sich aber dringend ändern, wie das unangemessene Nachfragen von Familie und Bekannten, die meinen, das Intimleben eines Paares gehe sie etwas an. Und manches hat sich in den letzten Jahrzehnten in Medizin, Rechtsprechung und Gesellschaft zum Positiven verändert.

Edeltraut Edlinger ist eine, die diese Entwicklungen ganz genau beobachtet. Seit den 70er-Jahren begleitet sie Frauen durch Schwangerschaft und Rückbildung. Sie hat die »Beratungsstelle für Natürliche Geburt und Elternsein« in München mitgegründet und in den frühen 80er-Jahren den deutschlandweit ersten Selbsthilfe- und Rückbildungskurs nach Kindsverlust – »Leere Wiege« – ins Leben gerufen. Nach dessen Vorbild wurden landesweit viele weitere Angebote für Eltern, die ihr Kind verloren haben, geschaffen.

Edeltraut ist heute achtzig Jahre alt. Sie hat ein Kind verloren, da war es bereits sieben Wochen auf der Welt. Noch in den 80er-Jahren hat dem medizinischen Personal Wissen über Fehlgeburten gefehlt, es kam häufig zu Übergriffigkeiten. »Das Klinikpersonal war überfordert, mit den betroffenen Frauen empathisch umzugehen. Fehlgeburten passierten eben. Trauer könnte hinderlich sein, wieder schwanger zu werden, so war damals die Idee«, sagt sie. Die Frage, wer schuld ist, stand schon früher oft im Raum. Die Gründe für Fehlgeburten waren selbst Fachpersonen nicht immer bekannt. Häufig wurde Betroffenen unterstellt, abgetrieben zu haben. Bis in die 70er-Jahre drohte Frauen, die eine Schwangerschaft abgebrochen haben, eine Gefängnisstrafe. Wie sehr es eine Frau verletzt, nach dem Verlust ihres Kindes vorgeworfen zu bekommen, dass sie sich seinen Tod und nicht sein Leben gewünscht hätte, das musste auch Hannelore erfahren.

Hannelore ist in der 13. Woche schwanger, als sie Schmerzen und starke Blutungen bekommt. Sie fährt in die Klinik, ein Arzt untersucht sie. Es ist das Jahr 1968. In den Krankenhäusern arbeiten viele Ärzte, die im Zweiten Weltkrieg in der Wehrmacht waren und die deutschen Truppen auf ihren Feldzügen versorgten. Es war, vermutet Hannelore, ein solcher Militärarzt, der sie untersuchte.

Das Baby ist tot, stellt der Arzt fest. Vorwurfsvoll sagt er zu Hannelore: »Kinder machen ist ganz schön, aber hinterher …« Sie versteht die Welt nicht mehr. Was sagt er da? Die Ordensschwestern werden deutlicher. »Wie haben Sie das denn geschafft, das Kind wegzumachen?«, fragt die eine. »Wieder eine, die ihr Kind nicht will«, sagt die andere. Hannelore ist entsetzt. Das medizinische Personal unterstellt ihr, ihr Kind abgetrieben zu haben. Ihr Kind, das sie sich so sehr gewünscht hat, das willkommen war, auf das sie und ihr Mann sich freuten. Es bleibt keine Zeit für Erklärungen. Der Arzt schabt Hannelores Gebärmutter aus. Ohne Narkose. Sie schreit vor Schmerzen, irgendwann setzen sie ihr eine Atemmaske auf.

Das ist, woran sich Hannelore erinnert. Sie ist heute achtzig Jahre alt. Und sie erinnert sich an das Gefühl der Hilflosigkeit, der Einsamkeit. Sie bleibt eine Nacht im Krankenhaus. Ihr Mann taucht nicht auf. »Mein ganzes Leben hat er mich durch Krankheiten begleitet, ist mit mir zu Ärzten und ins Krankenhaus. Dieses eine Mal kam er nicht.« Es kommt auch kein*e Psycholog*in, kein*e Seelsorger*in, niemand. Die Schwestern sind ruppig. Was mit ihrem Kind war, wie es zur Fehlgeburt kam, wo ihr Kind jetzt ist, Hannelore bekommt keine Antworten. Als sie einmal eine Krankenschwester fragt, sagt die, Hannelore sei doch selbst schuld, dass das Kind weg ist, jetzt brauche sie es auch nicht mehr zu sehen.

Hannelore lässt sich keine Schuldgefühle einreden, sie weiß, sie hat nichts falsch gemacht. Sie trauert. Noch Wochen später fragt sie sich, was mit ihrem Kind passiert ist. Warum sie nichts sehen, nichts mitnehmen durfte, um es zu begraben. »Ich weiß bis heute nicht, was sie mit meinem Kind gemacht haben. Wahrscheinlich haben sie es entsorgt wie ein Stück Dreck.«

Mit niemandem spricht sie über ihren Verlust, ihr Mann meidet das Gespräch. Einmal fragt sie ihn: »Wie geht es dir denn damit?« Er sagt: »Ja mei, das ist halt jetzt passiert. Es wird schon wieder.« Er arbeitet nun von fünf Uhr morgens bis zwanzig Uhr abends. Auch am Wochenende. Hannelore vermutet, das ist sein Weg, mit dem Verlust umzugehen.

In den Monaten und Jahren darauf unternehmen die beiden viele Urlaubsreisen. Das lenkt sie ab. Egal, wo sie sind – bei der Familie, bei Freund*innen, auf Reisen –, immer hat Hannelore Kinder um sich, sie wollen mit ihr spielen, suchen ihre Nähe. Sie meint, sie strahlt etwas aus, das Kinder anzieht. Innerlich trauert Hannelore immer noch um ihr eigenes Baby, jahrelang und einsam.

»Geht's dir schon wieder schlecht?«, fragen Bekannte. »Es geht schon«, sagt Hannelore. Ihre Schwester will es genauer wissen: »Wann kriegst du denn jetzt dein erstes Kind?« »Das hat noch Zeit«, erwidert Hannelore. »Du wirst zu alt«, entgegnet die Schwester. Und auch die Schwiegereltern drängen: »Habt's ihr keine Zeit, dass wir mal ein Enkel bekommen?« oder »Wann ist es denn bei euch so weit?« Irgendwann wird Hannelore alles zu viel. »Ich will keine Kinder, jetzt ist mal Ruhe«, schreit sie.

Dann tritt das ein, was sie gut kennt: Schweigen. Alles, was mit Schamgefühlen und dem Körper zu tun hat, wird unter den Tisch gekehrt. Das war schon immer so. Als sie als junges Mädchen ihre Periode bekam und ihrer Mutter »Schau mal, Mama, da ist Blut« sagte, hat ihr die Mutter eine Ohrfeige gegeben.

Nichts hätte sich Hannelore mehr gewünscht als ein Kind. Sie vermutet, dass bei der Ausschabung etwas schiefgegangen ist – absichtlich oder nicht. Sie ist danach nie mehr schwanger geworden. Bis heute hat sie die Fehlgeburt nicht überwunden. Die Beschuldigungen der Schwestern und des Arztes. Die Fragen, die immer noch offen sind: Warum ist das passiert? Warum habe ich keine Hilfe gehabt? Warum konnte ich kein Baby mehr bekommen? »Ich hätte heute ein Kind, das 55 Jahre alt wäre. Das für mich da wäre und ich für mein Kind.«

Seit ihr Mann gestorben ist und sie allein lebt, kommt häufiger alles wieder hoch. Nachts wacht sie auf, erschrickt, sieht vor sich, was damals passiert ist. Letztes Jahr hat ihr ihre Schwester erzählt, dass sie als junge Frau eine Fehlgeburt hatte. Dass ihre Hausärztin sie gefragt hat, wie sie das geschafft habe, dass das Kind weg ist – genau wie bei Hannelore. Die hat zugehört und geschwiegen. Bis heute sind ihr Mann, ihre Frauenärztin und ich die einzigen Menschen, mit denen sie über ihren Verlust gesprochen hat. 55 Jahre Schweigen. 55 Jahre Einsamkeit.

Wer annimmt, dass Frauen nach einer Fehlgeburt heute nicht mehr so etwas erleben müssen wie Hannelore, täuscht sich. Eine junge Frau, nennen wir sie Anne, mit der ich für dieses Buch über ihre zwei Fehlgeburtserfahrungen gesprochen habe, hat mir erzählt, dass auch sie von einem Mitarbeiter des medizinischen Personals auf dem Weg in den OP zur Kürettage gefragt wurde, warum sie denn einen Schwangerschaftsabbruch machen lasse. Anne war schockiert und hat sich gefühlt, als ob sie sich rechtfertigen müsse. »Für mich war es einfach nur schrecklich. Ich habe von heute auf morgen mein Kind verloren und musste dann noch erklären, dass es sich um einen Abgang und nicht um einen Abbruch handelt.« Selbst wenn da eine Frau ist, die einen Abbruch macht, wird sie ihre Gründe dafür haben. Die gehen eine fremde Person nichts an.

Annes Erfahrungen im Krankenhaus waren traumatisierend. Nach beiden Fehlgeburten wurde sie im OP bei Bewusstsein an Armen und Beinen fixiert, bevor sie eine Narkose bekam. Sie habe sich extrem verletzlich und ausgeliefert gefühlt, wie sie da lag, nur mit einem OP-Kittel bedeckt, alle viere von sich gestreckt. Fixierungen sind bei Operationen üblich, um Patient*innen vor Verletzungen zu schützen, wenn es zu unkontrollierten Muskelkontraktionen kommt und ein Bein beispielsweise vom gynäkologischen Stuhl rutscht. Üblicherweise werden sie jedoch unter Narkose vorgenommen.

Annes Erzählung gleicht Vorstellungen, die man eher von ärztlichen Eingriffen im Mittelalter hat. Sie stammen aber aus dem 21. Jahrhundert, aus einem großen Münchner Krankenhaus. Der Umgang mit Müttern nach einer Fehlgeburt kann – je nachdem, auf wen die Frauen in ärztlichen Praxen, Kliniken oder Krankenhäusern treffen – auch heute noch alles sein, von hilfreich und einfühlsam bis hin zu verletzend und schwer traumatisierend.

Der Umgang mit den gestorbenen Kindern allerdings hat sich in den vergangenen Jahrzehnten stark verändert. Gerade ein gestorbenes Kind im ersten Trimester galt früher nicht als Kind. Wie Hannelore richtig vermutet, wurden die Embryos und Föten einfach zusammen mit dem Schwangerschaftsgewebe entsorgt. Noch bis in die 70er-Jahre hat das Klinikpersonal fehl- oder stillgeborene Kinder nach der Geburt sofort »entfernt« und Eltern den Blick auf ihr Kind vorenthalten. Es gab keinerlei Maßnahmen zur Unterstützung oder Verlustbewältigung.

Die italienische Journalistin und Autorin Oriana Fallaci hat 1975 ihren berühmten *Brief an ein nie geborenes Kind* geschrieben, der zu einem feministischen Klassiker avancierte. Darin wird eine alleinstehende Frau ungewollt schwanger und erleidet schließlich eine Fehlgeburt. Auch ihr soll das Kind vorenthalten werden, doch sie wehrt sich gegen alle Konventionen dieser Zeit: »Sie wollten nicht, dass ich dich sehe, aber dann überredete ich sie doch, indem ich ihnen sagte, ich hätte ein Recht darauf, und so haben sie dich hierhergestellt. Dabei haben sie missbilligend das Gesicht verzogen. Endlich sehe ich dich.«[1] Diese Geistesgegenwart und das Selbstbewusstsein, einzufordern, was einem zusteht, hatten in dieser Zeit angesichts der patriarchalen Zwänge wahrscheinlich die wenigsten Frauen.

Erst die Arbeit von Hebammen, Frauenrechtler*innen und Psycholog*innen, viele von ihnen selbst betroffen, führte zu einem Verständnis für die Bedürfnisse von Eltern nach einem Kindsverlust. Spät wuchs in der Medizin die Erkenntnis, dass Trauer ein wichtiger Bestandteil für mentale Heilung ist und nichts, das man vermeiden sollte. 1991 erschien der Ratgeber *Gute Hoffnung, jähes Ende* von der Psychologin Hannah Lothrop, der enormen Einfluss auf die Geburtshilfe ausübte. Neue Konzepte zur Trauerbewältigung und der von Lothrop, aber auch von Hebammen, Frauenrechtler*innen und Betroffenen-Vereinen propagierte Kontakt der Mutter zum toten Kind trugen entscheidend zu umfassenden Veränderungen in Deutschlands Kliniken bei.

Expert*innen wie Lothrop lehrten, wie Menschen mit der Trauer von Eltern umgehen können und erklärten fachlich, dass der Kontakt zum toten Kind die Bewältigung des Erlebten unterstützen kann. Auch Edeltraut Edlinger lernte in einem von Lothrops Kursen, wie man Menschen in ihrer Trauer um ihr Kind begleitet. Sie hat Lothrops Buch nach dem Tod der Autorin überarbeitet und aktualisiert. Sie schreibt im Vorwort: »Ging es vor 20 oder 25 Jahren noch darum, überhaupt eine Sensibilität für die Trauer zu schaffen, beispielsweise nach einem Verlust der Schwangerschaft in einer sehr frühen Phase, oder darum, dass es für die Verarbeitung wichtig ist, dass die Mütter ihr totes Kind sehen und vielleicht auch berühren und halten können, sind diese Themen heute zum Glück weitgehend im Bewusstsein der Gesellschaft angekommen.«[2]

Erst in den 90er-Jahren ging das Klinikpersonal dazu über, Eltern ihr gestorbenes Kind zu zeigen und sie darin zu unterstützen, es in den Arm zu nehmen. Erste Studien belegten damals einen positiven Effekt der gemeinsam verbrachten Zeit der Eltern mit ihrem Kind.[3] Heute fertigen Kliniken Fußabdrücke des gestorbenen Kindes an, um den Eltern eine Erinnerung an ihr Kind mitzugeben. Auch bei späten Kindsverlusten ändert sich zunehmend die Praxis. Die meisten Eltern entscheiden sich in Deutschland zwar dafür, die Schwangerschaft abzubrechen, wenn erkennbar ist, dass das Kind gravierende Fehlbildungen oder Erkrankungen haben wird. Doch auch immer mehr Mütter wollen die Schwangerschaft trotzdem austragen, den Körper seinen natürlichen Weg gehen lassen und bewusst Abschied von ihrem Kind nehmen. An der Berliner Charité hilft das »Palliativteam Neonatologie« seit 2014 Eltern, die wissen, dass ihr Kind während oder bei der Geburt sterben wird. Es unterstützt Betroffene darin, sich für kurze Zeit als Familie zu fühlen und das Neugeborene in seinen wenigen Lebensstunden zu begrüßen, zu versorgen und zu verabschieden. Es ist das deutschlandweit erste und derzeit einzige Angebot seiner Art.[4]

Ist es heute einfacher für Frauen, die ein Kind verlieren, als früher? »Den Schmerz nach einer Fehlgeburt müssen die Frauen heute wie damals durchleiden. Er verändert das ganze

Leben. Doch heute ist es nicht mehr so stark mit einem Tabu belegt, es gibt viel Wissen dazu«, sagt Edlinger. Die Frauen haben viel mehr Unterstützung durch Hebammen, durch Selbsthilfegruppen und viel mehr Informationen, auf die sie zugreifen können. Immer stärker entwickelt sich auch in der medizinischen Fachwelt ein Bewusstsein dafür, dass Fehl- und Stille Geburten nicht nur »fehlgeschlagene« Schwangerschaften sind, sondern dass es dabei um ein verstorbenes Kind geht.

Manche Kliniken stellen Seelsorger*innen und Psycholog*innen bereit, die betroffene Eltern betreuen. Immer öfter wird Eltern die Möglichkeit gegeben, sich ganz in Ruhe von ihrem Kind zu verabschieden. In manchen Krankenhäusern stehen dafür spezielle Ruheräume zur Verfügung. Andere Kliniken arbeiten mit Beratungsstellen zusammen. Vieles hat sich verbessert, doch die Ressourcen sind begrenzt. Es gibt nicht immer genug seelsorgerisches Personal und schon gar keine freien Therapieplätze, um Betroffenen die Unterstützung zukommen zu lassen, die sie brauchen.

Blicken wir noch weiter in die Geschichte zurück und darauf, von welchen Einflüssen die heutigen Narrative um Fehlgeburten geprägt sind. Die christlichen Kirchen spielen in unserer Gesellschaft seit jeher eine wichtige Rolle, was die kulturelle Einordnung von Geschehnissen angeht. Abgänge werden erstmals in den Erzählungen der Heiligen Schrift mit Schuld, Gottesferne und »dem Bösen« in Zusammenhang gebracht, wie die Soziologin Julia Böcker analysiert.[5] »Ihr [der Gottlosen] Bauch bringet Fehl [eine Fehlgeburt]«, heißt es in Hiob 15,35. Und »Siehe, der hat Böses im Sinn, mit Unglück ist er schwanger; er wird aber einen Fehl gebären« in

Psalm 7,15. Der Schwangerschaftsverlust als Strafe Gottes für Sünder*innen.

In der Lehre der Kirche spielt das Thema »Schuld« schon allein durch die Erzählung der »Erbsünde« eine wichtige Rolle. Bis heute kommt vor allem in christlich geprägten Familien die Schuldfrage auf, wenn etwas »schiefgegangen« ist. In der Lehre der katholischen Kirche können nur Lebende getauft und nur Getaufte bestattet werden. Deshalb gab es bis Mitte des 18. Jahrhunderts sogenannte Erweckungs- oder Wundertaufen. Dabei wurden verstorbene Neugeborene für einen Moment »zum Leben erweckt« und schnell getauft. So konnten Eltern ihre verstorbenen Kinder doch noch auf einem Friedhof – statt vor der Friedhofsmauer – begraben und mussten sich nicht um ihr »Seelenheil« sorgen. Was nicht passte, wurde eben passend gemacht.

Ungetauft verstorbene Kinder waren noch bis vor wenigen Jahren für den Limbus, also die Vorhölle, bestimmt. Sie steckten in der Vorstellung der Gläubigen zwischen Himmel und Hölle fest – bis in alle Ewigkeit. Die Erlösung blieb ihnen verwehrt. Erst 2007 schaffte der Vatikan die Vorstellung von der Vorhölle ab. Die Zahl der ungetauft gestorbenen Kinder sei durch die Abkehr vom Glauben, Abtreibungen und künstliche Befruchtungen gestiegen, deshalb gäbe es eine neue Dringlichkeit, sich mit dem Schicksal dieser Kinder auseinanderzusetzen.[6] Die Internationale Theologische Kommission hielt in ihrem Bericht fest: »Es muss klar zugegeben werden, dass die Kirche kein sicheres Wissen über das Heil ungetauft sterbender Kinder hat.« Deshalb gebe es für sie nun doch »Hoffnung auf Rettung«.[7]

Bis heute ist die Haltung der katholischen Kirche zu Fehl- und Stillen Geburten voller Widersprüche. Der »Mensch«

beginnt für sie mit der befruchteten Eizelle, weshalb Frauen nicht abtreiben dürfen. Erlöst werden aber nur Getaufte, also keine »Menschen«, die schon vor der Taufe gestorben sind.[8]

In der evangelischen Kirche dagegen sind Predigten aus dem 17. Jahrhundert erhalten, die bei der Bestattung »totgeborener« Kinder gehalten wurden. Sie wurden schon damals als »vollwertige Christen und Mitglieder der Gemeinschaft der Gläubigen« angesehen und zum Trost der Mütter und Angehörigen bei der Beerdigung mit getauften Kindern gleichgestellt.[9] Begründet wurde dies durch Martin Luthers Lehre, der bereits den Kindern im Mutterleib einen Glauben zuschrieb. Wundertaufen brauchten die Protestant*innen deshalb nicht.

Die Kirche und ihr Personal können oftmals Frauen und Familien bei der Verarbeitung einer Fehlgeburt helfen. Weil sich meine Fehlgeburt an einem Wochenende ereignete, waren keine Krankenhauspsycholog*innen im Haus. Der Seelsorger war aber da, und er hat uns sehr geholfen. Mit seiner Zeit, seiner Empathie, seiner Wertfreiheit und später auch mit einer warmen und herzlichen Beisetzung unseres Kindes. Er hat nicht versucht, uns die christliche Lehre näher zu bringen, er war einfach für uns da – als Mensch, der helfen will. Auch die Bezeichnung »Sternenkind« hat eine religiöse Konnotation mit seiner Nähe zum christlichen Himmel, in den geliebte Verstorbene auffahren. In der Vorstellung vom Kind, das ein Zuhause auf einem Stern hat, finden nicht nur religiöse Menschen, sondern ebenfalls Atheist*innen wie ich Trost. Auch wir sind also voller Widersprüche.

Die Bildende Kunst ist ein wichtiges historisches Archiv unserer gesellschaftlichen Konventionen und der kulturellen

Einordnung von Ereignissen. Die ersten und berühmtesten Darstellungen von Fehlgeburten und davon, wie sie sich auf Frauen auswirken, stammen von der mexikanischen Malerin Frida Kahlo. Schwangerschaften kamen bis dahin, wenn überhaupt, ausschließlich mit einem glücklichen Verlauf vor oder als Zeichen von Fruchtbarkeit. Kahlo musste mehrmals Schwangerschaften aus medizinischen Gründen abbrechen, 1932 erlitt sie eine Fehlgeburt.

Infolgedessen malte sie das surrealistische Bild *Das fliegende Bett* (engl. *Henry Ford Hospital*). Darauf liegt die Künstlerin nackt und verdreht in einer Blutlache in einem schwerelos wirkenden Krankenhausbett. Sie hält ihren Bauch, von ihrer Wange tropft eine Träne. Sechs rote Schnüre führen von ihrem Bauch unter anderem zu Darstellungen ihrer Fortpflanzungsorgane und ihres verlorenen Babys.

Frida Kahlo bewies ungeheuren Mut, vor fast einhundert Jahren ein Bild über ihre Fehlgeburtserfahrung zu malen, und trug damit entscheidend dazu bei, das Thema in der Kunst zu enttabuisieren. Seitdem sind ihr andere, wenn auch wenige Künstlerinnen gefolgt. Kahlo blieb ihr Leben lang kinderlos.

Bleiben wir auf dem amerikanischen Kontinent, um zu verstehen, wie unterschiedlich Frauen im Verlauf der Geschichte Fehlgeburten erlebten. In ihrem Buch *Lost: Miscarriage in Nineteenth-Century America* zeigt die Medizinhistorikerin Shannon Withycombe, wie sich das Narrativ des Kindsverlustes über die Jahrhunderte verändert hat. Während der Fokus heute auf dem Tod eines Menschen und der Trauer um das gewünschte Kind liegt, waren manche Frauen im 19. Jahrhundert froh, wenn sich eine Schwangerschaft nicht weiterentwickelte. Ihre Pflicht und ihre »natürliche Bestimmung« galt der Aufzucht von Kindern. In Amerika waren Verhütungsmittel und Abtreibung damals verboten.

Die Historikerin berichtet von Frauen, die in Briefen und Tagebüchern erzählen, wie mühsam und gefährlich das Kinderkriegen für sie war. Viele beschreiben ihr Leben als eine endlose Aneinanderreihung von Schwangerschaften, teils in prekären Verhältnissen, teils im Krieg. Viele erleben zwanzig oder dreißig Jahre ihres Lebens, in denen sie ständig schwanger sind, gebären oder kleine Kinder versorgen. Die Autorin zitiert Frauen, die um eine Fehlgeburt als »natürliches Verhütungsmittel« dankbar waren und sie als willkommene Unterbrechung in der damals oft großen Schar von Kindern, die sie aufzogen, sahen. Die Fehlgeburten trugen die Frauen meistens allein aus, mit Hilfe von Hebammen oder anderen Frauen der Familie, ein Arzt war in der Regel nicht anwesend.

Interessant ist, dass von all den Frauen, über die Withycombe schreibt, nur eine die Vermutung äußert, dass etwas, das sie getan hat, zu der Fehlgeburt geführt haben könnte. Alle anderen Frauen wussten – anders als unsere Gesellschaft heute –, dass sie eine Fehlgeburt ziemlich sicher nicht verhindern konnten und deshalb auch nicht daran schuld waren. Manche Frauen schrieben ihre Gefühle, die sie nach dem Kindsverlust hatten, als Gedichte oder Erfahrungsberichte auf und schickten sie an Zeitungen zur Veröffentlichung. Darin geht es um Trauer, Freude, Verzweiflung oder Erleichterung – diverse Gefühle, die aufzeigen, wie verschieden Frauen eine Fehlgeburt erleben. Das kollektive Schweigen und Tabu um Fehlgeburten wie heute gab es damals noch nicht.

Withycombe fand außerdem heraus, dass für viele Frauen

»nicht eine Schwangerschaft zum Kind [führte], sondern eine Geburt«.[10] Die Frauen begannen also viel später damit, sich selbst als Mütter zu definieren, und ihre Föten als ihre Kinder. Dass das heute anders ist, dazu trägt die moderne Medizin bei. Durch digitale Visualisierungsmethoden kann schon nach wenigen Wochen der Embryo, der so klein ist wie eine Himbeere, auf den Bildern so vergrößert werden, dass schon fertig wirkt, was gerade erst entsteht.

Die Soziologin Julia Böcker diskutiert in ihrem Buch über Fehlgeburten die Auswirkungen von modernen Ultraschalluntersuchungen. »Die wesentliche Kritik an sonografischen Darstellungen bezieht sich auf deren Beitrag zur zunehmenden Individualisierung und Verkindlichung des Ungeborenen.«[11] Wer sich selbst noch nicht als Mutter und den Embryo nicht als Kind definiert, wer keine frühe Bindung aufbaut, trauert mutmaßlich weniger stark, wenn sich die Schwangerschaft nicht weiterentwickelt. Ein Vorteil der Ultraschalluntersuchung sei, dass sie auch zur »Familisierung« beitragen kann. Da die Eltern ihr Kind mithilfe der Ultraschallbilder »kennenlernen«, fällt manchen der Rollenwechsel zur Mutter oder zum Vater leichter.

Die Medizinhistorikerin Withycombe erinnert daran, dass auch heute nicht alle Frauen eine Fehlgeburt als Tragödie, als Tod eines Menschen oder als etwas, das schiefgelaufen ist, wahrnehmen. Dass es patriarchale Vorstellungen sind, in denen die einzige erfüllende Lebensaufgabe für Frauen darin besteht, Kinder zu bekommen und – sollte das nicht klappen – darum zu trauern. Dass Frauen und Männer überall auf der Welt Zugang zu Verhütungsmitteln brauchen, der nicht von persönlichen oder finanziellen Ressourcen abhängen darf. Und sie mahnt, dass Frauen die Freiheit haben müssen, auch heute noch erleichtert auf Fehlgeburten reagieren zu dürfen, wenn die Schwangerschaft nicht gewollt war. Weil in einer feministischen, progressiven Gesellschaft die Frauen immer selbstbestimmt sein und die freie Wahl haben sollten.

Wann genau hat es angefangen, dass unsere Gesellschaft Fehlgeburten tabuisiert hat, wann genau begann das große Schweigen? Die Journalistin Daniela Blei hat Withycombe dazu für ihren Artikel »The History of Talking About Miscarriage« des *New York Magazine* befragt. Ende des 20. Jahrhunderts hätte sich etwas entscheidend verändert. »Dass wir kollektiv schweigen, hat mit dem Triumph der Verhütungsmittel und mit dem medizinischen Triumph der Schwangerschaftsvorsorge zu tun«, sagt Withycombe. »Damit sind wir bei dem Narrativ angekommen, dass jede Schwangerschaft beabsichtigt und jede Schwangerschaft erfolgreich ist.«[12] Weil Medizin und Wissenschaft so fortschrittlich im Ultraschall und bei frühen Schwangerschaftstests sind, bekommen Frauen das Gefühl, es sei alles unter Kontrolle, und Fehlgeburten könnten gar nicht mehr vorkommen. »Wenn du dann eine Fehlgeburt hast, besonders dann, wenn du die Zahl nicht kennst, wie häufig sie sind, ist es leicht zu glauben, dass du schuld daran sein musst. Das bestärkt Frauen darin zu schweigen«, sagt Withycombe.

Auch Anti-Abtreibungsaktivist*innen tragen seit Jahrzehnten dazu bei, Frauen nach Fehlgeburten zum Schweigen zu bringen, indem sie sich ihr Erlebnis zu eigen machen. Sie vermischen Fehlgeburten mit Abtreibungen und befeuern damit ihre Idee, dass Leben mit der Empfängnis beginnt. Sie nehmen das Thema Fehlgeburten und dessen Vokabular für sich ein, um über Abtreibungen zu sprechen. Wenn Frauen, die Fehlgeburten haben, sich die Zuschreibung »Mutter« geben und den Embryo oder Fötus als ihr »Kind« oder »Baby« bezeichnen, nutzen Abtreibungsgegner*innen das als Beleg dafür, dass das die »natürlichen Gefühle« einer schwangeren Frau sein müssen und sie dementsprechend nicht ihr Kind »töten« darf. Ihnen geht es darum, das Lebensrecht des Fötus gegen das Selbstbestimmungsrecht der Frau auszuspielen. Ein Großteil der Abtreibungsgegner*innen hat eine Nähe zu konservativen und rechten Parteien, die ein patriarchales Frauenbild vertreten.

In den USA nutzen diese die Trauer nach Fehlgeburten, um Frauen, die eine ungewollte Schwangerschaft abbrechen, in eine Ecke zu drängen. Als Gouverneur von Indiana unterzeichnete Mike Pence ein Gesetz, das Krankenhäuser verpflichtet, jede Fehlgeburt zu begraben oder einzuäschern, unabhängig vom Schwangerschaftsstadium. Es handelt sich dabei wohlgemerkt um eine Pflicht, nicht um ein Recht wie in Deutschland. Die Freiwilligkeit ging mit diesem Gesetz verloren, die freie Entscheidung der Frauen und Familien zu trauern oder eben nicht. Trauer wurde damit gesetzlich vorgeschrieben.

In Florida und Idaho gibt es seit ein paar Jahren den von Republikaner*innen eingeführten »Grieving Families Act« beziehungsweise den »Unborn Infants Dignity Act«, der Frauen, deren Schwangerschaft zwischen der neunten und der zwanzigsten Schwangerschaftswoche endet, Sterbeurkunden ausstellt. Egal, ob die Schwangerschaft gewollt oder ungewollt war. Dank dieser perfiden Praktik halten also auch Frauen nach Schwangerschaftsabbrüchen eine Sterbeurkunde in der Hand. 2018 schlug eine Gruppe von Republikaner*innen aus Wyoming eine obligatorische »Bescheinigung über die Nichtlebensfähigkeit« vor, die jedoch scheiterte. Sie hätte Frauen, die eine ungewollte Schwangerschaft beenden und diese Bescheinigung nicht vorlegen können, im besten Fall stigmatisiert, im schlimmsten Fall strafbar gemacht.

All dies sind Maßnahmen, um Frauenrechte weiter einzuschränken, Macht über die Körper der Frauen zu gewinnen und ihre Selbstbestimmung zu unterwandern. Indem der verstorbene Fötus auf einer obligatorischen Sterbeurkunde zur eigenständigen Person deklariert wird, die unabhängig vom Körper der Mutter zu betrachten ist, stärken Radikale und Ideolog*innen ihre Argumente gegen Abtreibungen. Sie machen sich Fehlgeburten und die Bedürfnisse betroffener Familien auf Anerkennung ihres Verlustes und würdige Trauer zu eigen und nutzen sie für ihre frauenfeindliche Propaganda. Sie rauben Frauen die Entscheidungsfreiheit und erzwingen durch Gesetze eine »emotionale Einheitlichkeit« und ein »Narrativ der Trauer«, wie Blei schreibt, um Frauen, die sich für einen Abbruch entscheiden, rechtlich zu beschneiden.

Auch in Deutschland gibt es solche Tendenzen. Zur Landtagswahl 2021 hat die AfD in Sachsen-Anhalt den Satz »Auch die Bestattung von sogenannten Sternenkindern muss Einzug in die Trauerkultur halten« in ihr Wahlprogramm geschrieben. Das klingt zunächst unbedenklich, doch mit dem Vorwissen aus den USA, wohin die Aneignung elterlicher Trauer und die Instrumentalisierung von Fehl- und Stillen Geburten führen kann, gilt es, höchst wachsam zu sein. Denn auch bei der AfD befindet sich dieser Satz im unmittelbaren Umfeld einer Familienpolitik, die im Wahlprogramm fordert: »Ungeborenes Leben schützen!« Ungewollt Schwangeren soll, wenn es nach der AfD geht, im ohnehin umstrittenen obligatorischen Beratungsgespräch zu einem möglichen Abbruch

»das Angebot von Ultraschalluntersuchungen ihres ungeborenen Kindes verpflichtend [unterbreitet werden]«.[13] Wir können also auch in Deutschland davon ausgehen, dass es rechten Politiker*innen nicht ernsthaft um die Trauer von Eltern, die ein Kind verloren haben, geht. Sondern sie benutzen Familien und ihr Leid, um Frauenrechte einzuschränken.

Zurück nach Amerika: Ein weiteres Buch liefert interessante geschichtliche Einblicke, wie Mediziner Frauen nach Fehlgeburten Schuld zugeschoben und sie damit stigmatisiert und gleichzeitig zum Schweigen gebracht haben. Die Autorin Lara Freidenfelds beschreibt in ihrem Buch *The Myth of the Perfect Pregnancy,* wie zu Beginn des 20. Jahrhunderts männliche, weiße Ärzte Hebammen und erfahrene Frauen in der Familie als Geburtsbegleitung abgelöst und Macht über die Reproduktion der Frauen erlangt haben. Sie diagnostizierten, dass Schwangerschaftsverluste auf das Versagen oder die Fehltritte der Frauen zurückzuführen seien und ignorierten psychische Auswirkungen von Verlusterfahrungen auf die Mütter. Die Mediziner verbannten nicht wenige Frauen, die wiederholt Fehlgeburten hatten, zur Behandlung ihrer »Neurosen« in die Praxis eines Psychiaters.

Auch Tausende »Hysterikerinnen« wiesen sie in die neu entstandenen Nervenheilanstalten und Krankenhäuser Europas ein. Hysterie war die »Frauenkrankheit« schlechthin. Und zwar in einer Zeit, in der die Entscheidungsfreiheit von Frauen durch Männer extrem beschnitten wurde: Wen sie heirateten, ob sie an die Universität gingen und welchem Beruf sie nachgingen, war nicht Sache der Frauen. Die Pathologisierung von Frauen nach Fehlgeburten und Schuldzuweisungen aus der Gesellschaft haben also eine medizinisch-historische Vorgeschichte im Patriarchat.

Heute, so Freidenfelds, beschreiben Frauen Narrative von Hoffnungen und Enttäuschungen. Besonders untersucht sie die Idee, nach der schwangere Frauen eine Bindung zu ihrem ungeborenen Kind brauchen. Die Autorin beschreibt das als eine kulturelle Erwartung, die einige mit Freude annehmen, andere jedoch als belastend empfinden. Das Wissen der Frauen über jeden Schritt der fetalen Entwicklung, ihre Teilnahme an den freiwilligen, vorgeburtlichen Untersuchungen und die Protokollierung der Schwangerschaftsentwicklung in einer der vielen für diesen Zweck entwickelten Apps gehören für viele Schwangere heute dazu. Sich all dem zu entziehen und in einer abwartenden emotionalen Distanz zum werdenden Kind zu bleiben, kann inmitten eines solchen kulturellen Klimas und der starken Trends herausfordernd sein und im sozialen Umfeld Irritationen auslösen oder negative Kommentare und harte Urteile zur Folge haben. Aber selbstverständlich sollten Frauen auch das dürfen, ohne dafür abgewertet zu werden.

An Withycombes und Freidenfelds' Erkenntnissen wird deutlich, dass Fehlgeburten nicht schon immer tabuisiert und Frauen stigmatisiert waren, dass die Gesellschaft nicht immer geschwiegen hat und dass Frauen nicht immer Trauer empfunden haben. Vielmehr unterliegt all das kulturellen Bedingungen und kann sich verändern, wenn die Gesellschaft sich verändert. Das soll nicht den Schmerz und Kummer relativieren, den Frauen nach Fehlgeburten heute empfinden, sondern lediglich verdeutlichen, dass unsere gegenwärtigen Gefühle und Erfahrungen nicht zwangsweise die Gefühle und Erfahrungen der Frauen in der damaligen Zeit widerspiegeln.

Es kann Hoffnung machen, dass sich alles auch wieder ändern kann, wenn wir uns ändern. Wenn wir es hinbekommen, Gleichzeitigkeiten zu leben. Wenn wir als Gesellschaft offen über Fehlgeburten sprechen und gleichzeitig Frauen nicht stigmatisieren. Wenn wir Wissen über Zahlen und Gründe rund um Fehlgeburten kennen und verbreiten und uns gleichzeitig mutig auf eine Schwangerschaft einlassen. Wenn wir Frauen, die keine frühe Bindung zum werdenden Kind eingehen möchten oder können, genauso akzeptieren wie Frauen, für die sich eine frühe Bindung richtig anfühlt.

Wie immer, wenn es um Diskriminierung und Tabus geht, potenziert sich das Problem, wenn Betroffene im Diskurs unsichtbar sind. Unsere Gesellschaft schweigt sich darüber aus, dass auch Personen in queeren Beziehungen, nicht-binäre Menschen oder Personen aufgrund ihres trans-Seins schwanger sein und Fehlgeburten erleiden können. Der Essayband *Nicht nur Mütter waren schwanger*, den die Regisseurin und Performerin Alisa Tretau herausgegeben hat, versammelt Erfahrungen von unerfüllten und lesbischen Kinderwünschen, trans-männlichen oder altersuntypischen Schwangerschaften, Abtreibungen und Fehlgeburten. Wer ihn liest, versteht besser, wie eng Mutterschaft in unserer Gesellschaft an eine normative Vorstellung von Frau-Sein geknüpft ist.

Wer davon abweicht, muss sich ständig erklären und verteidigen. »Wenn schon der Wunsch von Transmännern, eigene Kinder zu bekommen, unsichtbar ist, dann sind es ihre Erfahrungen mit Fehlgeburt, Trauer und Tod umso mehr«, schreibt Benjamin Czarniak in seinem Essay *Von einem Mann, der auszog, ein Kind zu bekommen*. Auch die Rechtsprechung kennt schwangere Personen nur als Frauen. Die gebärende Person kann sich in der Geburtsurkunde ihres Kindes ausschließlich als »Mutter« eintragen lassen. Welche Auswirkungen Unwissen und die Verleugnung der Lebensrealität von trans Personen haben kann, zeigt der Essay eines anonymen Autors, der sich »max« nennt. In *Sagten sie gerade »er«? Warum ein Mann keine Fehlgeburt haben sollte* beschreibt max, wie er mit seinem Partner in die Notaufnahme kommt:

> Wir werden ein Zimmer weiter geschickt und haben den ersten Kontakt zu einer Ärztin. Sie ist Chirurgin (C).
>
> C: »Wie kann ich Ihnen helfen, was fehlt Ihnen?«
> Ich: »Ich bin schwanger, habe starke Blutungen und Schmerzen, wahrscheinlich hatte ich gerade eine Fehlgeburt.«
> C: »Aber XXX ist ein männlicher Vorname!?«
> Ich: »Ja, ich weiß.«
> C: »Das müssen Sie mir jetzt erklären, das ist nicht mein Fachgebiet. Wie konnte es zu einer Schwangerschaft kommen? Wurde bei Ihnen eventuell mal eine Transsexualität festgestellt?«
> Ich: »Ja.«
> C: »Also Sie wurden als Mädchen …«
> Ich: »… geboren, jetzt als Mann lebend. Habe ich nicht gesagt, ich habe Schmerzen? Bin doch hier nicht in 'ner Talkshow!«
>
> Die Chirurgin stellt fest, dass sie Chirurgin ist und deswegen nichts machen kann. Sie wolle aber die Gynäkologin anrufen.[14]

Ein Einzelfall? Wohl kaum. In Protokollen von männlichen beziehungsweise nicht-binären schwangeren Personen wird immer wieder von einer unzureichenden medizinischen Versorgung bei Schwangerschaften, Fehlgeburten oder Abtreibungen berichtet.[15] Dass max aufgrund seines trans-Seins in die Chirurgie statt in die Gynäkologie geschickt wurde, hätte für ihn lebensgefährlich werden können.

Dass der Wunsch, Eltern zu werden, nicht in Erfüllung geht, gehört zum Leben vieler Menschen dazu. Genauso sollte es für eine moderne, progressive Gesellschaft »normal« sein, die Vielfalt der unterschiedlichen Erfahrungen und Biografien anzuerkennen und Menschen, die nicht in eine heteronormative Schablone passen, zu sehen, ihnen zuzuhören und ihnen die gleichen Rechte und Gefühle zuzugestehen, wie allen anderen auch.

»Teodora« - Im Würgegriff des Patriarchats

Es ist eine perfide Strategie von Ideolog*innen und Rechten, Fehlgeburten mit Abtreibungen zu vermischen. Sie schrecken nicht davor zurück, Frauen, die Fehlgeburten erleiden, Abtreibungen zu »unterstellen«. Auf diese Weise erlangen sie die Deutungshoheit über die Körper der Frauen, können sie regulieren und kontrollieren. Für Betroffene kann das nicht nur gefährlich, sondern sogar lebensbedrohlich werden. Nämlich dann, wenn diese patriarchalen und übergriffigen Methoden Einzug in die Gesetze finden. Dann werden Frauen um ihre Selbstbestimmung gebracht, entrechtet und können für Fehlgeburten kriminalisiert werden.

Einer der gefährlichsten Orte der Welt für Frauen ist El Salvador. Das kleine Land in Zentralamerika hat mit die schärfsten Abtreibungsgesetze der Welt. Und das in einer Region, in der die Frauen in den vergangenen Jahren so viel für ihre Rechte demonstriert, gekämpft und auch erreicht haben. Ihr Protest hat bewirkt, dass Abtreibungen in Mexiko, Argentinien, Kolumbien, Chile und Ecuador legalisiert wurden. Nicht so in El Salvador.

Die Politik in dem erzkonservativen Land steht unter dem Einfluss der katholischen Kirche und evangelikaler Fundamentalist*innen. Anhänger*innen der sogenannten Lebensschutzbewegung und die Anti-Abtreibungslobby sind auch im Parlament vertreten. Schwangerschaftsabbrüche sind seit 1998 komplett verboten, selbst nach Vergewaltigung und Inzest oder wenn das Leben der Mutter in Gefahr ist. Die Anklage bei Abtreibung lautet meist »schwerer Totschlag«, der mit bis zu fünfzig Jahren Gefängnis geahndet wird. Sexuelle Gewalt wird auf diese Weise toleriert und institutionalisiert. Das Opfer landet hinter Gittern, nicht der Täter.

El Salvador zählt zu den Ländern, in denen weltweit die meisten Morde begangen werden. Trotzdem hat die Polizei offenbar Kapazitäten, Frauen zu verfolgen, die abtreiben. Und sie hat auch Kapazitäten, Frauen zu verfolgen, die Fehlgeburten erleiden. Denn das Abtreibungsgesetz definiert auch Fehl- und Stille Geburten als schwere Verbrechen. Frauen müssen nach Fehlgeburten oder medizinischen Notfällen wie Schwangerschaftskomplikationen jahrzehntelange Haftstrafen absitzen. Laut einer Studie der Heinrich-Böll-Stiftung hat der Staat zwischen 2000 und 2019 181 Frauen unter Anklage gestellt, die einen gewollten oder ungewollten Schwangerschaftsabbruch hatten.[1]

Über eine dieser Frauen erzählt die Dokumentation *Fly so far* der schweizerisch-salvadorianischen Regisseurin Celina Escher. Im Mittelpunkt des Filmes steht Teodora del Carmen Vázquez, deren Geschichte um die Welt ging: Nach einer Stillen Geburt im letzten Schwangerschaftsmonat hat das Gericht sie im Jahr 2007 wegen Mordes an ihrem Kind zu einer dreißigjährigen Haftstrafe verurteilt. Sie saß im Gefängnis für ein Verbrechen, das sie nicht begangen hat. Schließlich konnte sie mithilfe der Menschenrechtsorganisation Amnesty International eine Wiederaufnahme ihres Falles erwirken.

Infolgedessen wurde sie nach knapp elf Jahren vorzeitig aus der Haft entlassen.

Heute kämpft Teodora gegen die Abtreibungsgesetze und hilft inhaftierten Frauen mit ähnlichem Schicksal. Denn viele andere Betroffene sitzen bis heute als »Kindsmörderinnen« unter menschenunwürdigen Bedingungen in Haft. Doch die Frauen organisieren sich zunehmend, sie kämpfen für ihre Rechte, ziehen durch die Straßen und vor Gericht. Ende 2021 verkündete der Interamerikanische Gerichtshof für Menschenrechte ein historisches Urteil gegen den Staat El Salvador. Eine Frau wurde wegen einer Fehlgeburt zu dreißig Jahren Gefängnis verurteilt. Zwei Jahre war sie im Gefängnis, bevor sie 2010, mit Handschellen an das Krankenhausbett gefesselt, an Lymphdrüsenkrebs verstarb. Als das publik wurde, verpflichtete das Gericht den Staat, Leitfäden für gynäkologische Behandlungen zu entwickeln und seine Abtreibungsgesetze zu reformieren. Gynäkologische Notfälle, so das Gericht, dürfen keine strafrechtlichen Konsequenzen haben.

Bisher ist allerdings nichts passiert. Im Jahresbericht 2022 von Amnesty International steht, dass in El Salvador das absolute Abtreibungsverbot weiterhin besteht. Mindestens zwei Frauen befanden sich 2022 nach einer Früh- und einer Stillen Geburt in Haft, sechs Frauen drohten Gerichtsverfahren. Eine junge Frau verurteilte das Gericht wegen einer Fehlgeburt, nach der sie in die Notaufnahme musste, zu fünfzig Jahren Gefängnis. Es war das erste Mal, dass die Höchststrafe verhängt wurde.[2]

Der Blick nach El Salvador verdeutlicht: Wo die reproduktiven Rechte von Frauen eingeschränkt sind, werden auch Frauen mit Fehlgeburten kriminalisiert und geraten im schlimmsten Fall in Lebensgefahr. Der »schlimmste Fall« tritt nicht nur in El Salvador, sondern auch in den USA mittlerweile regelmäßig ein. Etwa die Hälfte der Schwangerschaften in den USA sind ungewollt. Etwa 40 Prozent der ungewollten Schwangerschaften enden mit einem induzierten Abbruch.[3] Seitdem der Supreme Court 2022 das fünfzig Jahre alte Recht auf Abtreibung aus dem Grundsatzurteil »Roe v. Wade« gekippt hat, sind in vielen konservativ regierten Bundesstaaten Schwangerschaftsabbrüche verboten. Auch nach Vergewaltigung, Inzest oder bei Minderjährigkeit. In diesen Staaten dürfen Ärzt*innen keine Behandlungen mehr anbieten, die entweder als Abtreibung gelten oder zu einer solchen führen können. Andernfalls riskieren sie eine Strafverfolgung. Da das operative Handwerk nach Fehlgeburten das gleiche ist wie bei einem gewollten Schwangerschaftsabbruch, entsteht für die Mediziner*innen ein Dilemma. Seitdem häufen sich die Berichte über Frauen, denen Ärzt*innen nach einer Fehlgeburt die Behandlung verweigern.

Buzzfeed berichtete 2023 von einer Frau aus Idaho, die in einem TikTok-Video beschreibt, wie sie nach einer Fehlgeburt in der sechsten Schwangerschaftswoche in der Notaufnahme eines Krankenhauses fast verblutete, weil die Ärzt*innen keine Kürettage durchführen wollten. Sie schickten sie trotz großer Schmerzen nur mit einem Medikament zur Behandlung der Blutungen nach Hause. Sie solle abwarten. Erst nach 19 Tagen stoppten die Blutungen.[4]

Fassungslos macht der Fall von Amanda Zurawski aus Texas. Als der 35-Jährigen in der 18. Schwangerschaftswoche die Fruchtblase platzt, schlägt das Herz ihres Babys noch. Sie leidet an einer Gebärmutterhalsschwäche, ihr Kind hat keine Chance zu überleben, die Geburt steht unmittelbar bevor.

Noch bevor der Supreme Court das Recht auf Abtreibung rückgängig gemacht hatte, erließ Texas 2021 das schärfste Abtreibungsverbot in der Geschichte der USA. Das »Heartbeat Bill« schreibt vor, dass Ärzt*innen keinen Abbruch mehr vornehmen dürfen, sobald im Ultraschall eine Herzaktivität des Embryos sichtbar ist. Das kann ab etwa der sechsten Schwangerschaftswoche der Fall sein, ein Zeitpunkt also, zu dem Frauen oft noch nicht mal von ihrer Schwangerschaft wissen. Die Auswirkungen des Gesetzes sind für Zurawski gravierend. Die dringend nötige Stille Geburt ihres Kindes darf nicht medizinisch eingeleitet werden. Erst wenn das Herz ihres Kindes nicht mehr schlägt oder das Leben der Mutter in Gefahr ist, dürfen die Ärzt*innen eingreifen. Also schicken sie Zurawski nach Hause. Dort bekommt sie erst eine Infektion, dann eine Blutvergiftung. Sie wird in die Notaufnahme eingeliefert, schwebt in Lebensgefahr. Erst jetzt stimmt die Ethikkommission des Krankenhauses einer Behandlung zu, die Ärzt*innen retten im letzten Moment ihr Leben. Infolge der Sepsis ist Zurawskis Gebärmutter derart vernarbt, dass sie mehrmals operiert werden muss und unklar ist, ob sie je wieder ein Kind bekommen kann.[5]

Diese beiden Fälle sind keine Ausnahmen in den USA. Berichte über Frauen, die im Notfall nicht medizinisch versorgt werden, häufen sich. Die schwangere Frau an sich ist nicht mehr schützenswert, sondern nur noch die schwangere Frau, die ein lebendes Kind zur Welt bringt. Wer ein totes Kind gebärt oder eine Schwangerschaft abbricht, wird verfolgt. Restriktive Abtreibungsgesetze versperren also nicht nur Frauen, die ungewollt schwanger sind, sondern auch Frauen, die sich nichts mehr wünschen als ein Baby, den sicheren Zugang zur Gesundheitsversorgung. Betroffene, die nicht versichert, erkrankt oder arm sind, sind besonders gefährdet. Sie können nicht in einen anderen Bundesstaat oder ein anderes Land fahren, um in einer privaten Klinik den Schwangerschaftsabbruch selbst zu bezahlen oder sich nach einer Fehlgeburt behandeln lassen.

Patriarchale Politiker*innen kontrollieren mithilfe von Gesetzen die Körper der Frauen, ihre Reproduktion und damit die Gesellschaft. Frauen mit Kinderwunsch, die nach einem Verlust traumatisiert sind, werden in einem solchen perfiden System schnell vom Opfer zur Täterin – und damit doppelt bestraft. Sie müssen verarbeiten, dass das Kind, auf das sie sich freuten, tot ist, und werden dafür auch noch von der Justiz verfolgt. Oft wird ihnen eine »mutwillige« Abtreibung unterstellt. Erzkonservative Staatsanwält*innen haben in den USA, schon bevor 2022 das Recht auf Abtreibung gekippt wurde, Frauen verfolgt, die ihre Kinder verloren hatten. Laut der gemeinnützigen Schwangerenberatung »Pregnancy Justice« wurden zwischen 1973, als die USA Schwangerschaftsabbrüche legalisierte, und 2020 mehr als 1700 schwangere Amerikanerinnen unter Strafe gestellt.[6]

Amnesty International hat herausgefunden, dass von den Strafverfolgungen disproportional vor allem arme, Schwarze und indigene Frauen betroffen sind.[7] Viele von ihnen sind abgehängt und abhängig. Sie werden wegen »Vernachlässigung ihres Kindes« oder »Totschlags« angeklagt, weil sie nach einer Fehl- oder Stillen Geburt im Krankenhaus positiv auf Drogen getestet wurden. Das fand die gemeinnützige Journalismus-Organisation »The Marshall Project«, die auf Strafjustiz spezialisiert ist, gemeinsam mit der *Washington Post* und anderen Medien heraus.

Sie schreiben in ihrem Artikel »They lost their pregnancies. Then prosecutors sent them to prison«, dass es sich bei den Frauen, die nach Fehlgeburten angeklagt werden, meistens um Frauen handelt, die im Leben schon viel verloren oder nie etwas besessen haben. Sie haben schlechtbezahlte Jobs, sind in ihrer Beziehung Opfer von Gewalt, haben kaum Zugang zu Hilfsangeboten gegen Drogenabhängigkeit und sind auf Anwälte angewiesen, die ihnen meistens raten, auf »schuldig« zu plädieren. In dem Artikel steht: »Viele Expert*innen gehen davon aus, dass diese Rechtsauslegungen nach der Aufhebung des Urteils Roe v. Wade wohl noch gängiger werden, weil es nun für die Bundesstaaten leichter ist, Gesetze zu verabschieden, die Embryos und Föten die gleichen Rechte wie Kindern oder ihren Müttern einräumen.«[8] Dreh- und Angelpunkt ist also das Abtreibungsgesetz, das auch darüber entscheidet, wie mit Frauen nach Fehlgeburten umgegangen wird. Ziel der Anti-Abtreibungslobby ist es, den Fötus als unabhängige Person zu definieren und ihm dadurch die gleichen Rechte wie der schwangeren Frau zuzugestehen.

Wie der *Focus* berichtete, hat die obdachlose Chelsea Becker im Jahr 2019 nach schweren Blutungen ihren Sohn im achten Monat im eigentlich liberalen Kalifornien leblos zur Welt gebracht. In Beckers Blut konnten Spuren illegaler Methamphetamine nachgewiesen werden. Das Krankenhauspersonal verständigte daraufhin die Polizei. »Mord an einem menschlichen Fötus« lautete die Anklage der Staatsanwaltschaft. Die Schwangere habe böswillig gehandelt und ihr ungeborenes Baby mutwillig umgebracht. Allerdings gab es keine Beweise dafür, dass der Drogenmissbrauch die Fehlgeburt auslöst hatte. Beckers medizinische Akte verwies vielmehr auf Infektionen, die womöglich zum Schwangerschaftsabgang geführt haben. Becker saß nach dem Verlust ihres Kindes eineinhalb Jahre im Gefängnis, bevor die Anklage gegen sie fallengelassen wurde.

Einen eindeutigen wissenschaftlichen Zusammenhang zwischen der Einnahme von Methamphetaminen und Fehlgeburten gibt es nicht. Das Marshall Project zitiert in seinem Bericht den Forscher Harvey Kliman von der medizinischen Universität Yale, der sagt, dass Methamphetamine vorrangig Auswirkungen auf das Gehirn haben, nicht auf die Plazenta. Es gäbe »keinen biologischen Grund dafür, dass Methamphetamine einen Schwangerschaftsabgang bewirken könnten«.

Jeden Tag werden gesunde Babys geboren, auch von Müttern, die drogenabhängig sind. Das soll nicht verharmlosend wirken. Im Gegenteil: Mediziner*innen raten strikt davon ab, in einer Schwangerschaft Drogen zu konsumieren. Die Substanzen können gravierende Auswirkungen auf die gesunde Entwicklung des Kindes haben und auch dazu beitragen, dass das Risiko für eine Fehlgeburt steigt. Es soll lediglich verdeutlichen, dass es für die Schlussfolgerung »Wenn eine schwangere Frau Drogen nimmt, verursacht sie damit eine Fehlgeburt« keine wissenschaftliche Evidenz gibt.

Andere Frauen, denen nach einer Fehlgeburt Drogenkonsum nachgewiesen wird, werden mit bis zu zwanzig Jahren Gefängnis bestraft. Allerdings steht Drogenkonsum in den USA in den meisten Staaten nicht unter Strafe, sondern Drogenbesitz oder -handel. Schwangere werden also für etwas bestraft, wofür nicht-schwangere Personen nicht bestraft werden. Und es gibt weitere Gesetze, die schwangere Frauen diskriminieren und kriminalisieren. Nach Angaben des Guttmacher-Instituts, einer Pro-Choice-Organisation, die Frauen in ihrem Recht auf Selbstbestimmung unterstützt, gilt Drogenkonsum während der Schwangerschaft in der Hälfte der Bundesstaaten als Kindesmissbrauch. In mehr als der Hälfte aller US-Bundesstaaten sind Personen in Gesundheitsberufen verpflichtet, schwangere Frauen zu melden, von denen sie vermuten, dass sie Drogen nehmen.[9] Es werden also Gesetze geschmiedet, die dabei helfen, Frauen und ihre Körper zu kontrollieren und ihre Mitmenschen zur Verleumdung anstiften.

Mediziner*innen in den USA haben festgestellt, dass, seitdem Roe v. Wade gekippt wurde, immer weniger schwangere Frauen zu den empfohlenen Vorsorgeuntersuchungen kommen – aus Angst, verhaftet zu werden, falls kein Herzschlag mehr zu finden ist. Die Rechtsprechung gefährdet also Frauen, ihre Gesundheit und die ihrer Kinder. Damit erfüllt sie das Gegenteil ihres ursprünglichen Zwecks: ihre Bürger*innen zu schützen.

Im Fall Chelsea Becker bezieht sich die Staatsanwaltschaft in ihrer Anklage auf die »Foetal Assault Laws«. Politiker*innen in mehr als dreißig Staaten hatten sie ursprünglich verfasst, um schwangere Frauen vor körperlichen Angriffen besser zu schützen. Doch Staatsanwält*innen nutzen sie seitdem auch zur Inhaftierung von Müttern. Es handelt sich um Gesetze, nach denen der Fötus – und in vielen Fällen sogar schon die befruchtete Eizelle – die gleichen Rechte wie die Mutter hat und unabhängig von ihr betrachtet wird. Infolgedessen wird vor Gericht die Gesundheit des ungeborenen Kindes gegen die Gesundheit seiner Mutter ausgespielt. Ein perverses Konstrukt, in dem die Frau ihr Recht, über ihren eigenen Körper zu bestimmen, verliert. Sie lebt zwar im »Land of the Free«, ist aber kein freier Mensch mehr.

Nach dieser Logik kann sie nach einer Fehlgeburt strafrechtlich verfolgt werden, wenn sie sich nicht genügend ausgeruht hat, gestürzt ist oder nicht rechtzeitig zur Geburt in ein Krankenhaus gelangt ist. Und auch, wenn sie ein Glas Wein getrunken hat oder nicht zu den freiwilligen Vorsorgeuntersuchungen gegangen ist. Ihr kann im juristischen Sinne die »Schuld« am Tod ihres Kindes gegeben werden, weil sie seine Rechte mit ihrem Verhalten missachtet hat. Viele dieser Beispiele waren tatsächlich Anklagen, die gegen Frauen erhoben wurden, wie die Schwangerenberatung »Pregnancy Justice« dokumentiert.

Eine Frau aus Alabama wurde sogar strafrechtlich verfolgt, weil sie im fünften Monat eine Fehlgeburt erlitt, nachdem ihr in den Bauch geschossen wurde.[10] Die Mutter habe den Streit initiiert, infolgedessen eine andere Frau sie angeschossen hat. Deshalb sei sie für den Tod ihres Kindes verantwortlich. Anklage: Mord. Nicht die Person, die mit einer Waffe auf eine schwangere Person schießt, ist also die Täterin, sondern die, auf die geschossen wird. Die systematische Täter-Opfer-Umkehr erreicht damit ihren absurden Höhepunkt.

Die *New York Times* schrieb 2018, dass die Gebärmutter einer schwangeren Frau zum »juristischen Schlachtfeld«[11] wird, wenn jeder Schwangerschaftsverlust ein potenzielles Verbrechen ist, wenn eine schwangere Frau keine unabhängige, freie Person mehr ist. Dann leben wir in einer dystopischen Realität.

Heute, nur wenige Jahre und eine Entscheidung des Supreme Courts später ist diese dystopische Realität in den USA Wirklichkeit geworden. Expert*innen rechnen damit, dass das erst der Anfang ist. In den Bundesstaaten, die 2022 Abtreibungen verboten haben, sind Google-Suchanfragen für »DIY abortion«, »How to self-abort« und »How to have a miscarriage« durch die Decke gegangen. Denn Abtreibungsverbote führen erwiesenermaßen nicht zu weniger Abbrüchen, sondern zu solchen, die für Frauen gefährlicher und teurer sind.

Abtreibungsgegner*innen wollen noch weitergehen. Ihr nächstes Ziel ist es, das Medikament »Mifepriston«, das in Deutschland als »Mifegyne« bekannt ist, zu verbannen. Mifepriston wird in den USA bei mehr als jedem zweiten Schwangerschaftsabbruch eingesetzt. Seitdem viele konservative Staaten Abtreibungen verboten haben, hat Mifepriston eine hohe Nachfrage. Denn viele ungewollt Schwangere haben sich das Medikament per Telemedizin verschreiben lassen.

Die Pro-Life-Aktivist*innen könnten erfolgreich sein. 2023 hat ein Bundesrichter in Texas die Zulassung für Mifepriston aufgehoben. Daraufhin zog die US-Regierung unter Präsident Joe Biden vor den Supreme Court, um gegen das Urteil vorzugehen. Der Oberste Gerichtshof setzte für die Dauer des Berufungsverfahrens das Urteil des Richters aus Texas aus, sodass Mifepriston vorerst auf dem Markt bleibt. Frauenrechtler*innen blicken dem Berufungsverfahren mit Sorge entgegen, schließlich ist der Gerichtshof seit der Amtszeit von Ex-Präsident Donald Trump überwiegend konservativ besetzt.

Und was kommt als Nächstes? Für einen Schwangerschaftsabbruch geben Ärzt*innen ihren Patientinnen Mifepriston zusammen mit Misoprostol, das, wie wir wissen, auch der einzige zuverlässige Wirkstoff bei einer medikamentösen Behandlung von Fehlgeburten ist. Misoprostol kann für einen Schwangerschaftsabbruch zur Not auch allein verwendet werden. Die Weltgesundheitsorganisation empfiehlt das aber nur, wenn Mifepriston nicht verfügbar ist. Nehmen die selbst ernannten »Lebensschützer*innen« bald auch dieses Medikament in den Fokus und schaden damit dem Leben Hunderttausender Frauen, indem sie ihre Gesundheitsversorgung verschlechtern? Selbst eine Einschränkung des freien Zugangs zu Verhütungsmitteln könnte folgen. Je mehr sich die Schlinge für Frauen zuzieht, die eine ungewollte Schwangerschaft abbrechen, desto enger wird sie auch für Frauen, die Fehlgeburten erleiden – so viel ist sicher.

Bedeutsame Entscheidungen, die in den USA getroffen werden, haben immer Auswirkungen auf den Rest der Welt. Seitdem das Oberste Gericht das Recht auf Abtreibung in den USA rückgängig gemacht hat, stehen auch die reproduktiven Rechte der Frauen in anderen Ländern auf dem Prüfstand. In Großbritannien fordern Frauenrechtler*innen eine Reform der Gesetze. Zwar ist es seit 1967 legal, eine Schwangerschaft vor der 24. Woche abzubrechen, wenn zwei Ärzt*innen unabhängig voneinander bestätigen, dass die Schwangerschaft, wenn sie weitergetragen wird, ein physisches oder mentales Risiko für die betroffene Person darstellen kann. Gleichzeitig gilt noch immer ein Gesetz aus dem Jahr 1861, das besagt, dass es rechtswidrig ist, eine Fehlgeburt mit »Gift«, »einem Instrument« oder »anderen Mitteln welcher Art auch immer« herbeizuführen. Schuldige Personen können mit lebenslanger Haft bestraft werden. Laut *Guardian* hat die Polizei in den vergangenen zehn Jahren gegen Dutzende Frauen auf Basis dieses Gesetzes ermittelt.[12]

2021 ermittelte sie ein Jahr lang gegen eine 15-Jährige, die eine Stille Geburt erlitt. Das Krankenhauspersonal rief die Polizei, weil es vermutete, dass die Jugendliche Medikamente eingenommen hatte, die sie im Internet gekauft hatte, um ihre Schwangerschaft zu beenden. Daraufhin durchsuchte die Polizei monatelang Nachrichten und Suchanfragen auf dem Handy und dem Laptop des Mädchens. Sie hatte sich im Internet über die Möglichkeiten eines Abbruches informiert und Nachrichten mit ihrem Freund ausgetauscht, in denen sie ihre Sorgen über die Schwangerschaft äußerte. Weil sie ihr Kind nach der 24. Schwangerschaftswoche verlor, suchten die Ermittler*innen nach Beweisen für eine »selbst herbeigeführte Fehlgeburt«. Nach einem Jahr mussten sie die Ermittlungen einstellen. Ein Gerichtsmediziner stellte fest, dass die Schwangerschaft natürlich endete.

Was ist das für eine Gesellschaft, in der Frauen, die Fehl- und Stille Geburten erleiden, auf Basis eines Gesetzes aus dem Viktorianischen Zeitalter von der Polizei verfolgt werden? In der Teenager des Mordes verdächtigt werden, statt Hilfe und Unterstützung in einer Krisensituation zu bekommen? In der die Suche nach Informationen und niedergeschriebene Gefühle als juristische Waffen gegen Frauen verwendet werden?

Die schärfsten Abtreibungsgesetze in Europa hat neben Malta unser Nachbarland Polen. Die rechtsnationale Regierung unter Führung der PiS, die unter starkem Einfluss der katholischen Kirche steht, erlaubte seit 2020 Schwangerschaftsabbrüche nur noch bei Inzest, wenn das Leben der Frau in Gefahr ist oder sie vergewaltigt wurde. Eine Vergewaltigung muss allerdings mit einem »offiziellen Zertifikat« nachgewiesen werden. Auch wenn der Fötus schwere Fehlbildungen hat oder klar ist, dass das Kind nach der Geburt stirbt, darf die Schwangerschaft nicht beendet werden. Die

Frauen müssen es austragen. Bei einem illegalen Abbruch drohen dem medizinischen Personal bis zu drei Jahre Haft.

Auch der Zugang zur »Pille danach« und zu Verhütungsmitteln ist eingeschränkt. Seitdem sind mehrere Frauen, die Fehlgeburten erlitten, gestorben, weil die Ärzt*innen keinen »Abbruch der Schwangerschaft« vorgenommen oder vielmehr keine Stille Geburt eingeleitet haben. 2022 ging der Fall einer 37-Jährigen durch die Presse, die mit Zwillingen schwanger war.[13] Als sie mit Schmerzen ins Krankenhaus kam, stellten die Ärzt*innen fest, dass eines der Kinder im Mutterleib gestorben war. In ihrem Fall hätte wegen des Risikos einer Infektion das tote Kind aus der Gebärmutter entfernt werden müssen, um das lebende Kind und die Mutter zu retten. Weil der Eingriff auch das Leben des zweiten Kindes hätte kosten können und damit eine illegale Abtreibung im Raum gestanden hätte, warteten die Mediziner*innen lieber ab. Zu lange. Nach einer Woche starb die Mutter an einer Blutvergiftung.

In Deutschland sind Schwangerschaftsabbrüche seit 1871 illegal und strafbar. Der Bundestag setzte zwar an dem Tag, an dem in den USA Roe v. Wade zurückgenommen wurde, ein positives Zeichen und strich den Paragrafen 219 a, das »Werbeverbot« oder besser gesagt das Informationsverbot zu Abtreibungen. Seitdem dürfen Ärzt*innen wieder öffentlich über die Methoden und Risiken von Abbrüchen zum Beispiel auf ihren Homepages informieren. An Paragraf 218 des Strafgesetzbuches rüttelt die Politik allerdings bisher nicht, er steht gleich nach den Paragrafen zu Totschlag und Mord: »Wer eine Schwangerschaft abbricht, wird mit Freiheitsstrafe bis zu drei Jahren oder mit Geldstrafe bestraft.« Unter bestimmten Bedingungen, zu denen ein vorheriges Pflichtgespräch in einer Beratungsstelle gehört, bleibt der Abbruch bis zur zwölften Woche straffrei. So steht es in Paragraf 218 a. Es ist eine Duldung.

Ein Recht auf Abtreibung, wie es die Vereinten Nationen, die Europäische Union und die Weltgesundheitsorganisation seit Jahren fordern,[14] gibt es in Deutschland nicht. Die Kosten für den Abbruch muss die Frau selbst tragen. Obwohl Aktivist*innen seit vielen Jahren für eine Reform des Gesetzes und eine Legalisierung kämpfen, hält die Politik eisern daran fest. Und auch hierzulande verschlechtert sich der freie Zugang zu einer sicheren Gesundheitsversorgung für Frauen stetig. Immer weniger Ärzt*innen nehmen Schwangerschaftsabbrüche vor, zum Teil wegen der rechtlichen Stigmatisierung, einige werden von Ideolog*innen bedroht, andere lehnen den Eingriff aus ethischen oder religiösen Gründen ab.

Die Folgen: Frauen müssen immer längere Wege und damit Kosten und Strapazen auf sich nehmen. Die Autorin Teresa Bücker schrieb in ihrem Newsletter »zwischenzeit_en« über Abtreibungen und auch über ihre beiden Fehlgeburten. Sie fordert eine feministische Gesundheitspolitik, die für alle zugänglich, diskriminierungsfrei, öffentlich finanziert und sozial gerecht ist. Sie schreibt: »Erst, wenn ein gesellschaftliches Interesse daran besteht, dass diejenigen, die schwanger werden können, so gut wie möglich versorgt sind mit Blick auf diese Kraft und Verletzlichkeit ihres Körpers sowie die Selbstbestimmung darüber, kann so etwas wie Gleichberechtigung und Freiheit für alle entstehen.«[15]

Wie die Beispiele aus den USA, Großbritannien und Polen deutlich zeigen, sind, solange Schwangerschaftsabbrüche verboten sind, auch Frauen, die Fehlgeburten erleiden, immer in Gefahr, medizinisch nicht versorgt, kriminalisiert und strafrechtlich verfolgt zu werden. Wie lange will sich eine zivilisierte Gesellschaft wie Deutschland diese juristische Grauzone noch leisten? Was passiert mit der Auslegung des Paragrafen, wenn Parteien wie die CDU/CSU oder die AfD, die Abbrüche ablehnen, weiter erstarken? Wie lange werden die Frauen und auch das medizinische Personal die Stigmatisierung weiter hinnehmen?

2023 veröffentlichte die AfD einen Leitantrag für das Wahlprogramm zur Europawahl 2024, in dem sie schreibt, dass sie Schwangerschaftsabbrüche weitgehend einschränken will. Sie sollen die »absolute Ausnahme« bei medizinischen Gründen oder Vergewaltigung sein.[16] Zu diesem Zeitpunkt hat die Partei 21 Prozent Zustimmung in der deutschen Bevölkerung und ist damit die zweitstärkste des Landes. Wenn wir eines aus all diesen Fällen aus dem Ausland lernen können, dann, dass wir wachsam sein müssen, dass wir Frauenrechte nie als garantiert ansehen dürfen, sondern unsere Freiheit immer verteidigen und neu erkämpfen müssen.

Die gute Nachricht ist: Auch wenn das Selbstbestimmungsrecht der Frauen weltweit umkämpft ist und in manchen Ländern wie den USA und Polen sogar noch weiter eingeschränkt wird, gibt es in den vergangenen dreißig Jahren weltweit grundsätzlich einen Trend zur Liberalisierung von Abtreibungsgesetzen.[17] Dazu gehören Länder wie Spanien, Neuseeland, Südafrika und jüngst viele Länder Südamerikas, in denen sich Frauen erfolgreich ihr Recht auf Selbstbestimmung erkämpften. Als 2022 die US-Amerikanerinnen ihr Recht auf Abtreibung verloren, sagte Kanadas Premier Justin Trudeau: »Keine Regierung, kein Politiker oder Mann sollte einer Frau sagen, was sie mit ihrem Körper machen kann und was nicht.« Er versicherte kanadischen Frauen, für ihr Recht auf Abtreibungen einzustehen.

In manchen Ländern gibt es auch Fortschritte und Rechtsprechungen, die Frauen nach Fehlgeburten schützen, indem sie ihren Verlust anerkennen. So hat die neuseeländische Regierung unter der damaligen Premierministerin Jacinda Ardern 2021 eine dreitägige bezahlte Auszeit für Eltern nach Fehlgeburten beschlossen. Vorher war es nur möglich, freie Tage nach einer Stillen Geburt ab der 21. Schwangerschaftswoche zu nehmen. Neu und wohl einzigartig in der Welt ist, dass die Auszeit für die gebärende Person und ihren Partner oder ihre Partnerin gilt, unabhängig von der biologischen Elternschaft und davon, ob das Paar verheiratet ist oder nicht.

Mit den Worten »Obwohl eine von vier Frauen in Neuseeland eine Fehlgeburt erleidet, wird es in unserer Gesellschaft heute immer noch als Tabu wahrgenommen«, begann die Labour-Abgeordnete Ginny Andersen ihr Plädoyer vor dem Parlament.[18] Die Politiker*innen haben also mitbedacht, dass das Gesetz nicht nur den Betroffenen hilft, sondern auch zur Enttabuisierung von Fehlgeburten beiträgt. Wenn sie öffentlich darüber sprechen, wie häufig Fehlgeburten vorkommen, macht das deutlich, dass Betroffene sich nicht dafür schämen müssen. Wenn es ein Gesetz gibt, das Eltern nach einer Fehlgeburt schützt, indem es ihnen gemeinsam Zeit zum Trauern gewährt, erkennt das ihren Verlust an. Sie sind mit ihrem Empfinden damit weniger der Gefahr ausgesetzt, gesellschaftlich stigmatisiert oder ignoriert zu werden. Sie bekommen ein staatliches Recht auf Trauer. Sie müssen ihr seelisches Leid nicht mehr hinter einer Krankschreibung verstecken. »Die

Trauer, die mit einer Fehlgeburt einhergeht, ist keine Krankheit. Es ist ein Verlust«, sagte Andersen. Nach Ablauf der drei Tage sind die Eltern, wenn sie nicht wieder zur Arbeit gehen wollen oder können, allerdings auf eine Krankschreibung angewiesen. Auch das Nachbarland Australien gewährt Müttern zwei bezahlte Tage Auszeit nach einer Fehlgeburt. In beiden Ländern haben Angestellte nur zehn Tage im Jahr, in denen sie sich krankschreiben lassen dürfen. Was darüber hinausgeht, bezahlen Arbeitgeber*innen nicht mehr.

Wenn Politiker*innen öffentlich über Fehlgeburten und deren Auswirkungen sprechen, betroffene Bürger*innen mit Rechten ausstatten und sie beschützen, trägt das zu einem Wandel in der Gesellschaft bei. Auch wenn zwei oder drei Tage für die meisten Betroffenen nicht genug sein werden, weil die Trauer bei vielen noch lange danach anhält – oder nie vollständig abgeschlossen ist –, hat ein solches Gesetz nicht nur eine große symbolische Wirkung, sondern auch unmittelbare Auswirkungen auf den Alltag der Betroffenen. Verletzenden, verharmlosenden und bevormundenden Kommentaren, die Frauen nach Fehlgeburten oft hören wie »Es war ja noch kein richtiges Kind«, »Sieh's mal positiv, immerhin kannst du schwanger werden« oder »Vielleicht war es für das Kind ja das Beste« entzieht das Gesetz jegliche Grundlage.

Denn festgeschrieben ist nun: Wenn ein Kind stirbt, auch wenn es noch nicht geboren war, haben Eltern Anspruch auf Zeit. Zeit, das Erlebte zu verarbeiten und Zeit, um ihren Verlust zu trauern. Der Staat gesteht ihnen zu, traurig sein zu dürfen. Also sollte dies auch das Umfeld der Betroffenen tun. Und zwar nicht nur das private, sondern auch das berufliche. Arbeitgeber*innen sind dementsprechend verpflichtet, die

Herausforderungen und Auswirkungen für Familien, die ein Kind verlieren, mitzutragen. Fehlgeburten werden so aus dem Privaten ins Politische und damit in die Mitte der Gesellschaft geholt. Und genau da gehören sie hin.

In vielen Medienberichten des Globalen Nordens war damals zu lesen, dass Neuseeland das erste Land weltweit sei, das so ein fortschrittliches Gesetz verabschiedet habe. Sie ignorierten damit, dass bereits einige asiatische Länder Müttern nach Fehlgeburten bezahlte Auszeiten zugestehen. Indien erlaubt seit 1961 Frauen, die in einer Firma mit mehr als zehn Angestellten arbeiten, bis zu sechs Wochen bezahlte Trauerzeit nach einer Fehl- oder Stillen Geburt. Diese wird allerdings selten in Anspruch genommen, wohl weil viele unter prekären Bedingungen arbeiten und von der Regelung nicht profitieren. Für den zweiten Elternteil gilt das Gesetz nicht.

Die Philippinen gewähren seit 2019 Frauen nach Fehl- und Stillen Geburten sogar acht Wochen bezahlte Zeit, in der sie nicht arbeiten müssen. Auch Indonesien, Mauritius und Taiwan haben Gesetze, die Frauen nach Fehlgeburten zwischen drei und sechs Wochen bezahlte Auszeit zugestehen. Es lohnt sich also, aus unseren vermeintlich so modernen Ländern in Europa und dem Globalen Norden nach Asien zu blicken, wo Fehl- und Stillgeburten, deren Häufigkeit und die Auswirkungen auf betroffene Familien schon längst in der Gesellschaft anerkannt werden, indem Betroffene rechtlichen Schutz erfahren.

In Japan gibt es zwar keine bezahlte Auszeit für Betroffene, aber feierliche Zeremonien in den buddhistischen Tempeln für verstorbene Kinder aus Fehl- und Stillen Geburten. Weil die Tempel meist mitten im Zentrum und nicht am Stadtrand stehen, ist die Trauer um verlorene Kinder auch für Nicht-Betroffene zu sehen. Wenn Frauen nach Abtreibungen trauern möchten, dürfen sie das in einer solchen Zeremonie tun. Während der Feier stellen Betroffene kleine Steinfiguren von »Jizō« – dem Beschützer der Kinder – auf. Die Figuren tragen meist rote Mützen und rote Stofflätzchen. Hunderte dieser Figuren säumen oftmals die Tempel und helfen so dabei, die Realität vieler Eltern öffentlich sichtbarer zu machen.

Für Frauen und Familien ist außerdem entscheidend, wie niedrigschwellig Hilfsangebote in einer akuten Krise sind. In Großbritannien haben Betroffene schon vor vierzig Jahren die »Miscarriage Association« gegründet. Die Non-Profit-Organisation bietet heute eine Notrufnummer für Betroffene, einen Live-Chat, Selbsthilfegruppen und Beratung. Sie beliefert Kliniken und Krankenhäuser mit 200 000 Broschüren im Jahr, die die wichtigsten Informationen und Unterstützungsangebote nach Fehl- und Stillen Geburten bereitstellen und Betroffene dort erreichen, wo sie sie am dringendsten brauchen. Die Organisation schreibt auf ihrer Seite, dass sich jährlich 10 000 Menschen bei ihr melden und Hilfe suchen, die Website hat mehr als zwei Millionen Aufrufe im Jahr. Der Bedarf ist also riesig.

Das Beispiel zeigt, wie sinnvoll es ist, wenn Unterstützungsangebote Frauen und Familien direkt erreichen, wenn sie niedrigschwellig sind und gut orchestriert. In Deutschland wissen viele Betroffene gar nicht, dass auch Frauenzentren oder Geburtshäuser bei einem Kindsverlust weiterhelfen, dass Schwangerschaftsberatungen nicht nur für Schwangerschaftskonflikte, sondern auch für einen Schwangerschaftsverlust da sind. Es gibt keine zentrale Anlaufstelle, die alle Angebote listet und verlinkt. Auch das Familienministerium sieht sich offenbar nicht zuständig, eine Übersicht der Beratungsstellen auf seiner Homepage bereitzustellen. Betroffene im ländlichen Raum oder ohne Internetanschluss haben häufig überhaupt keinen Zugang zu Hilfsstellen. Selbst Städterinnen müssen Angebote wie Pro Familia, die Initiative Regenbogen oder die Telefonseelsorge schon vorher ein Begriff sein, damit sie sie in der akuten Krise finden können. Ansonsten landen sie in Deutschland im Nichts.

»Lilli« – Entscheidung über Leben und Tod

Lilli hat bereits eine Tochter. Ein paar Jahre nach deren Geburt trennt sich Lilli vom Vater ihres Kindes. Viele Jahre hofft sie auf eine neue Partnerschaft und auch auf ein weiteres Kind. Doch irgendwann hat Lilli das Gefühl, ihr läuft die Zeit davon. Sie ist Ende dreißig und will nicht ewig auf den richtigen Partner warten. Sie hat eine Freundin, die allein ein Kind mithilfe künstlicher Befruchtung bekommen hat. Als Lilli 41 ist, lässt sie sich in einer Kinderwunschklinik beraten. Sie will es mit der einfachsten Methode versuchen. Statt für eine In-vitro-Fertilisation (IVF), bei der Eizellen entnommen werden und nach der Befruchtung durch eine Samenspende wieder eingesetzt werden, entscheidet sie sich für die Methode, die einer natürlichen Zeugung am nächsten kommt, eine sogenannte Insemination.

Ihr Eisprung wird hormonell ausgelöst und die Samenspende in ihre Gebärmutter gespritzt. Die Kosten für die künstliche Befruchtung muss Lilli – anders als verheiratete Frauen – selbst tragen. Für sie als alleinstehende Frau ist der Weg zur Mutterschaft genau wie der von queeren Menschen nicht anerkannt. Bei Lilli hinterlässt die Ungleichbehandlung den Eindruck, dass sie eigentlich kein Kind haben sollte.

Doch es klappt sofort. Lilli wird schwanger. Sie ist glücklich und bremst sich gleichzeitig in ihrer Freude. Vor und nach der Geburt ihrer Tochter hatte sie bereits frühe Fehlgeburten. Sie weiß, nur weil sie schwanger ist, heißt das noch lange nicht, dass sie ein gesundes Kind bekommen wird.

In der 13. Woche geht sie zum Ersttrimester-Screening. Dafür werden das Alter der Mutter, die Ultraschallergebnisse und ein Bluttest bewertet und die Wahrscheinlichkeit für eine Trisomie berechnet. Lillis Ultraschall ist unauffällig. Sie beginnt sich nun zu freuen. Die Ärzt*innen sagen ihr, wenn der Bluttest auch unauffällig ist, schreiben sie ihr eine Nachricht, wenn nicht, rufen sie sie an. In der 15. Schwangerschaftswoche hat sie einen Termin bei ihrer Gynäkologin. Auch dieser Ultraschall ist unauffällig. Das Geschlecht des Kindes ist jetzt deutlich zu sehen: ein Junge. Lilli erzählt ihrer Familie davon.

Ein paar Tage später klingelt ihr Handy. Auf dem Display sieht sie die Nummer der Praxis für Pränataldiagnostik. Lilli erschrickt. Sie wollten doch eine Nachricht schicken, wenn alles gut ist. Die Stimme am Telefon sagt, die Ergebnisse wiesen auf Trisomie 21 hin. Das hieße aber noch nichts. Das Ergebnis könne auch falsch sein. Sie müsse eine Fruchtwasseruntersuchung machen. Bei der sogenannten Amniozentese wird mit einer Nadel durch die Bauchdecke der Mutter Fruchtwasser entnommen. Das Risiko, dass es nach der Untersuchung zu einer Fehlgeburt kommt, liegt bei 0,5 Prozent. Das Ergebnis bekommt Lilli schon am nächsten Tag. Es ist eindeutig: Ihr Sohn hat Trisomie 21. Down-Syndrom.

Im Nachhinein erscheint es Lilli absurd, dass sie vor der Pränataldiagnostik kein einziges Mal darüber nachgedacht hat, wie sie damit umgeht, wenn das Ergebnis positiv ist. »Ich bin immer davon ausgegangen, es wird negativ sein«, sagt sie. Die Untersuchung diente eigentlich nur ihrer persönlichen Beruhigung. Eine Selbstvergewisserung, alles gemacht zu haben, was man heute eben macht. »Ich habe überhaupt nicht damit gerechnet, dass ich mich wirklich damit auseinandersetzen muss, was ich überhaupt will.« Das muss sie jetzt, denn die Frage steht im Raum: Bekommt sie ein Kind mit Behinderung oder bricht sie die Schwangerschaft ab?

Im Hinterhof der Praxis befindet sich eine Schwangerenberatung. Auf der Website liest Lilli, dass sie sich an einem christlichen Weltbild orientiert, aber alle willkommen seien. Sie will eigentlich nicht hin. »Am Ende erzählen die mir, dass Abtreibung Sünde ist«, denkt sie. Und geht schließlich doch hin. Die Psychologin vor Ort ist einfühlsam und berät sie ergebnisoffen. Sie drängt Lilli weder dazu, ihren Sohn auszutragen noch die Schwangerschaft abzubrechen. Sie unterstützt sie vielmehr darin, mit den Informationen, die Lilli hat, umzugehen und eine für sie passende Entscheidung zu treffen. Außerdem stellt sie einen Kontakt zu einem Verein für Eltern her, die Kinder mit Trisomie 21 haben. Lilli liest sich ein, spricht mit einer Genetikerin, sammelt so viele Informationen wie möglich. Sie steht unter Druck, weiß, sie muss sich schnell entscheiden.

Eine Kürettage wird nur bis zur 14. Schwangerschaftswoche vorgenommen. Danach werden medikamentös Wehen eingeleitet, die Frauen müssen ihr Kind gebären. In späteren Schwangerschaftswochen, wenn das Kind zu schwer und schon weit entwickelt ist, muss es in seltenen Ausnahmen vorher im Mutterleib getötet werden. Denn sollte das Kind lebend auf die Welt kommen, sind die Ärzt*innen verpflichtet, alle lebensrettenden Maßnahmen zu ergreifen. Damit das nicht passiert, spritzen sie vorher Natriumchlorid in das fetale Herz. Dieser sogenannte Fetozid ist eine medizinische Ausnahme und hochbelastend für die Mutter und das medizinische Personal. Nur wenige Ärzt*innen sind bereit, ihn durchzuführen. Christliche Krankenhäuser verweigern ihn ganz.

»Diese Vorstellung fand ich so schrecklich, das wollte ich unbedingt vermeiden«, sagt Lilli. Ihr läuft die Zeit davon. Sie weiß nicht, was sie tun soll. Sie wünscht sich ihr Kind, will, dass es lebt. Sie weiß, Kinder mit Trisomie 21 sind oft fröhlich und unbeschwert. Wie stark die Behinderung allerdings ausgeprägt sein wird, kann ihr niemand sagen. Lilli hat keinen Partner, dafür bereits eine Tochter, um die sie sich auch kümmern möchte, die sie nicht vernachlässigen will. Lillis Entscheidung soll nicht zu ihrem Nachteil werden. Außerdem hat sie einen anspruchsvollen Job, ernährt ihre Familie allein, trägt ohnehin hohe Verantwortung. Welche Auswirkungen hat ein Leben mit einem Kind mit Behinderung auf meine Freundschaften, auf meine Familie, auf mein Leben, so wie ich es mir vorgestellt habe? Mit solchen Fragen geht Lilli schlafen und wacht mit ihnen wieder auf. Was soll sie nur tun?

Einmal denkt sie: Ich bin stark. Ich weiß, wie es ist, Mutter zu sein. Ich verdiene genug Geld. Ich hole mir Unterstützung. In solchen Momenten ist sie überzeugt, sie schafft das. Sie bekommt dieses Kind, ihren Sohn, und es wird alles gut. Sie gibt dem Pränataldiagnostiker ein positives Zeichen. Er wirkt erleichtert auf sie. Als ob er denkt, endlich entscheidet sich mal jemand für das Kind.

Dann beobachtet sie in der Elterngruppe Kinder mit Trisomie 21 und zweifelt. Sie sieht, dass manche mit drei Jahren nicht laufen können, andere mit sieben nicht sprechen. Sie liest über Krankheiten, an denen die Kinder zusätzlich leiden können, am Herzen, am Magen, Allergien – und denkt, ich schaffe das nicht, das überfordert mich, das ist nicht das Leben, das ich leben möchte.

Und dann kommt der Moment, in dem Lilli weiß, wie sie sich entscheiden wird. Ihre Tochter macht den Freischwimmer, bekommt ein Abzeichen. Lilli ist stolz auf sie. Sie stellt sich vor, wie sie sich von nun an im Freibad keine Sorgen mehr um sie machen muss, weil sie weiß, ihr Kind kann jetzt schwimmen. Dass sie sie mit ihren Freundinnen ziehen lassen kann, während Lilli entspannt auf einer Decke liegt. »In dem Moment ist mir klar geworden, dass ich dieses Gefühl mit dem Kind, das ich in mir trage, wahrscheinlich nie haben werde«, sagt Lilli.

Auch wenn es sicher einen gewissen Grad an Selbstständigkeit erreichen wird, weiß sie, dass sie immer Angst um ihren Sohn haben wird. Dass ihm etwas passiert. Dass er von der Gesellschaft schlecht behandelt wird. Dass er sich in einer Situation wiederfindet, in der er sich nicht zu helfen weiß. Und vor allem, dass Lilli ihn nie so in die Selbstständigkeit entlassen können wird wie ihre Tochter. »Unter diesen Sorgen würde ich immer leiden. Sie würden mich immer belasten. Und all das muss ich ohne Partner alleine durchstehen.« Was würde das mit meinem Leben machen? Sie konnte sich nicht vorstellen, dass sie die Kraft hat, das Leben ihres Kindes mit Behinderung, das ihres Kindes ohne Behinderung und gleichzeitig noch ihr eigenes Leben schön zu gestalten. In diesem Moment fällt sie die Entscheidung.

In der darauffolgenden Nacht erleidet Lilli einen Hörsturz. Sie hat nur noch ein Rauschen im Ohr. Am nächsten Morgen ruft sie den Pränataldiagnostiker an. Sie hat ein schlechtes Gewissen, ihm von ihrer Entscheidung zu erzählen. Lilli ist überfordert, es ist alles zu viel für sie. Die Psychologin in der Schwangerenberatung macht einen Termin für sie im Krankenhaus aus. Lilli ist mittlerweile in der 19. Woche. Das letzte Wochenende mit ihrem Kind im Bauch versucht sie zu genießen. Aufmerksam spürt sie nach seinen Bewegungen, spricht mit ihm, versucht Erinnerungen zu schaffen. Sie weiß, viel wird ihr nicht von ihm bleiben.

Vor dem Termin im Krankenhaus hat sie Angst. Sie muss ihr Kind zur Welt bringen und kann jetzt nicht mehr davonlaufen. Wie wird das medizinische Personal auf sie reagieren? Normalerweise bringen sie lebende Kinder auf die Welt. Werden sie sie verurteilen? Lillis Sorgen sind unbegründet. Alle sind freundlich zu ihr, begegnen ihr empathisch. Die Hebamme begleitet sie liebevoll. Lilli nimmt wehenauslösende Medikamente. Um 4.30 Uhr bringt sie ihren toten Sohn auf die Welt. Sie nennt ihn Jakob. Lilli nimmt ihn in den Arm, hält ihn stundenlang. Sie hat kleine Geschenke für ihn vorbereitet, ihm einen Brief geschrieben. Sie spricht mit ihm, streichelt ihn, begrüßt und verabschiedet ihn gleichzeitig. Ein ehrenamtlicher Sternenkind-Fotograf macht Bilder von den beiden. Bilder, die den Moment überdauern sollen. Niemand drängt, keiner macht mehr Druck. Endlich hat Lilli so viel Zeit, wie sie braucht. Erst in der folgenden Nacht verlässt sie das Krankenhaus. Ohne Jakob.

Ein Baby mit einer Diagnose wie Jakob ist eine Ausnahme. Nur 3 bis 5 Prozent aller Kinder in Deutschland kommen mit einer Behinderung zur Welt. Dass die Prozentzahl nicht höher ist, liegt auch daran, dass viele Eltern die Schwangerschaft abbrechen, wenn sie davon erfahren. 2022 meldet das Statistische Bundesamt rund 104 000 Schwangerschaftsabbrüche. Belastbare Zahlen, wie viele Mütter wie Lilli die Schwangerschaft abbrechen, wenn ihr Kind eine Trisomie hat, gibt es nicht. Verschiedene medizinische Publikationen schätzen, dass es neun von zehn Betroffenen sind.[1]

Lilli erlitt in der Zeit der Entscheidungsfindung einen Hörsturz und war stark belastet. So geht es den meisten Eltern. Die Psychotherapeutin Ines Fuchs beschreibt in ihrem Buch *Früher Kindsverlust und Folgeschwangerschaft,* wie schwierig es ist, wenn alles zusammenkommt: »Wird, für das Paar meist erwartungswidrig, ein positiver Befund bei der Pränataldiagnostik aufgezeigt, kann es unmittelbar zu Reaktionen wie Angst, Stress, Verzweiflung und Verleugnung kommen. Die Denk-, Wahrnehmungs- und Empfindungsfähigkeit kann dadurch herabgesetzt sein, was bei der Entscheidung für oder gegen einen Schwangerschaftsabbruch berücksichtigt werden muss.« Und auch die psychischen Folgen für Frauen können gravierend sein und krank machen. Frauen, die sich für einen Abbruch entscheiden, zeigen vier Monate danach zu 46 Prozent ein traumatisches Belastungssyndrom, 28 Prozent waren leicht oder mittelschwer depressiv.

Auch die Psychologin Hannah Lothrop macht in ihrem Ratgeber *Gute Hoffnung – Jähes Ende* darauf aufmerksam, wie schwierig es für Eltern wie Lilli ist, unter Zeitdruck, kurz nach der Diagnose, eine Entscheidung über Leben und Tod treffen zu müssen. Sie schreibt über die Zeit nach der positiven Diagnose in der Pränataldiagnostik: »Eltern sind gefragt, die wahrscheinlich schwierigste Entscheidung ihres Lebens zu treffen in einem Zustand des Schocks, bei dem durch einen erhöhten Adrenalinspiegel das Denkvermögen reduziert ist und selbst kleinste Entscheidungen des Alltags ungeheuer mühsam sind.«[2] Für Lilli ist diese Herausforderung besonders groß. Sie muss ihren Alltag bewältigen, arbeiten, ihre Tochter versorgen und gleichzeitig eine Entscheidung für oder gegen ihr zweites Kind treffen.

Lilli hat vorab, obwohl sie sehr reflektiert ist, kaum einen Gedanken daran verschwendet, was sie macht, wenn das Ergebnis der Pränataldiagnostik positiv ist. Auch Ines Fuchs schreibt, meist sei das Ergebnis, wenn es auffällig ist, »erwartungswidrig«. Die Mehrheit der Schwangeren geht wie Lilli neben den drei vorgesehenen Ultraschalluntersuchungen zu weitergehenden pränataldiagnostischen Testungen. Sie sind freiwillig. Bei Risikoschwangerschaften, also auch bei Frauen, die älter als 35 sind, raten Frauenärzt*innen meist dazu.

Warum setzen sich viele Eltern nicht mit den Möglichkeiten eines positiven Ergebnisses auseinander und überlegen im Vorfeld, welche Auswirkungen ein solcher Befund auf sie hätte? Es gilt als gesellschaftliche Norm, pränatale Tests zu machen, schreibt Lothrop. Die Tests nicht zu machen, gilt als unverantwortlich. Es gibt sie ja tatsächlich noch heute, die brutalen Kommentare, die Eltern von Kindern mit Behinderungen hören: »Sowas muss heutzutage doch nicht mehr sein.«

Natürlich wollen sich schwangere Frauen möglichst wenig mit den Risiken ihrer Schwangerschaft auseinandersetzen. Nur wer die Hoffnung hat, dass schon alles gut sein wird, kann freudig durch seine Schwangerschaft gehen. Die Zahlen geben den Frauen recht. Die Hoffnung, dass sie am Ende ein gesundes Kind bekommen, ist berechtigt. Etwa 97 Prozent aller Kinder kommen gesund auf die Welt.

Auch Pränataldiagnostiker Rabih Chaoui beobachtet, dass die meisten Familien verdrängen, was alles mit ihrem Baby sein könnte, wenn sie zu ihm in die Praxis kommen. Während er als Experte vor allem an Anomalien und Komplikationen denke, wollen die Eltern »Babyfernsehen« und wissen, ob es ein Junge oder ein Mädchen wird. »Viele glauben, sie hätten alles im Griff, indem sie gesund essen, aufhören zu rauchen, jeden Tag spazieren gehen und Folsäure nehmen«, sagt er. Sie erwarten keinen Schicksalsschlag.

Weil bei der Untersuchung eine riesige Kluft zwischen dem Fokus der Eltern und dem der Mediziner*innen klafft, gilt es, besonders sensibel vorzugehen. Chaoui hält Vorträge darüber, wie seine Kolleg*innen ihr Wording ändern können, damit die Eltern nicht unnötig beunruhigt werden. Denn das medizinische Vokabular kann Eltern grundlos verunsichern. Statt »Risikoberechnung« sagt Chaoui: »Ich mache eine Messung, ob das Baby okay ist.« Statt »Ich suche nach Fehlbildungen« sagt er: »Ich werde mir die Anatomie Ihres Kindes anschauen.« Statt vom »Risiko für Bluthochdruck« zu sprechen, sagt er: »Ich will sehen, ob Ihr Körper sich gut an die Schwangerschaft angepasst hat.« So entstehe eine gute Gesprächsatmosphäre, bei der sich Eltern auch, falls doch einmal etwas im Ultraschall auffällig sein sollte, aufgehoben fühlen.

Generell stellt sich die Frage, inwieweit medizinisches Vokabular in der Frauengesundheit und gerade zum sensiblen Thema Fehlgeburten reformierungsbedürftig ist. Sprache verändert sich ständig, Gesellschaften passen sie immer an Trends und den Zeitgeist an. Warum nicht auch medizinisches Vokabular? Es ist höchste Zeit, dass im ärztlichen Begleitbrief, den auch die Eltern lesen, das Wort »Abortus« ersetzt wird, gerade wenn es sich um ein komplett entwickeltes Kind handelt. »Leibesfrucht« oder »Schwangerschaftsmaterial« ermöglichen eine emotionale Distanzierung für medizinisches Personal, sind für trauernde Eltern allerdings entwürdigende Bezeichnungen. Auch das Wort »Ausschabung« klingt eher nach Baustelle und einem scharfkantigen Werkzeug als nach etwas, das in der Gebärmutter einer Frau stattfinden sollte. Oft sprechen Mediziner*innen sogar noch davon, dass die Mutter »ausstoßen« müsse, und meinen damit gebären.

Doch auch bei noch so guter Betreuung stehen die Eltern, die von einer positiven Diagnose ihres Kindes betroffen sind, meist unter Schock und wissen nicht, wie sie damit umgehen sollen. Diese Erfahrung macht auch Andrea Singer regelmäßig. Sie ist seit mehr als zehn Jahren als Beraterin für Pränataldiagnostik in der Münchner »Beratungsstelle für Natürliche Geburt und Elternsein« tätig. Das ist der Verein, den Edeltraut Edlinger mitbegründet hat und den wir bereits im Kapitel »Hannelore« kennengelernt haben. Viele Jahre hat Singer als Doula Frauen bei Stillen Geburten und nach Fehlgeburten begleitet.

»Pränataldiagnostische Tests sind wie ein Sog, in den die Eltern hineingezogen werden«, sagt sie. Sie sehen sie als Sicherheitscheck für ihr Kind. »Die Tests können aber nie garantieren, dass das Kind tatsächlich gesund ist. Es wird ja nur nach den häufigsten Anomalien gesucht und nicht die ganze DNA des Kindes analysiert. Und wenn es tatsächlich eine chromosomale Veränderung hat, was dann? Es gibt ja keine Therapie dagegen und man kann auch nur in seltenen Einzelfällen im Bauch operieren. Diagnostik ist keine Heilung.« Die Tests dienten meist mehr der Beruhigung der Eltern, nicht primär der Gesundheit des Kindes. Nur in seltenen Fällen, wenn das Kind zum Beispiel einen Herzfehler hat, hilft die Pränataldiagnostik, damit Eltern schon im Vorfeld die richtige Klinik auswählen und Ärzt*innen Vorbereitungsmaßnahmen für die Geburt treffen können, falls sofort operiert werden muss.

Singer sagt, es müsste vorab mehr Informationen für Eltern geben, darüber, dass viele Tests erstmal nur Wahrscheinlichkeitsberechnungen sind und keine Diagnosen. Und darüber, was es für Hilfsangebote gibt, sollte der Befund auffällig sein. Die erste Aufklärungspflicht liegt bei den niedergelassenen Gynäkolog*innen. Im Gendiagnostikgesetz ist festgeschrieben, dass jede Frau, die eine genetische Untersuchung in Anspruch nimmt, vorab umfassend informiert werden muss. Doch das können die Ärzt*innen in ihrer Sprechstunde oft nicht leisten. Wir erinnern uns, es sind nur 10 bis 15 Minuten, die sie für eine Patientin Zeit haben. Singer rät, dass Eltern idealerweise vorab darüber nachdenken, welche Auswirkungen ein solcher Befund auf ihre Entscheidung hätte. Es sei wichtig, in einem Gespräch herauszufinden, wie die Partnerin oder der Partner eigentlich darüber denkt. Ein solches Gespräch in der Familiengründungsphase mache vielleicht sogar den ein oder anderen Test überflüssig, wenn zum Beispiel ein Abbruch nicht in Frage komme.

Die Schwangerenberaterin erlebt auch Eltern, die sich vorher viele Gedanken gemacht haben. Für die entweder eindeutig ist, sie würden das Kind behalten, oder für die klar ist, dass sie sich das Leben mit einem Kind mit Behinderung nicht vorstellen können. Gerade beim Down-Syndrom begegne sie aber immer wieder Eltern, die hohe Wertvorstellungen haben und die doch noch einmal alles überdenken, wenn sie selbst betroffen sind und eine Entscheidung für oder gegen die Schwangerschaft treffen müssen. Auch ich habe vor dem Ersttrimester-Screening bei meiner ersten Tochter gemeinsam mit meinem Mann darüber nachgedacht. Wir kamen zu dem Schluss, dass ein Kind mit Down-Syndrom bei uns willkommen wäre. Ob wir tatsächlich bei dieser Einschätzung geblieben wären, wenn die Diagnose eingetroffen wäre, kann ich heute nicht mit absoluter Gewissheit sagen. Auch wir hätten bestimmt noch einmal alles aufgerollt und neu gedacht. Es ist leicht, hohe Wertvorstellungen zu haben, bis man tatsächlich gefragt ist, danach zu leben.

Andrea Singer sagt, vor allem sei es wichtig, alles abzuwägen: Unterstützung von Freund*innen und Familie, Finanzen, persönliche Ressourcen, Geschwisterkinder und so weiter. Nur die Eltern allein können eine für sie passende Entscheidung treffen. Der Sog, von dem sie spricht, wird stärker, je fortschrittlicher die Pränataldiagnostik wird, aber auch, je zugänglicher. Das *Deutsche Ärzteblatt* berichtete im Frühjahr 2023, dass neuerdings ein transvaginaler 3-D-Ultraschall drohende Fehlgeburten in der Frühschwangerschaft schon zwischen der siebten und zehnten Woche erkennen kann.[3] Seit 2022 übernehmen die Krankenkassen die Kosten für die NIPT, nicht-invasive Pränataltests, also DNA-Bluttests auf Trisomie 21, 18 und 13. Frauen können sie schon ab der neunten Schwangerschaftswoche machen. Anders als bei der Fruchtwasseruntersuchung besteht keine Gefahr für das Baby. Früher mussten Eltern diese Tests selbst bezahlen, was sich natürlich nicht alle leisten konnten.

Dass sie jetzt allen offen stehen, ist also erst mal gerecht. Es führe allerdings auch dazu, dass fast alle Schwangeren sie in Anspruch nehmen, sagt Singer. Je mehr Angebote es gibt, desto höher ist natürlich der Druck, sie auch zu nutzen. »Der Test ist jetzt eine Routinemaßnahme, das trägt zur Normalisierung bei, Kinder mit Behinderungen auszusortieren. Die Toleranz für Menschen mit Down-Syndrom wird nicht größer. Man kann so ein Kind ja verhindern.«

Lilli hat für sich alles abgewogen. Ein wichtiger Faktor in ihrer Entscheidungsfindung war das gesellschaftliche Klima, in dem Menschen mit Behinderungen in Deutschland leben. Sie hat sich nicht gegen Jakob, sondern gegen ein Leben mit ihm entschieden. »Ein gesundes Kind in Deutschland zu haben, ist schon sehr anstrengend. Sobald du alleine bist, noch um ein Vielfaches anstrengender. Und wenn du dann noch alleine mit einem Kind mit besonderen Bedürfnissen bist, ist es eigentlich nicht mehr machbar«, sagt sie. Wüsste sie, die Gesellschaft hieße Menschen mit Behinderungen willkommen und die Politik würde hinter ihr stehen und passende Strukturen schaffen, wäre ihre Entscheidung vielleicht anders ausgefallen. »All meine Erfahrungen als alleinerziehende Mutter sprechen eine völlig andere Sprache.«

Was Eltern also tun können, wenn die Diagnose eintrifft, ist, möglichst viele Informationen einzuholen – von Beratungsstellen, von Elternnetzwerken oder Vereinen, die Kontakte zu Familien vermitteln, die Betroffenen einen Einblick in ihren Alltag mit einem Kind mit Behinderung gewähren. Damit die Vorstellung von so einem Leben nicht abstrakt bleibt. Und doch sind es nur Einblicke und fremde Menschen. Es bleibt schwierig und im Vagen, sich das eigene Kind und sich selbst im Alltag vorzustellen. Die Soziologin Julia Böcker schreibt dazu in ihrem Buch *Fehlgeburt und Stillgeburt*: »Eine pränatal gestellte Diagnose erlegt werdenden Eltern einen Zwang zur Deutung des Ungeborenen und dessen zukünftigen Lebens auf.«[4]

Auch Lilli hat sich solche Einblicke verschafft. Sie wusste: Egal, wie sie sich entscheidet, ihr Leben würde nicht mehr dasselbe sein. Psychologin Hannah Lothrop schreibt dazu: »Wenn wir angesichts einer erkannten Fehlbildung selbst über Leben und Tod eines eigentlich erwünschten Kindes entscheiden und die Verantwortung dafür tragen müssen, macht dies unsere Not größer und unsere Trauer komplizierter.« Und: »Paare, deren Kind eine Diagnose ohne Überlebenschancen hatte, konnten mit dem Abbruch besser leben als die, deren Kind mit einer mehr oder weniger starken Behinderung lebensfähig gewesen wäre.«

Das ist auch Lillis größte Herausforderung. Sie habe sich die Frage gestellt, ob das Leben ihres Kindes lebenswert sein würde. »Ich würde eigentlich immer sagen, natürlich ist das lebenswertes Leben. Und trotzdem habe ich mich für den Abbruch entschieden«, sagt sie. Das sei der größte Widerspruch in ihrem Leben. »Ich glaube, das werde ich nie auflösen können«, sagt sie. Lilli war gezwungen abzuwägen. Ihre Entscheidung habe sie am Ende aus »egoistischen Motiven« getroffen. »Zu akzeptieren, dass ich mich gegen mein Kind und für mich entschieden habe, ist wahnsinnig schwierig«, sagt sie. Das widerspreche allem, was sie normalerweise tue. »Als Mutter entscheide ich mich eigentlich immer für mein Kind und nicht für meine eigenen Bedürfnisse.«

Wie Lilli geht es vielen betroffenen Frauen. Die Psychotherapeutin Ines Fuchs schreibt: »Die Mehrzahl der Frauen empfindet eine Ambivalenz: Einerseits wollen die Frauen ihre Schwangerschaft und ihr Kind schützen, andererseits stehen sie vor der Entscheidung, die Schwangerschaft möglicherweise abzubrechen.«[5] Böcker beschreibt ebenfalls die Ambivalenz, sein Kind zu lieben und trotzdem sein Leben zu beenden: »Diese Gleichzeitigkeiten erscheinen widersprüchlich, weil mit der Anerkennung eines kindlichen Subjektstatus in unserer Gesellschaft ›bedingungslose Mutterliebe‹ und ein ›Recht auf Leben‹ verbunden werden. [...] Die Betroffenen erfahren diese Gleichzeitigkeit häufig als krisenhaft und ethisch widersprüchlich.«[6]

Darüber mit anderen oder gar öffentlich zu sprechen, ist hochsensibel. Unter anderem deshalb, weil sich bei den Themen Schwangerschaft, Geburt und Kindererziehung viele eingeladen fühlen, mitzureden und starke Haltungen zu vertreten. Nur, wie gut kann man eine Entscheidung beurteilen, die man selbst nicht treffen muss?

Die US-amerikanische Professorin für Philosophie Judith J. Thomson diskutierte schon 1971 die Frage, ob das Recht des Fötus auf Leben höher einzuschätzen sei als das Recht der Mutter auf ihren eigenen Körper. In ihrem berühmten moralphilosophischen Aufsatz »Eine Verteidigung der Abtreibung« schreibt sie: »Sie können Verantwortung für es übernehmen wollen – oder sie können es nicht wollen. Und ich bin der Meinung, dass Sie sich weigern können, wenn die Übernahme von Verantwortung große Opfer bedeutete.«[7]

In Lillis Fall potenzieren sich gleich mehrere gesellschaftliche Tabus und Stigmatisierungen: Eine alleinstehende Frau will ein Kind. Sie lässt sich künstlich befruchten. Sie treibt ihr krankes Kind ab. Lilli hat sich deshalb sehr genau ausgesucht, mit wem sie über ihre Geschichte spricht. Wenn das Gespräch unter Kolleg*innen auf Kinder kommt, will sie eigentlich sagen, dass sie zwei Kinder hat, nur, dass eines tot ist. Aber das tut sie nicht. Obwohl sie sehr lange daran gearbeitet hat, sich selbst als Mutter zweier Kinder anzuerkennen. Wenn sie sich nicht sicher ist, wie ihr Gegenüber eingestellt ist und wenn sie sich nicht erklären will, sagt sie, sie hatte eine Fehlgeburt. Auch wenn es sich wie eine Leugnung von Jakob anfühlt.

Ein Tabu wie eine Fehlgeburt wird also zur Notlüge, weil die Fehlgeburt immer noch weniger stigmatisiert ist, als die Entscheidung, eine Schwangerschaft abzubrechen. Bei einer Fehlgeburt hat die Mutter schließlich nicht selbst entschieden, sie ist ihr passiert. Doch wie frei war die Entscheidung wirklich, die Lilli getroffen hat? Niemand hat Lilli zu irgendetwas gedrängt. Und doch blieb ihr nur die Wahl zwischen zwei Optionen, die sie beide nicht wollte. Sie war gezwungen, etwas zu entscheiden, das sie nie in ihrem Leben entscheiden wollte. Lilli sagt, auch den anderen in der betroffenen Elterngruppe geht es so: »Wir haben eine tiefe Ungerechtigkeit empfunden, dass wir diese Entscheidung treffen mussten. Dass uns das so zugemutet wird und dass wir zusätzlich zu der ganzen Trauer über den Verlust noch unsere eigene Schuld daran verarbeiten müssen.« Nur, wer sonst könnte diese Entscheidung treffen, wenn nicht die eigenen Eltern?

Andrea Singer, die seit Jahren Eltern in solchen Situationen berät, sagt: »Es hört sich immer so an, als hätten die Eltern die freie Entscheidung, aber letztendlich hat ja die Biologie schon entschieden. Sie stellt Eltern, die den Wunsch hatten, ein gesundes Kind zu bekommen, vor vollendete Tatsachen.«

Lillis Schuldgefühle waren es auch, die sie zweifeln ließen, ob sie überhaupt berechtigt sei, sich als Sternenmama zu fühlen. Vorsichtig hat sie angefragt, ob sie zu unseren wöchentlichen Treffen im Sternenmama-Kurs kommen darf. Die Fragen standen im Raum: Ist unser Verlust gleichwertig? Trauern wir auf Augenhöhe? Das Problem dabei: Solche Fragen implizieren, es gäbe sie, die Verlust-Hierarchie. Einen »besseren« Verlust, der unverschuldet ist, und einen »schlechteren«, der selbstverschuldet ist. Es gibt Menschen, die erlauben Eltern wie Lilli nicht zu trauern. Entrechten sie. Begegnen ihrer Trauer mit Unverständnis. Ächten sie im schlimmsten Fall.

Egal, ob Fehlgeburt oder Abbruch nach positiver Diagnose, wir alle haben ein Baby verloren. Das eint uns. Wir alle sind ungewollt Mütter ohne Kind. Es ist wichtig, dass wir solidarisch miteinander umgehen. Dass Sternenelterngruppen auch Eltern wie Lilli offenstehen. Sie sind mehrfach stigmatisiert und benötigen Schutzräume. Hannah Lothrop schreibt: »Wir brauchen Menschen, die um unsere Entscheidung und unseren Verlust wissen, Menschen, die die Komplexität unserer Situation begreifen und uns helfen, die auf uns genommene Verantwortung, vielleicht auch Zweifel an der Richtigkeit unserer Entscheidung, Gefühle von Versagen und natürlich die tiefe Trauer um den Verlust eines geliebten Kindes zu verarbeiten, damit wir nicht krank daran werden.«[8]

Lillis Verlust ist nun zwei Jahre her. Seit Jakobs Tod ist sie nicht wieder schwanger geworden. Sie hat noch eingefrorene Eizellen. Ob sie es mit ihnen noch einmal versuchen will, weiß sie noch nicht.

Neulich hat sie eine Mutter mit ihrer Tochter mit Down-Syndrom im Supermarkt beobachtet. Die beiden sind ihr unheimlich süß miteinander vorgekommen. Da hat sie sich schon gefragt: Wäre es wirklich so herausfordernd geworden, wie ich es befürchtet habe? Oder hätte es vielleicht sogar schön sein können? Lilli war bewusst, dass sie eine Momentaufnahme beobachtet hat. Dass sie nicht in der Familie drinsteckt, ihr Alltag für sie nicht sichtbar ist. »In solchen Momenten gehe ich gedanklich zurück und erinnere mich, wie ich zu meiner Entscheidung gekommen bin. Und dann weiß ich, ich habe viel nachgedacht, ich habe mich gut informiert, ich habe abgewogen. Dann ist meine Entscheidung für mich wieder nachvollziehbar.«

»Aileen« - Gemeinsam einsam

Eine Fehlgeburt zu erleiden, ist für manche Mutter und für manchen Vater die erste große Krise im Leben. Für viele ist es der erste Tod, mit dem sie konfrontiert sind. Eine Person, die noch nie ein sogenanntes »Critical Life Event« erlebt hat, kann auf keine Erfahrung zurückgreifen, wie sie am besten damit umgeht, was sie braucht und wer ihr guttut. Bewältigungsstrategien müssen erst erlernt werden. Den Verlust eines nahen Angehörigen zu verarbeiten, führt viele an ihre Grenzen – egal, wie sehr sie das Leben schon herausgefordert hat.

Für ein Paar kann der Tod seines Kindes zu einer der größten Belastungen für die Beziehung werden. Die Intensität der Gefühle, die Verletzbarkeit und der Kontrollentzug sind enorm herausfordernd. Starke Gefühle wie Wut, Verzweiflung, Enttäuschung oder Sehnsucht auszuhalten, nicht nachzuempfinden oder teilen zu können, fordert jede Beziehung, eine junge oftmals ganz besonders. Und gerade wenn im Leben vorher sehr viel gelungen ist und Entscheidungen autark getroffen wurden, kann das Gefühl der Hilflosigkeit und des Ausgeliefertseins zu einer Grenzerfahrung werden.

Manche Paare lernen sich durch den Verlust noch einmal neu kennen, entwickeln sich weiter und gehen gestärkt daraus hervor. Andere Paare stellen nach einer Fehlgeburt fest, dass sie in ihrer Trauer kaum Gemeinsamkeiten finden, dass sie sich an unterschiedlichen Punkten der Verarbeitung befinden oder dass sie andere Strategien haben, mit dem Verlust umzugehen. Wieder andere haben Erwartungen aneinander, die nicht erfüllt werden, schieben sich die »Schuld« am Tod des Kindes gegenseitig zu oder haben unterschiedliche Vorstellungen davon, ob und wann sie eine weitere Schwangerschaft wollen. Manchmal gelingt es nicht, die Gräben, die sich auftun, zu überwinden.

Aileen und ihr Freund sind seit sieben Jahren ein Paar, sie sind verlobt und stecken mitten in der Hochzeitsplanung, als Aileen schwanger wird. Die beiden wollen eine Familie gründen, probieren es seit einem Dreivierteljahr und freuen sich sehr. Bei der ersten Untersuchung ist noch kein Herzschlag zu finden. Es ist die sechste Woche, es sei noch sehr früh, sagt die Ärztin. Aileen wird unruhig, spürt kaum Schwangerschaftsanzeichen. Auch in der neunten Woche findet die Ärztin keine Herzaktivität. Für Aileen bricht eine Welt zusammen. Sie wusste, Fehlgeburten sind häufig, war aber wie viele andere Frauen fest davon überzeugt, dass es sie schon nicht treffen wird. Auf dem Untersuchungsstuhl laufen ihr Tränen über die Wangen. Ihr Freund sagt: »Nicht weinen.« Die Frauenärztin sagt: »Sie darf ruhig weinen, das ist ein schlimmes Erlebnis.«

Zwei Tage nach der Kürettage fällt Aileen in ein tiefes Loch. Sie versteht immer noch nicht, was da eigentlich passiert ist. Sie trauert, sie kämpft. Kurz darauf besuchen sie zusammen Aileens Schwiegereltern in spe. Ihr Freund bereitet seine Eltern heimlich vor: »Sprecht Aileen nicht auf die Fehlgeburt an.« Er will nicht, dass es Aileen noch schlechter geht, dass seine Eltern sie mit Fragen verletzen. Also tun sie so, als wäre nichts geschehen, reden über das Wetter, fragen nach den Hochzeitsvorbereitungen. Aileen allerdings will nichts mehr, als ihre Gefühle ausdrücken, gefragt werden, wie es ihr geht, ein empathisches »Das tut mir leid« hören.

In den Wochen darauf versucht Aileen immer wieder, mit ihrem Freund über das, was war, zu sprechen. Doch er weigert sich, blockt ab, weicht ihr aus. Einmal wacht sie morgens auf, ihr geht es schlecht, sie hat kaum geschlafen. »Ich musste die ganze Nacht an die Fehlgeburt denken«, sagt sie. »Du denkst da immer noch dran?«, fragt er. »Das ist doch schon fünf Wochen her.«

Ein anderes Mal sagt er zu ihr, er würde das Wochenende gerne mit seinen Jungs wegfahren, gemeinsam Sport machen. »Ist das für dich in Ordnung oder brauchst du mich?« Sie antwortet: »Ich fände es schön, wenn du hierbleibst.« Ihr Freund fährt trotzdem. Heute sagt Aileen, dass er wohl rausfahren musste, um den Kopf freizubekommen, weil es ihm auch nicht gut ging. In dem Moment aber konnte er das nicht kommunizieren, nicht sagen, was er braucht. Aileen fühlt sich unverstanden, sucht sich andere Menschen, mit denen sie das Erlebte bespricht. Sie geht viel aus, feiert, trinkt häufig Alkohol. Ihr Freund macht ständig Sport, arbeitet lange und viel. Gemeinsam verbringen die beiden kaum mehr Zeit.

Nach der Stille folgt die Leere. Aileen fehlt die Tiefe in der Beziehung, sie empfindet sie als oberflächlich. Wenn er sie in den Arm nimmt, wenn sie traurig ist, fühlt sie sich wie ein Kind, das sich das Knie aufgeschlagen hat und getröstet werden muss. Nach sieben Jahren, in denen es kaum Konflikte gab, geht es das erste Mal um etwas, um etwas Existenzielles, und sie können nicht darüber sprechen. »Ich glaube, unser

Umgang mit der Fehlgeburt hat entlarvt, wie schlecht die Kommunikation in unserer Beziehung eigentlich läuft«, sagt sie. Sie waren nie wirklich auf eine gute Kommunikation angewiesen, weil das Leben so vor sich hinplätscherte. Jetzt aber hat Aileen das Gefühl, sie wird gerade durch die Krise erwachsen und dass sie diesen Weg allein geht, weil die beiden nicht miteinander sprechen können.

In dieser Zeit lernt sie einen Mann kennen, mit dem sie über alles reden kann, auch über die Fehlgeburt. Aileen fühlt sich zum ersten Mal seit Langem verstanden, er trägt ihren Schmerz mit, hält ihre Trauer aus. Aileen verliebt sich. Doch sie traut ihren Gefühlen nicht. Sie und ihr Freund haben doch schon so eine lange Geschichte, nach der Krise wird es bestimmt wieder bergauf gehen. Sie will nicht alles hinwerfen. Also heiratet sie ihren Freund trotzdem. Doch die Beziehung ist nicht zu retten. Nichts funktioniert mehr. Auch die jetzt regelmäßig angesetzten Gespräche helfen nicht, die beiden reden aneinander vorbei.

Kurz nach der Hochzeit beginnt Aileen eine Therapie, zieht aus der gemeinsamen Wohnung aus, trennt sich. In dieser Zeit sagt ihr Freund zum ersten Mal, wie sehr auch er unter der Fehlgeburt litt, wie er gekämpft hat, wenn er an dem Zimmer, das das Kinderzimmer werden sollte, vorbeigegangen ist, wie schwer der Verlust für ihn war. Für ihre Beziehung kam es zu spät. Aileen kam nach der Trennung mit dem Mann zusammen, den sie in der Krise kennenlernte. Die beiden haben heute eine gemeinsame Tochter.

Es gibt kaum verlässliche Zahlen, wie viele Beziehungen nach dem Tod eines Kindes zerbrechen. Denn herauszufinden, ob die Trennung tatsächlich auf die Fehlgeburt zurückzuführen ist oder ob sie wie bei Aileen Schwachstellen der Beziehung offenbart, die vielleicht auch bei einem anderen kritischen Ereignis oder im Laufe der Zeit zur Trennung geführt hätten, ist schwierig. Nicht-repräsentative Umfragen unter Paaren, die Kinder unterschiedlichen Alters verloren haben, ergaben eine Trennungs- und Scheidungsrate von etwa 15 Prozent.[1] Sie liegt deutlich unter dem Durchschnitt, in Deutschland beträgt die Scheidungsquote laut Statistischem Bundesamt 40 Prozent.[2] Es scheint, dass das Ziel, eine Familie zu gründen, trotz Widrigkeiten oft mehr verbindet als trennt. Bei der Befragung waren die getrennten Paare schon vor dem Todesfall unzufrieden mit der Beziehung, dann wurde die Trauer unterschiedlich gelebt und außerdem wenig kommuniziert so wie in Aileens Fall. Bei allen Paaren war die Belastung im ersten Jahr nach dem Verlust am größten.

Warum genau unterscheiden sich die Gefühle bei Eltern, die das Gleiche erleben? Wie genau entfremdet sich ein Paar, das so sehr an die Kraft seiner Beziehung glaubt, dass es sich ein gemeinsames Kind wünscht? Und gibt es so etwas wie »männliche Trauer« und »weibliche Trauer«? Man könnte annehmen, den Eltern geht es zunächst ähnlich: Sie verlieren ein Kind, einen Traum, die Idee einer gemeinsamen Familie. Doch wie Menschen mit *Critical Life Events* umgehen, ist sehr individuell und hängt stark von der Persönlichkeit, der Biografie und dem Erfahrungsschatz ab.

Bei einer Fehlgeburt baut sich das Schwangerschaftshormon hCG im Körper der Frau rapide ab, was zu starken Stimmungsschwankungen führen kann. Der Zyklus muss sich erst wieder einpendeln. Wenn sie operiert wurde, bedeutet das, dass sie sich von einer Vollnarkose und dem Eingriff erholen muss, beim Abwarten und der medikamentösen Methode kann es zu starken Blutungen, Wehen und Krämpfen kommen. Je nach Schwangerschaftswoche erlebt die Mutter alle Aspekte des Wochenbetts wie Rückbildungsschmerzen, Wochenfluss, exzessives Schwitzen, Milcheinschuss, Brustentzündung, einen instabilen Beckenboden und später Haarausfall. Auch davon muss sich die Frau regenerieren. Das körperliche Erleben der Mutter unterscheidet sich damit wesentlich von dem des Vaters.

Bis in die 90er-Jahre spielten in der Forschung die langfristigen, emotionalen Auswirkungen auf Eltern, die ihr Kind verloren haben, keine Rolle. Die britische Forscherin Jessica Farren schreibt in ihrer Studie »The Psychological Impact of Early Pregnancy Loss«, dass das Forschen zu den psychischen Auswirkungen historisch übersehen wurde.[3] Heute kennen wir die mentalen Auswirkungen, die eine Fehlgeburt auf die Mütter haben kann. Sie sind mittlerweile, wenngleich viel zu wenig in der Gesellschaft bekannt, in zahlreichen Studien erhoben worden.

Welche mentalen Auswirkungen eine Fehlgeburt allerdings auf die Väter haben kann, ist weitgehend unbekannt. Die Trauer des Vaters wird in der Forschung wie in der Gesellschaft meist übersehen. Es scheint ein Tabu innerhalb des Tabus zu sein. Ein blinder Fleck der Wissenschaft, so beschreibt es auch die Historikerin Felicity Jensz in ihrem Aufsatz »Miscarriage and Coping in the Mid-Nineteenth Century«. Sie hat alte Briefe analysiert und herausgefunden, dass Männer schon vor Jahrhunderten die Trauer über ein ungeborenes Kind ausgedrückt haben. Über die Bindung von Vätern zu ihren ungeborenen Kindern schreibt sie, dass bis in die 90er-Jahre angenommen wurde, dass Väter nicht die gleiche Trauer wie Mütter für eine verlorene Schwangerschaft oder ein verlorenes Kind empfinden können. Die Annahme, dass Männer erst nach der Geburt eine Bindung zu ihrem Kind aufbauen, wurde erst in den letzten dreißig Jahren aus der wissenschaftlichen Literatur verbannt.[4]

Bindung macht Trauer erst möglich. Je nach Zeitpunkt des Verlustes kann sich die Stärke der Bindung unterscheiden. Bei frühen Verlusten, wenn die Schwangerschaft noch nicht sichtbar ist, ist sie manchmal beim Vater geringer als bei der Mutter. Während der Corona-Pandemie war es für die Partner*innen zusätzlich erschwert, eine Bindung zum Kind aufzubauen. Viele waren nie bei einer Ultraschalluntersuchung dabei, manche nicht einmal bei der Geburt.

Der Trauerbegleiter und Dozent Thomas Achenbach hat das Buch *Männer trauern anders* geschrieben, das ich mit Vorbehalten und Zweifeln auf- und mit Wissen und Erkenntnis zugeschlagen habe. Ich war skeptisch, ob ein geschlechterfokussierter Ansatz beim Thema Trauer wirklich hilfreich sein kann oder ob der Autor nur von einem Klischee zum nächsten tappt. Generell ist es schwierig über »weibliche Trauer« und »männliche Trauer« zu schreiben, ohne zu verallgemeinern oder Geschlechterzuschreibungen zu bedienen. Ich will es trotzdem versuchen.

Achenbach schreibt, dass es weder verlässliche Studien zum Thema Männertrauer gibt noch dass dazu geforscht wird. Ohne Frage kann Trauer nicht nach festen Kriterien bemessen werden, dazu ist sie zu individuell, aber Empfindungen, Bedürfnisse und Bewältigungsstrategien könnten durchaus benannt und abgefragt werden. Worin Männer sich in ihrer Verlustreaktion von Frauen unterscheiden und aufholen müssen, beschreibt Achenbach so: »Was es vielfach noch braucht, ist besagte männlich-kompetente Innenschau, also ein Wahrnehmen und Benennen von Gefühlen, das anders sein darf als das der Frauen, das ganz eigen sein kann, aber neu gelernt werden muss.«[5] Gefühle nach dem Verlust eines Kindes wie Hilflosigkeit, Verzweiflung, Niedergeschlagenheit, Wut, Unverstanden-Fühlen, Einsamkeit und Schuld spüren die meisten Väter genau wie ihre Partnerinnen, nur mangelt es ihnen oftmals an der Kompetenz, sie wahrzunehmen und zu verbalisieren. Wenn ein Partner alles mit sich ausmacht, kann das wie bei Aileen und ihrem Ex-Mann zu Konflikten führen.

Auf die Frage, warum Männer ihre Gefühle manchmal weniger gut ausdrücken können, gibt es viele Antworten: Es mangelt trotz sich wandelnder Rollenbilder und vielen positiven Beispielen noch immer an männlichen Vorbildern, die ihre Gefühle artikulieren und sich Hilfe holen, wenn sie Hilfe brauchen. Jungen wird trotz aufgeklärter, progressiver Eltern und Aktivist*innen auf diesem Gebiet weiterhin beigebracht, dass sie »stark« und »tapfer« sein müssen. Eine solche Sozialisation führt zu Glaubenssätzen, zu einer Basis, auf der die eigene Identität aufgebaut wird. Viele Kinder sehen auch heute noch ihre Väter nie weinen. Spielzeug ist immer noch in rosa glitzernde Puppenwelt und kraftstrotzende Actionfiguren aufgeteilt und macht unsere Kinder zugespitzt formuliert zu »gefühlvoll kümmernden Mädchen« oder »mutig das Abenteuer suchenden Jungen«. Und letztendlich, schreibt Achenbach, ist unser Männerbild immer noch vom 20. Jahrhundert, dem Jahrhundert der Weltkriege, geprägt, in dem Männer hart gegen sich und andere sein mussten, um zu überleben.

Es gibt nur eine nennenswerte Studie, die sich mit den

Auswirkungen von Fehlgeburten auf die Gesundheit von Vätern beschäftigt. Es ist die britische Studie »The Impact of Pregnancy Loss on Men's Health and Wellbeing«, die eine systematische Übersicht über Ergebnisse aus 29 wissenschaftlichen Artikeln versammelt. Die Auswertung zeigt, dass Männer zwar tendenziell weniger an starken und anhaltenden negativen psychologischen Folgen leiden als Frauen, dass sie jedoch eher zu destruktiver Kompensation wie erhöhtem Alkoholkonsum neigen.[6]

Zudem haben Männer häufig das Gefühl, dass ihre Rolle darin besteht, ihre Partnerin zu »unterstützen«. Sie fühlen sich deshalb in ihrer Trauer häufig übersehen und ausgegrenzt. Die Forschenden mahnen, dass es mehr Untersuchungen zu den Erfahrungen von Männern mit Schwangerschaftsverlusten braucht. Und sie weisen darauf hin, dass die Erfahrung schwuler oder trans Männer, die mit einem Schwangerschaftsverlust konfrontiert sind, in der Literatur bisher komplett ignoriert wird.

Achenbach schreibt, dass es vor allem Männer sind, die ihre Trauer mit Alkoholkonsum, Sport und Arbeiten kompensieren – mit allem, was sich ins Extreme und Rauschhafte steigern lässt. Erstmal kann die Kompensation einfach nur eine Strategie sein, mit dem Verlust umzugehen. Eine Strategie die – solange sie zeitlich begrenzt ist – helfen kann. Hinter dem exzessiven Verhalten stecken allerdings Verzweiflung und Vermeidung. Die Ursache ist toxische Männlichkeit, also das zweifelhafte Vorbild eines starken, scheinbar unberührbaren Mannes, der nicht über seine Gefühle spricht.

Der Autor schreibt: »Gesucht wird der radikale Gegenentwurf zum Tod, die in einen Exzess hineingesteigerte Verunsicherung: Ja, ich lebe noch, mein Leben ist intensiv und heftig, mir geht es gut, ich kann etwas bewirken, ich habe noch Macht, mir kann der Tod nichts anhaben!«[7] Als leidend werden Männer, die extrem viel Sport treiben oder exzessiv arbeiten, meistens nicht erkannt, eher als leistungsstark. Auch der Mann erlebt sich selbst dabei eher als »handelnd, als aktiv, als jemand, der sein Leben wieder in den Griff bekommt«. Verdrängung und Überkompensation werden so zu übersteuerter Selbstwirksamkeit, zu einer gefährlichen Trauer-Strategie, die das Risiko birgt, süchtig zu machen.

Dass Männer sich in ihrer Trauer häufiger übersehen und ausgegrenzt fühlen, wie die Übersichtsstudie herausgearbeitet hat, bestätigt auch die Psychologin Sally Schulze, die viele Jahre Erfahrung in der Betreuung von Eltern nach Fehlgeburt oder Stiller Geburt hat. »Was in unserer Gesellschaft nach so einem Verlust fehlt, ist ganz klar die Frage an den Vater: ›Wie geht es dir?‹. Nicht ›Wie geht es euch?‹ oder ›Wie geht es deiner Frau?‹, sondern wirklich ›Wie geht es dir?‹«, sagt Schulze. Allerdings falle Männern die Antwort oft nicht leicht. Auch das ist Teil der viel beschworenen toxischen Männlichkeit. Es gehört nicht zur männlichen Sozialisation, sich selbst zu fragen, wie es einem eigentlich geht. Geschweige denn das Wahrgenommene auch noch auszusprechen und zu verbalisieren. Sie haben stattdessen häufiger ein starkes Bedürfnis, ihre Partnerinnen zu unterstützen und ihren Gefühlen und Bedürfnissen mehr Raum zu geben als den eigenen. Nicht selten machen sie ihre Bedürfnisse von denen ihrer Partnerin abhängig.

»Männer erleben oft, dass ihre Wünsche und Bewältigungsstile für ungültig erklärt werden«, sagt Schulze. Vielen werde im Umfeld das Gefühl gegeben, sie machen alles falsch, sie trauern falsch, sie reden falsch, sie helfen falsch.

Dabei sei es besonders wichtig, dass beide ihre Bedürfnisse und Grenzen sichtbar machen. Zum Beispiel: »Ich kann dich jetzt gerade nicht trösten, ich gehe zum Sport. Hast du jemand anderen, der für dich da sein kann?«

Die Verarbeitung und die Gefühle nach einer Fehlgeburt oder Stillen Geburt sind also sehr individuell und häufig unterschiedlich. Die Verbindung und die Beziehung dabei aufrechtzuerhalten, ist eine enorme Herausforderung für Paare. Gelingen kann das, wenn beide die jeweilige Strategie des Gegenübers, mit dem Verlust umzugehen, akzeptieren. Sie respektieren, auch wenn sie sich von der eigenen unterscheidet.

Wenn das nicht gelingt, kann der Verlust des Kindes zu einem Tabu innerhalb der Partnerschaft werden. So stellt es der preisgekrönte Film *Pieces of a Woman* dar. In der Netflix-Produktion geht es um ein Paar, dessen Kind kurz nach der Hausgeburt stirbt. In der Folge sind beide so mit sich selbst beschäftigt, dass sie weder sprechen noch sich in ihrer jeweiligen Verzweiflung sehen. Sie frisst ihre Trauer in sich rein, er sucht Trost im Alkohol, Drogen und bei einer anderen Frau, während das Umfeld der beiden eine Schuldige für das Geschehene sucht. Spoiler: Das Paar trennt sich. Dass Männer überkompensieren und Frauen in ihrem Schmerz versinken, ist aber natürlich nichts Regelhaftes oder Schematisches, es kann genauso andersrum sein oder eben ganz anders.

Die meisten Paare allerdings gehen gestärkt aus der Krise um das verlorene Kind heraus. Die Psychologie-Professorin Antje-Kathrin Allgaier von der Universität der Bundeswehr in München, die als eine der wenigen Wissenschaftlerinnen in Deutschland zu Fehlgeburten forscht, kann das belegen. Sie hat eine Studie zu den Auswirkungen von Fehl- und Stillen Geburten auf Paarbeziehungen erstellt. Dafür hat sie mit ihrem Team 178 betroffene Frauen befragt, Mehrfachnennungen waren möglich.

Das Ergebnis: Zwei Drittel sagten, dass sich ihre Beziehung positiv intensiviert habe. Jede dritte Frau sagte aber auch, dass die Beziehung in der Zeit danach emotional belastet war, dass sich das Paar viel gestritten habe, dass es zu sexuellen Schwierigkeiten oder auch zur Trennung kam. Ein Viertel der Frauen schilderte, dass sie und ihr Partner sich in der Beziehung gegenseitig unterstützen konnten, genauso viele Frauen sagten aber auch, dass der Verlust sich eher trennend ausgewirkt hat, weil es unterschiedliche Bewältigungsstrategien gab und wenig gesprochen wurde.

Das Ergebnis hat Allgaier zum Anlass genommen, eine neue Studie aufzusetzen, um herauszufinden, wie es den Partner*innen nach dem Verlust geht. »Sie haben meist eine blöde Doppelrolle: Zum einen fühlen sie sich in ihrer Trauer nicht gesehen und dann haben sie auch noch häufig Schuldgefühle, wenn es ihnen nicht gut geht, weil sie ja eigentlich ihre Partnerin unterstützen wollen«, sagt Allgaier. Es gäbe viele Hinweise darauf, dass einige behandlungsbedürftige psychische Probleme entwickeln, sie damit aber noch mehr durchs Raster fallen als die Mütter. Kommt es zu Depressionen, ist die Beziehung noch einmal zusätzlich belastet – egal, wer von beiden sie entwickelt.

Zwei Drittel der befragten Frauen sagten, dass sie mit ihren Partner*innen intensiv über die Fehlgeburt oder die Stille Geburt gesprochen hätten. Manchen allerdings fehlte eine Gegenseitigkeit in der Trauer, ein ähnliches Wahrnehmen. Diese Frauen beschrieben ihre Partner*innen als relativ passiv und hätten gerne länger oder mehr darüber gesprochen. »Frauen haben oft die Erwartung, dass der Partner oder die Partnerin genauso fühlen und trauern sollte wie sie. Das birgt ein hohes Potenzial an Enttäuschungen«, sagt Allgaier. Dass jeder seinen eigenen Trauerweg gehen muss und die beiden Wege sich weder zwingend kreuzen noch unbedingt am gleichen Ziel ankommen, schreibt auch Thomas Achenbach: »Da die Erwartung im Allgemeinen jedoch ist, dass man als Paar diesen Weg gemeinsam geht, wird die gelegentliche oder häufige Einsamkeit in der Trauer von den Betroffenen als besonders schmerzhaft empfunden.«[8]

Darin erkenne auch ich mich wieder. Meine Beziehung hat den Verlust unseres Kindes ausgehalten. Ob er sie stärker gemacht hat, weiß ich nicht. Es widerstrebt mir, etwas Positives in den Tod unseres Kindes hineinzuinterpretieren. Oder gar, dem Ganzen nachträglich einen »Sinn« zuzuschreiben. Unser Verlust wird sich für immer sinnlos anfühlen. Wir haben vor allem am Anfang gemeinsam getrauert. Der Verlust unseres Kindes schien mir »gleich schlimm« für uns beide. Doch je mehr Zeit verging, desto unterschiedlicher entwickelte sich unsere Trauer. Nach ein paar Wochen war der Schmerz meines Mannes für mich kaum mehr wahrnehmbar, er wirkte auf mich, als hätte er das Erlebte verarbeitet, als wäre er fertig damit. Mein Schmerz dagegen wuchs mit jeder Woche. Ich wollte öfters mit ihm über unseren Verlust sprechen.

Für dieses Buch habe ich ihn gefragt, ob das schwierig für ihn war. Er sagt: »Ja, es war schwierig für mich. Aber ich wollte für dich da sein. Ich konnte auch nachvollziehen, dass du darüber sprechen willst, ich war halt nur an einem anderen Punkt. Ich habe so oft es ging versucht, mich auf dich einzulassen. Was ich nicht konnte, war, das von alleine anzusprechen. Oder jeden Gedanken, den ich über den Tag verteilt hatte, mit dir zu teilen. Ich wollte das mit mir alleine ausmachen.«

Ein sehr gängiger Weg, wie Männer mit Trauer umgehen, schreibt auch Thomas Achenbach: »Was Männer in ihrer Trauer tatsächlich oft brauchen – vielleicht mehr als Frauen –, ist Einsamkeit und Alleinsein, Zeit zum Sortieren der Gefühlswelten, Zeit zum Erkunden des Innenlebens, Zeit zum Zulassen. Dieser Rückzug kann Frauen irritieren, dann versuchen sie verstärkt, zum Mann und zu seinem Innenleben vorzudringen.« Die Psychotherapeutin Ines Fuchs beschreibt das in ihrem Buch *Früher Kindsverlust und Folgeschwangerschaft* als wechselseitiges Trauern: »Wenn der eine sich sehr zurücknimmt, animiert das oft den anderen, seine Trauer manchmal beinahe aggressiv nach außen zu kehren, was wiederum den anderen in seinem Trauerausdruck lähmen kann.«

Für mich war es schwierig, dass mein Mann den Verlust unseres Babys nicht von sich aus angesprochen hat. Seine Trauer war für mich unsichtbar. Ich war immer diejenige, die »schon wieder« dieses schlimme Thema aufbrachte und darüber reden wollte. Ich wusste, er ist für mich da und gleichzeitig habe ich mich wie auch Aileen wie ein Opfer gefühlt, um das er sich kümmern muss. Die Augenhöhe zwischen uns war weg, unsere Trauer war nicht mehr gleichwertig. Natürlich habe ich mich für ihn gefreut, als es ihm besser ging. Und gleichzeitig habe ich mir manchmal ganz egoistisch gewünscht, dass es ihm einfach so geht wie mir und wir da wieder gemeinsam durchgehen.

Mein Mann erklärt seinen Weg, mit dem Verlust unseres Babys umzugehen, heute so: »Für mich waren die ersten zwei Wochen sehr intensiv. Dann ist die Trauer nach unten gesunken und der Alltag hat übernommen. Als durch die Arbeit wieder Input von außen kam, konnte ich mich gut darauf einlassen, ich war wieder bereit. Du bist deutlich tiefer in den Schmerz rein. Ich wollte das irgendwann nicht mehr, wollte nicht mehr so häufig darüber reden, das Gleiche immer und immer wieder besprechen. Ich wollte damit abschließen. Nicht beenden, aber meinen Frieden damit machen. Das ist passiert, ich kann es nicht mehr ändern. Ich muss jetzt gucken, dass ich irgendwie weitermache.«

Männer wollen häufiger nicht so tief in eine Emotion hineingehen wie Frauen, das sagt auch der Kölner Paartherapeut Benjamin Dittrich. Er hat eine »Selbsthilfegruppe für Männer nach belastender Geburt und mit väterlicher Depression« gegründet und selbst mit seiner Partnerin eine Fehlgeburt erlebt. In einem Gespräch auf Instagram über Väter und Fehlgeburten sagt er: »Viele Männer haben Angst davor, was passiert, wenn beide trauern. Sie fragen sich, wenn die Emotion so tief wird, krieg ich das wieder eingefangen?«[9] Sie wollen lieber funktionieren, manchmal aus Sorge vor Ablehnung, aber auch, um für ihre Partnerinnen da sein zu können. Und vor allem wollen sie eines nicht: die Kontrolle verlieren.

Das schreibt auch Thomas Achenbach: »Was vor allem den Männern dabei am meisten zu schaffen macht, ist die Ohnmacht, die zu einer Verlustkrise immer dazugehört. Das Gefühl, zu Boden gedrückt zu werden. Ausgeliefert sein und nichts tun können. Ausgelöst durch die große Hilflosigkeit angesichts der Todeserfahrung.«[10] Ohnmacht raubt Macht, Kontrolle und Selbstwirksamkeit. Sie verhindert aktives Handeln und die Fähigkeit, Gefühle über das Tun auszudrücken. Genau das sei aber »die vielleicht typischste männliche Ausdrucksform von Gefühlen«.[11] Solange Männer im Handlungsmodus sind, fühlen sie sich wohl, so die These. Deshalb wird in Selbsthilfegruppen für Männer oft viel Aktives veranstaltet: gemeinsam Fahrrad- oder Kanufahren, Wandern, Lagerfeuer machen. Klischeehaft und klar, Bewegung und Zeit in der Natur zu verbringen, tut vielen Menschen gut. Auch Männern.

So wie es für mich hilfreich war, im Sternenmama-Yoga eine Selbsthilfegruppe nur für Frauen zu haben, stellt auch Achenbach die Vorteile einer gleichgeschlechtlichen Gruppe heraus: »Männer brauchen Männer. Diese Erfahrung haben schon viele Trauerbegleiter gemacht: dass sich die Männer viel mehr öffnen und ihre Gefühle zeigen können, solange sie unter sich sind. Die weibliche Dominanz in Sachen Trauer, Tod und Sterben ist nicht immer hilfreich; sie kann auch etwas Abschreckendes haben. Das kann dazu führen, dass Männer in gemischtgeschlechtlichen Trauergruppen eher schweigsam bleiben. Dagegen trauen sich Männer in Männergruppen oft eine Menge zu. Auch das Weinen.«[12] In gemischten Gruppen würden Männer öfters ihren Frauen den Vortritt lassen und sich mit ihrer eigenen Trauer hinten anstellen.

Auch wenn es unter betroffenen Vätern noch viel tabuisierter ist, öffentlich über ihre Erfahrungen mit Fehlgeburten zu sprechen, als unter betroffenen Müttern, tut sich auch hier in jüngster Zeit etwas. Bekannte Männer brechen ihr Schweigen und sprechen darüber, wie es sich anfühlt, ein Kind noch vor der Geburt zu verlieren. Wie sie sich in ihrer Verletzlichkeit offenbaren, macht sie genau wie die berühmten Politikerinnen, Adeligen und Promis zu mutigen Vorbildern.

2022 postet Tommy Vietor, früherer Berater von Ex-Präsident Barack Obama und Medienunternehmer, auf Instagram ein Foto, das ihn und seine Frau im Krankenhaus zeigt. Er hält sein totes Baby im Arm, das seine Frau in der 24. Schwangerschaftswoche still geboren hat. Er schreibt dazu: »Ein Knoten in ihrer Nabelschnur hat ihr die Nährstoffe geraubt und uns eine gemeinsame Zukunft.« Später sagt er in seinem politischen Podcast *Pod Save America*: »Fehlgeburten und Schwangerschaftskomplikationen sind wohl mit die häufigsten, traumatisierendsten und am wenigsten besprochenen Dinge, die Menschen passieren. Und ich weiß nicht, warum. Denn das macht es so viel schlimmer.«

Seine Tochter zu verlieren, habe ihn wie eine Tonne Ziegelsteine getroffen. »Es ist normal, es passiert. Wir müssen es normalisieren. Besonders wir Männer. Auch wenn es sich komisch anfühlt, darüber zu sprechen, weil es nicht mein Körper ist, dem das passiert ist.« Es ist der mit Abstand am meisten gelikte Beitrag auf seinem Profil. Mehr Menschen reagierten auf ihn als auf einen Post elf Monate später, in dem er die Geburt einer gesunden Tochter mitteilt. Seine Follower*innen belohnen seinen Mut und seine Offenheit mit der höchsten Währung des Internets: Aufmerksamkeit.

Auch in Deutschland kratzen jüngst ein paar Männer in der Öffentlichkeit am Tabu und bringen es so zum Bröckeln. Als Model und Schauspielerin Marie Nasemann in einem großen *Spiegel*-Interview über ihre Fehlgeburt spricht, tut sie das nicht allein, sondern gemeinsam mit ihrem Mann, Anwalt und Gründer Sebastian Tigges. Er sagt darin: »Ich mache ihr keine Vorwürfe, aber vielleicht mir. Ich finde es heute schwach und albern von mir, dass ich mir nicht einfach länger freigenommen habe, als ich merkte, wie sehr Marie trauert. Sie lag weinend auf dem Sofa, ich ging ins Büro.« Er habe Ablenkung in der Arbeit gesucht, sie wollte reden. Er brauchte Zeit, um das Erlebte zu verarbeiten, sie wollte so schnell wie möglich wieder schwanger werden. Über Monate stritten sich die beiden, ihre Beziehung war in der Krise.

Und auch bei Männern – genau wie bei Frauen – öffnet sich die Tür zum Club der trauernden Eltern meist erst, wenn einer anfängt zu erzählen und damit dem anderen den Weg bereitet. Als der Podcaster Christian Wolf im Interview mit Millionär und Boulevard-Ikone Robert Geiss seine schmerzhafte Erinnerung an eine Fehlgeburt seiner Frau mit ihm teilt, erzählt Geiss zum ersten Mal öffentlich, wie »wahnsinnig belastend« es für ihn gewesen sei, dass neun Schwangerschaften seiner Frau in einer Fehlgeburt endeten.[13]

Und wenn sich sogar Rapper, deren Geschäft normalerweise stählerne Maskulinität und nicht selten Misogynie sind, zu den Fehlgeburten ihrer Frauen äußern, dann wissen wir, dass das Tabu wirklich bröckelt. Als seine Frau Anna-Maria Ferchichi eine Eileiterschwangerschaft erlitt und diese öffentlich machte, sagte ihr Mann Anis alias Rapper Bushido in einem Interview mit *RTL* einen kurzen, aber bemerkenswerten Satz: »Das hat mich so traumatisiert.«[14]

Ein anderes Publikum als Tigges, Bushido und Geiss erreicht der bayrische Komiker Michael Mittermeier. Er nutzte eine Zugabe in seinem Bühnenprogramm, um darüber zu reden, dass seine Frau vor einigen Jahren vier Fehlgeburten erlitten hat. Er schließt natürlich mit einem Witz, aber die Botschaft kam an: Wir alle müssen über das scheinbar Unaussprechliche sprechen.

»Merle« – Folgeschwangerschaft zwischen Angst und Hoffnung

In ihrer ersten Schwangerschaft ist Merle voller Zuversicht. Der Ultraschall zeigt zwar eine verdickte Nackenfalte ihres Kindes. Mit einer Fruchtwasseruntersuchung schließen die Ärzt*innen aber die drei häufigsten Trisomien 21, 18 und 13 aus. Sie könnten weiter nach der Ursache für die Verdickung suchen, doch diese Folgeuntersuchungen muss Merle selbst bezahlen, und ob die Mediziner*innen tatsächlich etwas finden, ist ungewiss. Sie entscheidet sich, darauf zu vertrauen, dass alles gut wird.

Und das sollte es auch erst einmal. Merle wird engmaschig untersucht, alles bleibt unauffällig. In der 35. Woche verschreibt ihre Ärztin ihr Wehenhemmer, ihr Sohn Gustav liegt zwar schon tief, ist aber noch sehr leicht und klein. Merle muss zehn Tage liegen und sich schonen. Als die Ärztin sie wieder untersucht, sagt sie, es könne jetzt losgehen, Merle könne das Medikament absetzen. Sie freut sich.

Am nächsten Tag fällt ihr auf, dass sie Gustav schon länger nicht mehr gespürt hat. Sie stupst ihn an. Nichts. Besorgt fahren sie in die Klinik. Dort der Schock: Die Ärztin findet keinen Herzschlag mehr. Gustav ist über Nacht gestorben. Merle kann das nicht fassen. Alles ist vorbereitet, das Kinderzimmer eingerichtet, die Bodys liegen in der Wickelkommode, der Kinderwagen ist bereit für die erste Ausfahrt. Merles Welt zerbricht in Stücke.

Die Ärztin leitet die Geburt ein, an deren Ende kein Baby schreit. Sie untersuchen Gustav. Alles war in Ordnung. Ein fertiges, gesundes, perfektes Kind, das nicht leben sollte. An der Plazenta sind leichte Blutungen erkennbar. Bis heute sind die Mediziner*innen sich uneins, ob sie die Ursache für Gustavs Tod gewesen sein könnten.

Merle versinkt im Schmerz. Alles fühlt sich sinnlos an, ausweglos, dunkel. Sie fragt sich, ob sie überhaupt noch leben will. Ein Psychiater verschreibt ihr ein Antidepressivum, sie geht zum Psychotherapeuten. Doch sie findet nicht ins Leben zurück. Bei der Arbeit wird sie nicht gebraucht, die Elternzeitvertretung hat längst ihren Platz eingenommen. Gemeinsam mit ihrem Therapeuten überlegt sie, ob ein stationärer Klinikaufenthalt das Richtige für sie wäre. Sie entscheiden sich schließlich dagegen und erarbeiten eine Tagesstruktur für Merle. Sie beginnt online ein Lateinstudium, um sich zu beschäftigen. Sie trauert an Gustavs Grab.

Einkaufen geht sie tagsüber nicht mehr, weil sie da alle sind, die hochschwangeren Frauen, die Mütter mit ihren Kinderwagen. Merle ist wütend, sie zittert vor Neid, sogar vor Hass auf all die Frauen, die scheinbar alle glücklich schwanger oder glücklich mit Kindern sind. Wie schwierig, schmerzhaft oder enttäuschend auch deren Vorgeschichten womöglich waren, blendet Merle aus.

Obwohl sie spürt, dass sie Gustavs plötzlichen Tod noch nicht verarbeitet hat, will sie unbedingt wieder schwanger werden. »Das Einzige, das mein Leben wieder erträglich machen würde, war, wieder ein Kind in mir zu tragen«, sagt sie.

Doch ihr Körper ist noch nicht so weit. Sie hat Wochenfluss, nimmt Tabletten gegen die Milchbildung, ihr Zyklus ist unregelmäßig. Sie rennt von Praxis zu Praxis auf der Suche nach einem Arzt, der ihr grünes Licht gibt, einer Ärztin, die sagt, sie könne wieder versuchen, schwanger zu werden. Doch die Ärzt*innen sind sich einig: Merle soll ihrem Körper mindestens ein halbes Jahr Zeit geben.

»Ich wusste, das schaffe ich nicht«, sagt Merle, »das konnte ich psychisch nicht aushalten.« Drei Monate nach der Stillen Geburt findet sie einen Arzt, der ihr Tabletten verschreibt, die für einen regelmäßigen Zyklus sorgen sollen. Obwohl sie bei Gustav schnell und auf natürlichem Weg schwanger geworden ist, geht sie in die Kinderwunschklinik. Dort will man ihr mit einer Hormonspritze weiterhelfen, die den Eisprung auslöst. Monatelang lässt Merle sich spritzen. »Es war meine Therapie«, sagt sie. Als ob sie ihr Hoffnung in den Körper spritzen würden. Nach sechs Monaten spielt sich ihr Zyklus wieder ein. Zwei Monate später wird sie schwanger.

Wenn man Merle fragt, wie sie heute auf ihre Entscheidung zurückblickt, ihren Körper so unter Druck gesetzt zu haben, sagt sie, dass sie noch genau weiß, wie schlimm alles damals für sie war und dass sie Verständnis für sich hat. Dass Familie und Freundinnen ihr rieten, ihrem Körper noch Zeit zu geben oder in den Urlaub zu fahren, empfindet sie bis heute als übergriffig. Ihr Kinderwunsch war so stark, alles überlagernd. Sie bereut ihre Entscheidung, alles dafür zu tun, nicht.

Ihre Folgeschwangerschaft ist wie ein Nadelbett, gespickt mit Ängsten. Sie nimmt weiter das Antidepressivum, lässt sich von einem Gynäkologen und einer Gynäkologin parallel durch die Schwangerschaft begleiten, sodass sie jede Woche mindestens einen Ultraschall machen kann. Vierzig Wochen lang. Das Gefühl, alles zu tun, was möglich ist, damit die Schwangerschaft hält, gibt ihr ein wenig Sicherheit. Ein Gefühl von Kontrolle über etwas, das unkontrollierbar ist. Lediglich auf die Untersuchungen zu den Trisomien verzichtet sie dieses Mal. »Egal, was das Kind hat, wir nehmen es so, wie es ist«, sagt sie.

Über die 37. Woche hinauszugehen und zu warten, bis ihr Kind natürlich auf die Welt kommt, ist unvorstellbar für Merle. Ihr Körper, so hat sie es gelernt, ist ab diesem Zeitpunkt kein sicherer Ort mehr für ein Kind. Die Gynäkologin rät ihr jedoch davon ab, ihn früher zu holen. Denn Merles Sohn gilt – wie alle Kinder, die vor der 37. Woche geboren werden – als Frühgeburt. Er sei leicht und klein und brauche noch Zeit, sagt die Ärztin. Merle sitzt weinend vor ihr, fleht sie an, sie wolle einfach nur, dass ihr Kind lebend zur Welt kommt. Sie könne nicht länger warten. Niemand kann ihr sagen, warum Gustav damals gestorben ist. Sie will das nicht noch einmal durchleben.

Die Gynäkologin berät sich mit dem Kinderarzt und ihren Kolleg*innen. Merle ist ein Grenzfall. Weil nur wenige Tage fehlen, bis Merles Sohn nicht mehr als Frühchen gilt, und er mit mehr als 2500 Gramm über der kritischen Gewichtsgrenze liegt, gibt die Ärztin schließlich grünes Licht. Sie weist Merle auf mögliche Entwicklungsverzögerungen hin und leitet die Geburt medikamentös ein. Doch nichts tut sich. Merles Sohn dreht sich lediglich in die Beckenendlage. Die Ärztin will sie zum Warten nach Hause schicken.

Doch Merle schafft das nicht. Sie will einen Kaiserschnitt noch vor dem Tag, an dem Gustav gestorben ist. Der Eingriff verzögert sich, Notfälle besetzen den OP. Einen Tag nach

Gustavs Stichtag holen die Ärzt*innen Fabian auf die Welt. »Die letzte Nacht war schrecklich, aber im Nachhinein heilsam«, sagt Merle. Sie habe erfahren, dass ihr Körper auch über diesen Tag hinaus ein Kind am Leben erhalten kann. Das habe ihr etwas Selbstvertrauen zurückgegeben. Heute ist Fabian ein Jahr alt und gesund. Für manches braucht er ein bisschen länger als Gleichaltrige, die Mediziner*innen seien deshalb aber unbesorgt, sagt Merle.

In mehreren Studien fanden Forschende heraus, dass Babys von Müttern nach Verlusterfahrungen früher geboren wurden und ein niedrigeres Geburtsgewicht hatten als der Durchschnitt. Das liegt vor allem daran, dass Geburten von Folgekindern wie Fabian wesentlich häufiger vor dem errechneten Entbindungstermin eingeleitet werden als die von Erstgeborenen. Meist sind es keine medizinisch indizierten Einleitungen, sondern sie basieren auf den Ängsten der Eltern und zum Teil auch auf den Ängsten der behandelnden Ärzt*innen. Auch sie gehen, besonders nach einem späten Verlust der Mutter, manchmal lieber den medizinisch kontrollierbareren Weg als den natürlichen.

Die Weltgesundheitsorganisation empfiehlt seit 2007, nach einer Fehlgeburt oder einer Abtreibung mindestens sechs Monate bis zu einer erneuten Schwangerschaft zu warten. Mit ihren Empfehlungen richtet sich die WHO an alle Länder der Welt, d.h. auch an Länder, die eine schlechtere Gesundheitsversorgung nach Fehlgeburten haben als Deutschland. 2022 kam eine groß angelegte Studie heraus, die anzweifelt, ob diese Empfehlung gerechtfertigt ist. Australische Wissenschaftler*innen werteten die Daten von mehr als 72000 Frauen in Norwegen aus, die nach einer Fehlgeburt oder einer Abtreibung ein Kind bekamen. Die Ergebnisse deuten darauf hin, dass eine Schwangerschaft innerhalb von drei Monaten nach einer Fehlgeburt oder einem Abbruch nicht – wie bisher angenommen – mit einem erhöhten Risiko für Schwangerschaftskomplikationen wie Frühgeburten oder einem niedrigen Geburtsgewicht des Kindes verbunden ist. Im Gegenteil, eine frühe Folgeschwangerschaft kann sich demnach sogar positiv auf Mutter und Kind auswirken: Das Risiko, dass die Babys zu klein oder zu leicht waren, war sogar geringer, wenn sie in weniger als fünf Monaten nach der ersten Schwangerschaft gezeugt wurden. Wenn die Frauen in weniger als drei Monaten erneut schwanger wurden, war das Risiko für einen Schwangerschaftsdiabetes außerdem geringer. Die Forschenden fordern die WHO auf Basis ihrer Ergebnisse dazu auf, ihre Empfehlung zu überprüfen.[1]

Wenn Fehlgeburten kompliziert waren, raten Ärzt*innen den betroffenen Frauen, sich davon zu erholen, bevor sie wieder schwanger werden. Was für eine Frau allerdings das Beste ist, um über den Verlust hinwegzukommen, kann nur sie selbst wissen. Viel zu individuell sind die Aufarbeitung und der Weg der Trauer. Manche Frauen brauchen viele Monate oder Jahre, um das Erlebte zu verarbeiten, bevor sie sich wieder auf das Wagnis einer Schwangerschaft einlassen. Andere verabschieden sich nach einer Fehlgeburt nicht nur von ihrem Kind, sondern auch von ihrem Kinderwunsch. Für Merle war es wichtig, wieder hoffen zu können. Hoffnung war für sie an eine neue Schwangerschaft geknüpft.

Ein Folgekind, auch Regenbogenbaby genannt, kann vieles heilen. Ersetzen kann es weder das verlorene Kind noch die Trauer, die die Eltern durchleben müssen. Die Folgen des Erlebten können bis in die nächste Schwangerschaft und darüber hinaus spürbar sein. Gerade wenn, wie in Merles Fall, keine eindeutige Ursache für den Verlust gefunden wurde. Frauen, die ein Kind still geboren haben, haben in der Folgeschwangerschaft ein deutlich höheres Risiko für Angstzustände und Depressionen als Frauen, die zuvor ein Kind lebend geboren haben, und Frauen, die zum ersten Mal schwanger sind. Das belegt eine Studie des Instituts für klinische Medizin der Universität Oslo. An ihr haben 174 Frauen teilgenommen, die nach einer Stillen Geburt erneut schwanger geworden sind. Im letzten Trimester der Folgeschwangerschaft erkrankten 23 Prozent von ihnen an einer Angststörung und 20 Prozent an einer Depression. In der Vergleichsgruppe von 362 Frauen, die zuvor ein Kind lebend geboren hatten, entwickelten dagegen nur 4 Prozent eine Angststörung und 10 Prozent eine Depression. Etwa jede achte Frau, deren Baby verstorben war, litt an beiden psychischen Erkrankungen, in der Kontrollgruppe war es nur eine von 28 Frauen.[2]

In der Folgeschwangerschaft brauchen Frauen, die bereits ein Kind verloren haben, also besondere Aufmerksamkeit, medizinische Zuwendung und unterstützende Angebote. Eine stationäre Behandlung für Mütter nach Fehlgeburten zu finden, ist in Deutschland nicht einfach. Es gibt Mutter-Kind-Angebote, deren Schwerpunkt allerdings oftmals auf postnatalen Depressionen und Bindungsstörungen liegt. Unter den Müttern mit Kind wird sich eine Mutter ohne Kind wahrscheinlich nicht wohlfühlen.

Es gibt keine einzige stationäre Einrichtung speziell für Frauen, die ihr Kind verloren haben. Und das, obwohl jede dritte Frau davon betroffen ist und psychische Erkrankungen nach Kindsverlust und in Folgeschwangerschaften häufig sind. Eine Leerstelle, die dringend gefüllt werden muss, ein unglaublicher Missstand hinsichtlich des Bedarfs. Würden Männer Kinder gebären, gäbe es dann auch keine stationäre Anlaufstelle, bei der sie Hilfe erfahren würden? Oder würden ihre Belange ernster genommen als die der Frauen?

Was viele Gynäkolog*innen in Deutschland allerdings mittlerweile umsetzen, ist das »Tender Loving Care«-Konzept. Hebammen entwickelten es in den USA für Frauen mit wiederholten Fehlgeburten, nachdem Forschende in den 80er-Jahren herausfanden, dass die Zahl der Fehlgeburten sinkt, wenn die Mütter verstärkte fürsorgliche Zuwendung in ihrer Praxis erfahren.[3] Dazu zählt, dass sie so oft anrufen und vorbeikommen dürfen, wie sie es für nötig halten, ohne dass die Sprechstundenhilfe die Augen verdreht, ohne dass der Arzt oder die Ärztin ihnen vermittelt, das sei unnötig und übertrieben. Stattdessen bieten die Gynäkolog*innen häufigere Ultraschalluntersuchungen an, wenn die Schwangeren dies wünschen.

Obwohl dieses Wissen bereits seit fast einem halben Jahrhundert existiert, hat es die Kliniken, in die Frauen für eine Kürettage kommen, offenbar noch nicht erreicht. Anders sind die vielen verletzenden und zum Teil traumatisierenden Kommentare des medizinischen Personals, die viele Frauen erfahren, nicht zu erklären.

Bei einer Schwangerschaftsfolge von unter einem Jahr tragen Ärzt*innen »Risikoschwangerschaft« in den Mutterpass ein. Das kann beunruhigend auf Frauen wirken, ermöglicht den Ärzt*innen aber vor allem, häufiger zu untersuchen und mit der Krankenkasse abzurechnen.

Nach der Geburt eines gesunden Folgekindes reduzieren sich elterliche Trauer, Schuldgefühle und auch Erkrankungen wie Depressionen häufig. Eltern fällt es dann oft leichter, den Verlust zu akzeptieren. Es kann nach der Geburt allerdings auch zu einer Reaktivierung der Trauer kommen, wenn sich die Eltern vor Augen führen, was sie mit ihrem Sternenkind nicht erleben durften. Die Hormonumstellung im Wochenbett und die Ambivalenzen, die mit einer neuen Elternschaft einhergehen, können zusätzlich dazu beitragen.

Welche Folgen der Tod des älteren Geschwisters auf das Folgekind hat, ist noch weitgehend unerforscht. Auch hier herrscht eine eklatante Leerstelle trotz der großen Anzahl Betroffener. Wir wissen nicht, ob die Mutter ein Trauma über Generationen in der weiblichen Linie vererben kann oder welchen Einfluss Angstzustände und Depressionen in der Folgeschwangerschaft auf das Baby oder ältere Geschwister haben. Behandeln Mütter sie anders, weil sie davor durch die Hölle gegangen sind?

Wissenschaftlich diskutiert werden im Wesentlichen nur zwei Syndrome: das umstrittene »Replacement Child Syndrome«, nach dem das Folgekind das verstorbene Kind ersetzt und die Eltern keinen Unterschied zwischen den Kindern machen. Darunter fällt zum Beispiel, dass Eltern dem Folgekind den gleichen Namen wie dem verstorbenen Geschwister geben. Das war in älteren Generationen häufig der Fall. Vielen Frauen, die schnell wieder schwanger werden, wird heute zu Unrecht vorgeworfen, ihr Kind »ersetzen« zu wollen. Diese Annahme unterliegt den Normen unserer Gesellschaft darüber, wie lange die Trauer anhält, bis sie »abgeschlossen« und der Verlust »verarbeitet« ist. Beim »Vulnerable Child Syndrome« umsorgen die verängstigten Eltern ihr Folgekind überbeschützend, was sich negativ auf seine Autonomie und sein Selbstbewusstsein auswirken kann.[4]

Was wir biologisch mit Sicherheit wissen, ist, dass kindliche Zellen während der Schwangerschaft über die Plazenta in den Organismus der Mutter gelangen und umgekehrt. Die Zellen sind oft noch Jahrzehnte später im Blut nachweisbar, manchmal sogar ein Leben lang. Ein Folgekind kann daher auch die Zellen seines älteren Geschwisters in sich tragen. Wissenschaftler*innen vermuten, dass der Transfer von Zellen zwischen Kind und Mutter auch die Erklärung für die emotionale Bindung sein könnte.[5] Dass ich über unseren Zellenaustausch für immer mit meinem Sternenkind verbunden bleibe, finde ich einen wunderschönen, tröstlichen Gedanken.

Wie bei Merle entwickelte sich auch bei mir der Wunsch nach einem lebenden Baby, direkt nachdem ich mein Sternenkind verloren hatte. Meine erste Frage nach der Ausschabung, für die ich darüber aufgeklärt wurde, dass im schlimmsten Fall meine Gebärmutter durchstoßen werden könnte und ich unfruchtbar werde, war: »Kann ich noch einmal ein Kind bekommen?« Mein Zyklus allerdings war noch viele Monate später unregelmäßig, meine Tracking-App war komplett überfordert, mir Regelblutung oder Eisprung vorauszusagen. Ich verstand meinen Körper nicht.

Das gehe vielen Frauen so, sagt Kerstin Ziegler und sieht darin eine Chance, den eigenen Körper besser kennenzulernen. Die Sozialpädagogin hat die Plattform »Regenbogenmamas« gegründet und begleitet in Kursen und Coachings Mütter, die ihr Kind verloren haben, in ihrer Folgeschwangerschaft. Sie hat selbst eines ihrer drei Kinder still geboren.

Bis zu diesem Ereignis habe sie sich auch nicht mit ihrem Körper ausgekannt. »Viele Frauen wissen nicht, wie sich innerhalb ihres Zyklus der Zervixschleim wandelt, wann sich der Muttermund öffnet und wie sich die Stimmung verändert«, sagt sie. Dieses Basiswissen holt sie mit den Frauen nach, damit sich der Fokus weg von den Tracking-Tools nach innen auf den Körper richtet. »Viele sind im Kinderwunsch nur auf den Eisprung konzentriert. Aber gerade, wenn die Periode unregelmäßig ist, lohnt es sich, die körpereigenen Signale für die verschiedenen Zyklusphasen zu kennen.«

Davon war ich weit entfernt. Ich habe meinen Körper nach dem Verlust ein Stück weit aufgegeben. Bei einer Online-Sitzung mit den anderen Sternenmamas reißt, als ich mich gerade auf meinen Stuhl setze, meine Hose am Po auf. Halb über mich selbst lachend, halb weinend erzähle ich den Frauen, dass mir mein Körper, mit dem ich früher immer gerne Sport gemacht habe, auf den ich meistens gehört und achtgegeben habe, egal ist. Die Extrakilos aus der Schwangerschaft, aus der kein Kind folgte, sind mir egal, ob mein Körper fit ist, ist mir egal, ob ich mich in ihm wohlfühle, auch. Ich parke ihn in einer Art Zwischenstadium. Er soll erst wieder schwanger werden und danach würde ich mich um ihn kümmern, so meine Logik.

Ständig scanne ich also meinen Körper nach Schwangerschaftsanzeichen. Spannen die Brüste? Ist mir schlecht? Nehme ich Gerüche intensiver wahr? Immer wieder bin ich mir sicher: ja, all das. Hör auf deinen Körper, heißt es immer. Aber was, wenn der Körper einem etwas vorschwindelt? Wenn der Geist ihn manipuliert? Jeden Monat drehe ich eine neue Runde aus Hoffen, Bangen, Enttäuschung, Wut, Scham, Traurigkeit, Hoffen.

Als der Sternenmama-Kurs zu Ende geht, treffe ich mich mit drei der Frauen weiter. Wir sind einander ans Herz gewachsen, vereint in unserem Schmerz und in unserem Kinderwunsch. Doch eine nicht-angeleitete Selbsthilfegruppe läuft immer auch Gefahr, sich in Negativspiralen aus Sorgen, Druck und Angst nur noch abwärts zu drehen. Wir sprechen viel darüber, wie es uns gelingen kann, wieder schwanger zu werden. Ich versuche alles, um meinen Körper unter Kontrolle zu kriegen: Tracking, Monitoring, Ovulationstests.

Meine Frauenärztin rät mir, es noch ein paar Monate zu versuchen, aufgrund meines Alters (38) würde sie mich dann in eine Kinderwunschklinik überweisen. Mein innerer Druck steigt ins Unermessliche. Die grausamen Fragen schießen mir immer wieder in den Kopf: Warum haben wir mit der zweiten Schwangerschaft nur so lange gewartet? Kann ich jetzt noch einmal schwanger werden? Bin ich zu alt? Die Zeit zerrinnt mir zwischen den Fingern. Ich google »Adoption« und »Pflegekind«, versuche Auswege zu finden aus einer Situation, die ich nicht ertragen kann. Manchmal denke ich in der Sternenmama-Gruppe, ich muss dankbar sein, ein Kind zu haben. Vielleicht sollte ich es einfach dabei belassen. Die meisten der anderen Frauen haben gar keins. Als ich es ausspreche, sagt eine der Frauen zu mir: »Du hast doch die gleiche Berechtigung, dir ein zweites Kind zu wünschen, wie wir uns ein erstes.« Es stimmt. Wir können dankbar sein für ein Kind, Trost finden in seiner Anwesenheit, und gleichzeitig um das gestorbene Kind trauern und uns aus vollem Herzen ein weiteres Kind wünschen. Wenn wir – und die anderen – es uns erlauben.

Kurz darauf wird eine der Sternenmamas schwanger, wenig später eine zweite. Der Druck steigt weiter. Wir ziehen ins Ausland, das wollten wir als Familie schon lange, geplant war es eigentlich für die Elternzeit mit unserem Baby, das wir nun nicht haben. Kinderwagen und -kleidung lassen wir im Keller zurück. Ihr Anblick macht mich traurig. Und gleichzeitig ist da die tiefe Hoffnung, dass ich die kleinen Bodys irgendwann noch einmal einem Baby anziehen würde.

Als ich mehr als fünfzig Tage keine Regelblutung habe und zwei Schwangerschaftstests negativ sind, sitze ich weinend vor meiner neuen Frauenärztin. Sie sagt: »Sie werden wieder schwanger werden. Ganz sicher.« Ihre Bestimmtheit erstaunt mich und rüttelt mich zugleich auf. Ich will nicht mehr mit diesem Druck leben. Ich werfe die Ovulationstests weg, verlasse die Sternenmama-Gruppe, beginne wieder Sport zu machen. Kurz darauf halte ich einen positiven Schwangerschaftstest in den Händen.

Ob mein Lebenswandel mit dem Gelingen der Schwangerschaft zu tun hat oder nicht, weiß ich nicht. Ich weiß nur, er hat mir gutgetan. Es gibt keine Daten, die besagen, wer sich 24 Stunden am Tag unter Druck setzt, kann nicht schwanger werden. Auch unter hohem Druck und Stress werden Frauen schwanger.

Mit der Freude kam die Angst, der Horror davor, diesen Albtraum noch einmal erleben zu müssen. Bei jedem Toilettengang suche ich als Erstes nach Blut in meiner Unterhose. Das werde ich etwa zehnmal am Tag tun, ungefähr 270 Tage lang. 2700 sekundenschnelle Wirbelstürme aus Angst und Erleichterung. Zum großen Ultraschall in der 13. Woche gehe ich allein in die Klinik, mein Mann bleibt mit unserer Tochter zu Hause. Ich will nicht, dass sie anwesend ist, sollte der Arzt keinen Herzschlag finden. Der Arzt allerdings wundert sich, dass ich ohne meine Familie komme. Als er anfängt, frage ich sofort: »Lebt es?« Er schaut mich erstaunt an. »Ja, es lebt«, sagt er. Während er mir das Ultraschallbild erklärt, weine ich. Zum Abschied sagt er: »Bringen Sie doch nächstes Mal Ihre Familie mit.«

Wir erzählen kaum jemandem von der Schwangerschaft, auch nicht proaktiv, als sie längst sichtbar ist. Wir wollen keine Vorfreude aufkommen lassen, wir glauben, so schützen wir uns vor der Enttäuschung, falls es wieder nicht klappt. Diese Gedanken von schwangeren Frauen, die ein Kind verloren haben, kennt auch Kerstin Ziegler, die Regenbogenmamas coacht. »Die Verlustangst prägt und hinterlässt das Gefühl, dass das Leben unsicher ist und immer etwas passieren kann. Je größer diese Angst ist, desto weniger erlauben sich die Frauen häufig, eine Beziehung zu ihrem neuen Baby im Bauch aufzubauen«, sagt sie. Die Frage ist, ob das Verbot auf Vorfreude wirklich vor dem Schmerz schützt. Sagen wir dann tatsächlich »Hab ich's doch gewusst« und trauern und leiden weniger? Ziegler rät, lieber alle schönen Momente der Schwangerschaft bewusst mitzunehmen. »Sonst verliert man im schlimmsten Fall beides, das Baby und eine Zeit, in der man glücklich war.« Sich von Meilenstein zu Meilenstein zu hangeln, helfe dabei.

Als ich über die 16. Woche, in der ich mein Kind verloren habe, hinaus bin, geht es mir etwas besser. Als ich mein Baby spüre und mich jeden Tag versichern kann, dass es lebt, noch etwas mehr. Doch die tiefsitzende Angst bleibt. Am liebsten würde ich die Zeit vorspulen, mein Kind endlich gesund in meinem Arm halten. Meine Mutter beginnt wieder an dem blauen Jäckchen zu stricken, das sie damals samt Stricknadeln, an denen noch die Maschen aufgereiht waren, in einer Plastiktüte verschwinden ließ. Irgendwann kaufe ich ein kleines Spielzeug, melde mich vier Wochen vor dem Geburtstermin doch noch zum Schwangerschaftsyoga an. Das Misstrauen, ob ich all das wirklich benötige, geht nicht weg. Erst im letzten Moment bauen wir die Wickelkommode auf und holen unseren Kinderwagen aus Deutschland.

Mein Baby kommt an meinem Geburtstag zur Welt. Es ist das größte Geschenk, das ich mir vorstellen kann. Als ich mein kleines Mädchen endlich im Arm halte, fällt eine unendliche Last von mir. Ihre Anwesenheit heilt viele Wunden und beantwortet die schmerzhaften Fragen, die ich mir gestellt habe. »Jetzt hast du ja das Baby, das du dir gewünscht hast«, sagen manche. Doch das ist nur die halbe Wahrheit. Ich habe das Baby, das ich mir gewünscht habe. Ein anderes Baby, das ich mir auch gewünscht habe, habe ich verloren und nie wird es mir irgendjemand zurückbringen.

Die fünfeinhalb Jahre Kinderwunschzeit waren die schönsten und gleichzeitig die schmerzhaftesten Jahre meines Lebens. Die Autorin Oriana Fallaci formuliert in ihrem *Brief an ein nie geborenes Kind* ihr Erstaunen darüber, was wir Menschen fähig sind auszuhalten, so: »In einem Buch las ich einmal, dass man die Schwere einer erlittenen Qual erst dann erkennt, wenn man sie hinter sich gebracht hat und ganz verwundert ausruft: Wie habe ich nur diese Hölle ertragen können?«[6]

Heute bin ich eine andere Frau. Der Verlust und die Trauer um den Tod meines Kindes werden immer bleiben. Sie sind festgeschrieben in unserer Familiengeschichte. Weiter trauern bedeutet auch, sich weiter zu erinnern. Und ich will mich mein Leben lang daran erinnern, dass, auch wenn ich zwei Kinder an den Händen halte, ich die Mutter dreier Kinder bin.

»Tim und Sophie« - Nennt die Kinder beim Namen!

Familien und Freund*innen nehmen oftmals von trauernden Eltern an, dass sie alles »der Reihe nach« tun: zunächst um den Verlust des Kindes trauern, ihn verarbeiten und erst danach einem neuen Kinderwunsch nachgehen. Das erlebt Psychologin Sally Schulze häufig und kritisiert die gesellschaftlichen Erwartungen an Eltern. »Wir müssen verstehen, dass alle Gefühle gleichzeitig da sein können, die Trauer, das Verarbeiten und der Wunsch nach einem Kind. Der geht ja durch das Verlusterlebnis nicht weg, im Gegenteil, bei manchen verstärkt er sich dadurch noch. Gefühle sind nicht immer logisch, sie sind einfach da und können sehr komplex sein«, sagt die Expertin für Frauenheilkunde.

Dazu zählt auch eine Ambivalenz von Gefühlen, die für das Umfeld nicht immer nachvollziehbar ist. Zum Beispiel, wenn eine Frau, die ungeplant schwanger geworden sind, ein extremes Verlusterleben hat. Wenn sie sich für die Schwangerschaft einer Freundin empathisch freut und gleichzeitig vor Neid bebt. Neid, der weniger Missgunst als Trauer ist. Denn was sie will, ist nichts Schlechtes für die Freundin, sondern vielmehr, dass nie wieder ein Kind leiden oder sterben muss. Wenn Eltern dankbar sind für die lebenden Kinder, die sie haben, und gleichzeitig wütend sind, weil sie ein anderes Kind nicht haben. Wenn sie um das eine Kind trauern und gleichzeitig auf ein anderes hoffen. Wenn sie vor Schmerz vergehen und im nächsten Moment herzlich lachen. All das steht Eltern zu und all das muss die Gesellschaft aushalten. Und auch wir als Eltern sollten das Aushalten und Glaubenssätze wie »Trauernde dürfen keine Freude empfinden« oder »Andere Familien haben noch Schlimmeres erlebt« kritisch hinterfragen.

Trauer bedeutet also nicht unbedingt nur traurig zu sein, sondern sie wechselt sich mit anderen Gefühlen wie Angst, Einsamkeit, Verzweiflung, Neid oder Enttäuschung ab. Diese Emotionen schwappen wie Wellen, die nächste Welle kann riesengroß und überwältigend sein oder sanft vorüberziehen. Sie kann durch den Anblick schwangerer Frauen, von Kinderwagen oder durch den Tag des errechneten Geburtstermins getriggert werden. Trauer ist immer auch abhängig von der Biografie der Betroffenen, dem Umgang der Familie und des sozialen Umfelds mit Krisen und Verlusten. Gab es schon einmal einen unaufgearbeiteten Verlust im Leben, kann sich das Erleben verstärken.

Trauer hat keinen Platz in unserer Gesellschaft, zumindest nicht im offenen Austausch. Wenn getrauert wird, dann lieber im Verborgenen. Zu Hause, auf dem Friedhof, in Selbsthilfegruppen oder in der Therapie. Trauernde Menschen werden häufig als anstrengend wahrgenommen. Sie erzählen immer wieder von einem Ereignis, das sie nicht loslässt, das sie umtreibt. Von ihnen wird erwartet, dass sie den Verlust schnell verarbeiten und überwinden. Das ist der Fluch der Tapferkeit, eine toxische Positivität. Sie sollen wieder »normal«, »gut drauf« und so fröhlich »wie vorher« sein. Dann gelten sie als resilient. Dafür gibt es gesellschaftliche Anerkennung.

Ein totes Baby stellt uns vor größte Herausforderungen. Die »natürliche Reihenfolge« von Leben und Sterben ist umgekehrt, es ist unfassbar, inakzeptabel. Die Gefühle von Eltern, die ein Kind verloren haben, sind nicht nur für sie selbst, sondern auch für ihr Umfeld kaum auszuhalten. Passende Worte zu finden, überfordert viele. Manche Frauen berichten von Nachbar*innen, die ihnen nach dem Verlust aus dem Weg gehen oder von Freund*innen, die sich nicht mehr melden. Reaktionen, die nach dem Tod erwachsener Angehöriger schwer vorstellbar sind. Reaktionen, die oft ein Schutzmechanismus gegen die eigene Angst sind, um nicht mitfühlen und sich mit Trauer auseinandersetzen zu müssen.

In der Forschung wird elterliche Trauer als intensive und überwältigende Form von Trauer beschrieben. Weil die gesellschaftliche Sichtbarkeit und die Anerkennung des Verlustes fehlen, fühlen sich Eltern in ihrer Trauer oft sehr allein und ausgegrenzt. »Der Tod eines Kindes hinterlässt eine Leerstelle und hat Auswirkungen auf die Eltern als Individuen, auf das Paar, das Familiensystem und die Gesellschaft«, schreibt Soziologin Julia Böcker in ihrem Buch *Fehlgeburt und Stillgeburt*.[1]

Wenn das Kind, das betrauert wird, noch nicht gelebt hat, ist Trauer besonders kompliziert. Dann ist der Verlust für viele Außenstehende nicht nachvollziehbar, weil er abstrakt bleibt. Böcker schreibt, dass Trauer nach Schwangerschaftsverlusten gegenüber »richtigen Todesfällen« delegitimiert wird: »Erfahrungen von Fehl- und Stillgeburt sind häufig gesellschaftlich nicht anerkannte Verluste, die Trauernde entrechten. Insbesondere die durch frühe Fehlgeburten erfahrenen Verluste werden von der allgemeinen Gesellschaft nicht als signifikante Verluste gesehen und der Ausdruck von Trauer wird diskreditiert.«[2]

Doch Trauer ist nichts Privates, das alle anderen nichts angeht. Sie ist nichts, von dem wir uns abwenden können. Sie ist etwas, das wir als Gesellschaft genau in den Blick nehmen müssen. Die Trauer jeder dritten Frau und ihrer Familie gehört ins Politische, mitten hinein in unsere Gesellschaft. Denn nur so können wir sie normalisieren und lernen, Betroffenen das Recht auf ihren individuellen Umgang mit dem Verlust zuzugestehen.

Für viele Eltern ist der Verlust der Schwangerschaft im ersten Trimester der Verlust eines Kindes. Mediziner*innen sprechen, wenn sie keine Vitalzeichen mehr finden können, jedoch vom »Schwangerschaftsmaterial«. Das kann Eltern in eine schwere Deutungskrise stürzen. Die Studie »Depressive Disorder and Grief Following Spontaneous Abortion«, die Forschende in Sri Lanka mit 137 Betroffenen und einer ebenso großen Vergleichsgruppe von Frauen mit intakten Schwangerschaften durchgeführt haben, hat ergeben, dass mehr als die Hälfte der Frauen nach einer Fehlgeburt zwischen der sechsten und zehnten Schwangerschaftswoche eine gravierende Trauerreaktion zeigt.[3]

Sie betrauern einen Menschen, der unsichtbar war. Es gibt oft keinen Körper, den sie ansehen oder berühren können. Wenn es keine Beerdigung oder rituelle Verabschiedung gibt, bleibt für Familienangehörige und Freund*innen oft nicht nur das Kind, sondern auch der Verlust unsichtbar und nicht nachvollziehbar. Viele wussten noch nicht einmal von der Schwangerschaft. Zu betrauern gibt es dann lediglich die Idee einer Familie, die nun nicht mehr wächst. Wenn Nahestehende die Eltern dann mit Kommentaren wie »Es hat ja noch nicht gelebt« oder »Es war ja nur ein Zellhaufen und noch kein richtiges Kind« konfrontieren, sprechen sie ihnen damit ihre Gefühle und ihre Selbstzuschreibung als Mutter und Vater ab. Wo kein Kind ist, da sind auch keine Eltern. Das stürzt Betroffene in Einsamkeit und Isolation.

Hinzu kommt: Solange Fehl- und Stillgeburten nicht als Geburten wahrgenommen werden, wird der Tod eines Kindes ebenfalls nicht als Tod wahrgenommen. Dass sich die Perspektive darüber in der Gesellschaft ändert, dafür kämpft Daniela Nuber-Fischer. Sie hat die Online-Plattform »Sternenkind Familie« gegründet und begleitet Mütter und Eltern nach Fehl- und Stillen Geburten in Kursen und mit Beratung.

Sie sagt, das Wichtigste sei, dass das soziale Umfeld Folgendes versteht: Jede Schwangerschaft – egal, ob sie glücklich oder unglücklich ausgeht – endet mit einer Geburt. Zwei Menschen werden Eltern und ein Kind wird geboren. Wenn das Umfeld den Frauen »Das war doch noch so früh« suggeriert, zu früh, um traurig zu sein, verstehen die Frauen oft nicht, was mit ihnen los ist. »Viele Frauen, die im ersten Trimester ihr Kind verlieren, sind verwundert über das, was sie empfinden«, sagt sie. Sie beschreiben ihre Gefühle oft nicht als Trauer. Es geht ihnen nicht gut, sie fühlen sich einsam, kommen nicht so richtig in den Alltag zurück. Dadurch, dass die anderen beschwichtigen, lassen Betroffene ihren Schmerz nicht zu, reden ihn klein, denken, sie seien nicht »normal«. Sie empfinden das, was in ihnen vorgeht, und das, was von außen an sie herangetragen wird, als großen Widerspruch. Nuber-Fischer erarbeitet mit ihnen dann, dass es nicht nur in Ordnung ist zu trauern, sondern sogar unerlässlich, den Schmerz zuzulassen. Je später der Verlust in der Schwangerschaft eintritt, desto mehr Akzeptanz bringen Frauen ihren Gefühlen entgegen, desto mehr erlauben sie sich zu trauern.

Wie der Weg der Trauer verläuft, ist ganz individuell. Frauen und Paare sind oft Erwartungen ausgesetzt wie »Jetzt müsse es ja auch mal wieder gut sein« oder »Ihr müsst nach vorne schauen und weitermachen«. Laut Nuber-Fischer gesteht das Umfeld den betroffenen Eltern bei einem frühen Verlust oft nur eine Trauerzeit von wenigen Wochen zu, bei Stillen Geburten etwas mehr. Wer nach einem »Trauerjahr« infolge eines späten Verlustes nicht wieder in seiner ursprünglichen Verfassung ist, wird häufig pathologisiert. Weil das Umfeld ungeduldig und überfordert ist, wirkt die Trauer auf sie »unnormal«.

Trauer ist keine Depression. Aber es gibt Symptome, die sich ähneln. Kriterien für eine »anhaltende Trauerstörung«, die zu einer Depression führen kann, legt die WHO seit 2022 in ihrer »International Classification of Diseases« (ICD) vor. Dass Trauer überhaupt in den ICD-Diagnoseschlüssel, mit dem Ärzt*innen eine Krankheit identifizieren, aufgenommen wurde, war schon Jahre vorher umstritten. Kritiker*innen warfen der Organisation vor, Trauernde zu pathologisieren. Trauer sei keine Störung, sondern eine gesunde Reaktion auf Schicksalsschläge, die zum Leben gehören. Zu den Kriterien einer »anhaltenden Trauerstörung« zählt die WHO die andauernde Beschäftigung mit der verlorenen Person, Schuld, Verdrängung, Wut, die Unfähigkeit, eine positive Stimmung zu erleben, emotionale Taubheit, Schwierigkeiten, sozialen und anderen Aktivitäten nachzugehen. Wenn Gefühle wie diese sechs bis zwölf Monate nach dem Tod der Person nicht abklingen, könnte eine »anhaltende Trauerstörung« vorliegen, so die Gesundheitsorganisation.

Meist jedoch brauchen die Betroffenen vor allem Zeit und das Recht auf ihre eigene Art der Trauer und Verarbeitung. »Die Geschwindigkeit, die andere erwarten, ist oft enorm und nicht mit dem zu vereinbaren, was die Frauen empfinden«, sagt Nuber-Fischer. Auch gesellschaftlich gibt es bisher keinen Rückhalt, länger zu trauern. Da es noch keinen Mutterschutz nach frühen Fehlgeburten oder eine bezahlte Auszeit wie in anderen Ländern gibt, wird den Frauen vermittelt, dass sie für die Länge ihrer Krankschreibung traurig sein dürfen. Ein paar Wochen ist es ihnen erlaubt, sich zu erholen, dann müssen sie im Alltag und Beruf wieder funktionieren. Wenn das gesellschaftliche Klima suggeriert, dass ein paar Wochen physische und psychische Regeneration nach einer Fehlgeburt genügen, braucht es viel Kraft und Mut, sich gegen diese Erwartungen zu stellen und sich mehr Zeit zuzugestehen.

In der Psychologie wird Trauer in Phasen klassifiziert. Modelle zeigen auf, welche Entwicklung die trauernde Person durchmacht. Die klassischen vier Phasen nach der Schweizer Psychoanalytikerin Verena Kast sind die des Nicht-wahrhaben-Wollens, die der aufbrechenden Emotionen, die des Suchens und Sichtrennens und die Phase des neuen Selbst- und Weltbezugs. In Letzterer integrieren Betroffene idealerweise den Verlust in die eigene Biografie. Es ist die wohl schwierigste und längste Phase. Dabei geht es darum, das Erlebte auf Dauer nicht zu verdrängen, nicht wegzuschauen, sondern zu akzeptieren und damit weiterzuleben: »Das ist mir passiert, das ist Teil meines Lebens, aber eben nur ein Teil.«

Daniela Nuber-Fischer blickt kritisch auf Phasenmodelle. Sie würden die Trauernden passiv halten und suggerieren, es gäbe einen Anfang und ein Ende der Trauer. Wenn eine Frau eine Phase überspringt, fragt sie sich, ob sie noch einmal zurückmüsse. Nuber-Fischer arbeitet daher lieber mit den sogenannten Traueraufgaben des US-amerikanischen Psychologen William Worden, die Betroffene in eine aktive Rolle bringen. Dazu gehört, den Verlust zu akzeptieren, den Schmerz zuzulassen, die Anpassung an die neue Situation, das Verlusterlebnis zu integrieren und Erinnerungen zu schaffen.

Wenn ein alter oder kranker Mensch stirbt, haben wir Rituale, die uns helfen, mit dem Verlust und den Angehörigen umzugehen. Wir beerdigen die verstorbene Person, schicken Karten, sagen »Mein Beileid« und sprechen bei der Trauerfeier über gemeinsame Erfahrungen und Erinnerungen. Nach einer Fehlgeburt gibt es nur wenige solcher etablierten Rituale, die Frauen helfen, ihren Verlust anzuerkennen. Den Angehörigen fehlen die Konventionen. Niemand kannte den Menschen, der da betrauert wird, niemand hat gemeinsame Erfahrungen mit ihm gemacht. Auf die Körpererfahrung kann allein die Mutter zurückgreifen, teilen kann sie sie nicht.

Damit niemand ihr die Trauer um ihre beiden Kinder absprechen kann, hat Julia, die wir bereits aus dem Kapitel »Drei Optionen und doch keine Wahl« kennen, ihnen einen Namen gegeben. Sie hat nach ihren beiden Fehlgeburten in der jeweils neunten Woche bewusst Erinnerungen geschaffen und ritualisiert. Was sie tut, würden Psycholog*innen wohl als ein Integrieren des Verlustes in die eigene Biografie beschreiben. Ohne das Geschlecht ihrer verstorbenen Kinder zu kennen, hat sie sie Tim und Sophie genannt. »Wenn ich sage, ich habe zwei Kinder verloren, den Tim und die Sophie, dann traut sich keiner mehr, mir ›Das war ja noch so früh‹ oder ›kein richtiges Kind‹ zu sagen«, sagt sie. Julia hat im Jahr nach ihren beiden Fehlgeburten einen gesunden Jungen zur Welt gebracht. Bei der Taufe ihres Sohnes wollte sie explizit, dass Tim und Sophie auch erwähnt werden, weil sie zur Familie gehören.

Wenn sie mit ihrem Sohn in Babykursen ist und gefragt wird, ob das ihr erstes Kind sei, sagt sie: »Nein, ich habe drei Kinder. Aber das ist das Erste, das es lebendig auf die Welt geschafft hat.« Ihr werde ab und zu rückgemeldet, dass sie damit ganz schön provoziere. Die Leute würden manchmal verstört reagieren und wüssten nicht, was sie sagen sollen. »Aber es ist die einzige Möglichkeit, die mir einfällt, sie zu sensibilisieren, sich vorher zu überlegen, was sie fragen«, sagt sie. Julia will über ihre Verluste sprechen. Deshalb hat sie mitten im Garten ihres Mietshauses einen Apfelbaum gepflanzt und einen Stein davorgelegt, auf dem Tim und Sophie mit ihren Todesdaten stehen. Es ist ihr Ort zu trauern. Wenn Besuch kommt, sieht der natürlich gleich den Baum und den Stein. »Ich will meine Kinder nicht verheimlichen, auch wenn manche das als zu offensiv empfinden. Der Baum ist eine Einladung zum Gespräch.«

Wenn es bereits einen Kindskörper gibt, ermutigen Hebammen die Eltern oft, ihn nach der Geburt anzusehen und in den Arm zu nehmen. Das ist für manche Eltern eine Überwindung. »Es kann helfen zu begreifen, dass das Kind gestorben ist, aber auch es kennenzulernen und zu verstehen, wer da eigentlich gestorben ist. Dann ist auch klarer, worum wir trauern, und das macht es einfacher, dem Kind einen Platz im Familiensystem zu geben«, sagt die systemische Beraterin Daniela Nuber-Fischer.

Druck sollte allerdings nie auf die Familien ausgeübt werden. Es gibt Hebammen und Aktivist*innen, die propagieren, dass die Mütter nach einer Stillen Geburt ihre Kinder unbedingt ansehen und im Arm halten sollten, weil Abschied und Trauer sonst nicht gelingen würden. Es kursieren auch Mythen, dass die Verarbeitung des Verlustes gehemmt ist, wenn die Frau eine Ausschabung machen lässt und nicht natürlich gebärt. Es gibt keine wissenschaftlichen Erkenntnisse, die diese Annahmen belegen. Es kann aber gefährlich sein, anderen die eigene Weltsicht aufzudrängen. Wenn Frauen es nicht schaffen, ihr totes Kind anzusehen und im Arm zu halten, oder es einfach nicht wollen, kann das Schuldgefühle auslösen. Niemand sollte seine Macht und Expertise nutzen, um vulnerable Frauen unter Druck zu setzen oder ihnen Schuldgefühle einzureden. Jede Frau sollte das tun, was sie für richtig hält.

Ich habe es in der Nacht, als ich mein Kind verlor, nicht geschafft, es anzusehen. Ich war dankbar, als mein Mann mir sagte: »Schau nicht hin.« Ich hatte Angst und ich konnte für mich in dem Moment keine Entscheidung treffen. Ich war komplett überfordert und bin einfach seiner Empfehlung gefolgt. Seltsamerweise habe ich, obwohl ich es nicht gesehen habe, bis heute eine ganz klare Vorstellung von unserem Kind. Eine, die mir keine Angst macht. Mein Mann dagegen hat bis heute Flashbacks von dem Anblick unseres toten Babys. »Es ist keine schöne Erinnerung. Nichts, was es mir leichter gemacht hätte zu trauern«, sagt er. Bis heute sieht er sich auch nicht den Fußabdruck an, der von unserem Baby im Krankenhaus gemacht wurde. Jede*r weiß für sich selbst am besten, was er oder sie braucht, um Abschied nehmen und das Erlebte verarbeiten zu können.

Auch in dem, was wir betrauern, haben wir uns anfangs sehr unterschieden. Mein Schmerz war an meine körperliche Erfahrung des Verlustes gebunden. Ich trauerte darum, dass ich nicht mehr schwanger war. Dass mein Körper es nicht geschafft hat, das Kind zu halten. Dass ich dieses Baby niemals lebend in den Armen halten werde. Mein Mann unterdessen trauerte um das Leben, das unser Kind nie haben würde. Er sagt: »Ich habe unser Baby mit unserer großen Tochter verglichen. Wenn ich sie angeschaut habe, was sie alles kann, wie fröhlich sie ist, wie sie mit ihren Freunden spielt und wie sie ihr ganzes Leben noch vor sich hat, fand ich es so unendlich traurig und unfair, dass unser Baby all das nicht haben wird.«

Übereingestimmt haben wir in dem Wunsch, das Geschlecht unseres Kindes nicht wissen zu wollen, obwohl sie es im Krankenhaus benennen konnten. Jedes Kind wäre willkommen gewesen, es macht keinen Unterschied für uns. Auch haben wir unserem Kind nie einen Namen gegeben. Es bleibt »unser Sternenkind«. Das Abstrakte daran gefällt uns. Alles, was es konkreter gemacht hätte, wäre für uns nur noch schwieriger gewesen.

Als mein Mann seiner Mutter von unserem Verlust und seinem Schmerz erzählt hat, hat sie sich ihm offenbart. Auch sie hat zwischen ihm und seinem Bruder eine Fehlgeburt erlitten. Mein Mann kann sich sogar daran erinnern. Eines Tages kam er in die Küche und seine Mutter blutete. Weil er kein Blut sehen kann, wurde er wie in der Nacht, als wir unser Kind verloren, ohnmächtig. Seine Eltern erzählten ihm später, seine Mutter hätte sich geschnitten. Erst 25 Jahre später hat seine Mutter ihm die Wahrheit erzählt.

Das Hilfreichste, was Familie und Freund*innen betroffenen Frauen und Eltern entgegenbringen können, ist: Den Schmerz nicht wegtrösten oder kleinreden, Betroffene nicht ihrer Trauer entrechten, keine Ratschläge geben, das Geschehene nicht mit etwas vergleichen, das man selbst erlebt hat, nicht mitleiden, relativieren, einordnen, ablenken, aufmuntern oder bewerten, sondern zuhören und aushalten. Aushalten, dass ein geliebter Mensch traurig und am Boden zerstört ist. Aushalten, dass das Leben der Betroffenen vielleicht nie mehr so sein wird wie vorher. Aushalten, dass die Person Schmerzen durchleben muss, ohne dass man ihr dabei aktiv helfen kann. Und trotzdem da sein, Hilfsangebote machen, dranbleiben, den Namen des Kindes aussprechen, wenn die Eltern ihm einen gegeben haben. Immer wieder nachfragen.

Der Schmerz geht nicht weg, indem man ihn nicht anspricht. Wer nie nach dem Kind fragt, tut so, als hätte es dieses nie gegeben. Eltern haben in der Regel das Bedürfnis, über das Erlebte zu sprechen, selbst wenn sie ihre Gefühle anfangs nicht in Worte fassen können. Hilfreich ist es, nicht einfach zu fragen »Wie geht es dir?«, weil die Frage bei der Vielzahl der Emotionen häufig zu groß ist. Stattdessen: »Wie geht es dir jetzt gerade?« oder »Wie geht es dir heute damit?« Und im Zweifel die eigene Hilflosigkeit ansprechen. Woher sollen Menschen wissen, wie sie mit Familien nach einer Fehl- oder Stillen Geburt umgehen sollen, solange sie derart tabuisiert sind?

Bei der Beerdigung unseres Kindes hat sich der Pfarrer in der Trauerfeier bei den anwesenden Eltern stellvertretend für alle, denen wir begegnet sind, für die unpassenden Worte, die gefallen sind, entschuldigt. Das hat mich sehr berührt. Wenn schon Kinder und Jugendliche frühzeitig lernen, wie sie trauern und Trauernde begleiten können, braucht es solche Entschuldigungen vielleicht bald nicht mehr. Familienberaterin Nuber-Fischer, die selbst eine Stille Geburt erlebt hat, plädiert dafür, dass der Umgang mit Trauer Teil der Schulbildung wird. Schließlich ist es eines der ursprünglichsten Erlebnisse im Leben, etwas, an dem niemand vorbeikommt. »Statt Kinder vermeintlich davor zu bewahren, sollten wir ihnen Wissen und Fähigkeiten vermitteln. Damit unsere Kinder, wenn sie einmal trauern, sich zutrauen, durch den Schmerz durchzugehen, und wissen, dass er deshalb nicht schlimmer wird, sondern leichter«, sagt sie. Nur worüber man etwas weiß, kann man auch sprechen.

Zu Trauer nach einem Kindsverlust haben wir nicht nur eine Bildungslücke, sondern auch eine Forschungslücke. Während in anglo-amerikanischen Ländern in der sogenannten »Pregnancy Loss«-Bewegung Fehl- und Stille Geburten, Weiblichkeit und trauernde Mutterschaft seit den 80er-Jahren diskursiv erforscht werden und feministische Studien die politische Relevanz des Umgangs mit Schwangerschaftsverlusten thematisieren, werden im deutschsprachigen Raum Fehl- und Stillgeburtserfahrungen in der Trauerforschung nicht explizit behandelt.

Was nicht erforscht wird, ist nicht sichtbar, erfährt keine öffentliche Wahrnehmung, keine Resonanz, keinen gesellschaftlichen Diskurs. Manche betroffenen Frauen tragen selbst zur Normalisierung bei, indem sie in den sozialen Medien ihre Erfahrungen teilen, sich mit anderen Betroffenen öffentlich austauschen und sie unterstützen. Auch viele Aktivist*innen klären auf, vermitteln Wissen, helfen bei der Ideenfindung zu Abschiedsritualen und zur Bewahrung von Erinnerungen. Um davon zu profitieren, müssen Betroffene aber erst einmal in der Lage sein, aktiv nach Informationen zu suchen. Das überfordert viele, die gerade einen Verlust erlebt haben.

Die Einführung des Gedenktages für Schwangerschafts- und Säuglingsverluste am 15. Oktober trug in anglo-amerikanischen Ländern zur Sensibilisierung der Öffentlichkeit bei. In England gibt es sogar Fußballmannschaften für trauernde Väter. Auf ihren Trikots stehen die Namen ihrer stillgeborenen Kinder. Solche Aktionen tragen das Thema in die Gesellschaft und helfen, es zu normalisieren. In Deutschland sind wir davon noch weit entfernt. Hierzulande wird unter betroffenen Familien manchmal der internationale Candle-Lightning-Day begangen. Sie erinnern sich immer am zweiten Sonntag im Dezember an ihre verstorbenen Kinder, indem sie eine Kerze auf das Fensterbrett stellen und sie anzünden. Ein schönes Ritual, das die Trauer allerdings im Verborgenen und Privaten belässt.

Auch wir zünden jedes Jahr am 13. Februar zum Geburts- und Todestag unseres zweiten Kindes gemeinsam mit unserer großen Tochter eine Kerze an und halten uns bei den Händen. Solange sie brennt, trauern wir. Wenn wir sie auspusten, versuchen wir loszulassen. In einen herzförmigen Stein haben wir einen goldenen Stern gravieren lassen. Ich weiß noch genau, wie die Steinmetzin, als sie ihn uns übergeben hat, Tränen in den Augen hatte. Sie hat sich entschuldigt, sagte, sie sei sehr nah dran an dem Thema. Sie sind überall, die betroffenen Frauen. Eine von dreien.

Ausblick

Als Gesellschaft sind wir erst am Ziel, wenn sich keine Frau, die eine Fehl- oder Stille Geburt erlebt, mehr einsam fühlen muss. Wenn ihr niemand mehr ihre Gefühle abspricht, sie herunterspielt oder sie nicht ernst nimmt. Wenn wir den Frauen vertrauen.

Die mutigen Frauen, die mir für dieses Buch ihre Geschichten erzählt haben, wollen, dass ihre Erfahrungen und Gefühle gesehen und ihre Stimmen gehört werden. Bei vielen von ihnen folgte – wie auch bei mir – nach dem Verlust der Impuls, etwas für die vielen anderen Betroffenen zum Positiven zu verändern. Wissenschaftler*innen nennen das »posttraumatisches Wachstum«, wenn es gelingt, an einer Krise nicht zu zerbrechen, sondern für sich selbst und andere etwas zu verbessern. Jede von uns hätte lieber ihr Kind als das Engagement, aber das eine geht nun mal nicht und das andere schon.

Das Narrativ über Fehl- und Stille Geburten in unserer Gesellschaft können wir nur gemeinsam verändern. Jede*r von uns kann dazu beitragen. Wenn Ihr betroffen seid, möchte ich Euch dazu ermutigen: Erzählt anderen von Eurer Erfahrung. Jede Frau, die ihr Schweigen bricht, macht eine andere weniger einsam. Ich glaube nicht, dass das Wissen über den Schmerz der anderen den eigenen heilen kann.

Aber zu wissen, sie ist eine von vielen und sie kann sich austauschen, macht den Schmerz vielleicht ein bisschen leichter.

Wenn Ihr nicht betroffen seid, möchte ich Euch dazu auffordern, betroffene Familien nicht allein zu lassen. Unangenehme Gespräche nicht zu vermeiden, sondern Euch ihnen zu stellen. Seid mutig, haltet die Trauer gemeinsam aus. Und irgendwann ist das Sprechen über verlorene Kinder hoffentlich nur noch eines: normal.

Damit das Tabu in unserer Gesellschaft nicht nur bröckelt, sondern wir gemeinsam damit brechen, müssen wir auch an den großen Rädern drehen. Ich habe im Folgenden neun wesentliche Forderungen zusammengefasst, die sich aus den Kapiteln ableiten. Deren Umsetzung – davon bin ich überzeugt – wird helfen, die größten Missstände rund um Fehl- und Stille Geburten zu beheben. Wir brauchen:

1. eine statistische Erfassung der Anzahl von Fehlgeburten als Datengrundlage für den gesellschaftlichen Diskurs,
2. mehr Aufklärung über die Häufigkeit und die Gründe für Fehl- und Stille Geburten in der Schule, bei Gynäkolog*innen, auf Flyern in Praxen und auf Plakaten in unseren Städten,
3. mehr Forschung zu Risikofaktoren, Gründen und psychischen Folgen für die Eltern, Trauer nach Fehlgeburten und Auswirkungen auf Folgeschwangerschaften und -kinder,
4. systematische Schulungen für medizinisches Personal, damit es ergebnisoffen über Behandlungsoptionen nach Fehlgeburten aufklärt und respektvoll mit Betroffenen umgeht,
5. eine Zulassung für Cytotec und einen Zugang zu Miso-

prostol in geeigneter Dosierung, um Fehlgeburten medikamentös behandeln zu können,
6. eine interdisziplinäre, medizinische Leitlinie zu erstmals auftretenden Fehlgeburten mit Empfehlungen, wie Betroffene physisch und psychisch angemessen begleitet werden,
7. eine bezahlte Auszeit nach Fehlgeburten für betroffene Eltern, unabhängig von ihrer biologischen Elternschaft,
8. die Abschaffung des Paragrafen 218 und damit ein Recht auf Selbstbestimmung und Abtreibung,
9. die Anerkennung von Fehl- und Stillen Geburten als Geburten.

Ich wünsche mir, dass Fehlgeburten zukünftig kein Tabu mehr sind, sondern als das behandelt werden, was sie sind: ein natürlicher Teil der menschlichen Reproduktion. Und dass die Betreuung und die Begleitung betroffener Familien einfühlsam und dem gestorbenen Kind und seiner trauernden Eltern angemessen sind. Ich habe dieses Buch unserem Sternenkind und meinen beiden lebenden Töchtern gewidmet. Ohne zu wissen, ob sie später einen Kinderwunsch haben werden, ob sie schwanger werden können oder Fehlgeburten erleiden werden, habe ich die Hoffnung, dass die Bedingungen für Frauen leichter und gerechter sind, wenn die beiden eines Tages erwachsen sind. Dass die Gesellschaft ein ernsthaftes Interesse daran hat, dass Eltern, die ein Kind verlieren, gut versorgt sind. Dass eine Generation heranwächst, die es einmal besser hat und die vieles besser weiß.

Zu Hause haben wir immer, da war unsere ältere Tochter noch keine drei Jahre alt, regelmäßig mit ihr über unser Sternenkind gesprochen und alle ihre Fragen beantwortet. Seitdem wir ein Sternenkind haben, ist der Himmel für uns alle besetzt. Niemand von uns dreien kann mehr in den Nachthimmel schauen, ohne an unser verlorenes Kind zu denken. Ich war von Anfang an über die natürliche Resilienz meiner Tochter überrascht, darüber, wie erschreckend nüchtern sie manches betrachtet und mit wie viel Herz anderes. Darüber, wie sie Grenzen setzt und sich abschottet, wenn es ihr zu viel wird. Ich habe gelernt, wie viel ich ihr zumuten und wie stark sie sein kann.

Eine Generation, die einfordert und kommuniziert, was sie braucht, und die weiß, wie sie mit ihren Gefühlen, aber auch mit denen ihrer Mitmenschen umgeht, ist eine schöne Vorstellung.

Danke

Mein herzlicher Dank gilt als Erstes Dir, liebe Nataly Bleuel, denn ohne Dich gäbe es *Mutter ohne Kind* nicht. Du hast mir ein Buch und die Autorinnenschaft zugetraut, lange bevor ich das getan habe. Danke, dass Du mich an die Hand genommen und Deine Erfahrung, Dein Netzwerk und Deine hilfreichen Tools mit mir geteilt hast. Ohne zu wissen, ob Du diese Bezeichnung magst, bist Du heute für mich die eine Person, nach der ich mein ganzes Berufsleben gesucht habe: meine Mentorin.

Lieber Lukas Hermsmeier, Du hilfsbereiter Kollege und toller Autor. Dank Dir haben wir heute dieselbe wundervolle Literaturagentin. Liebe Elisabeth Ruge, von Herzen danke für Dein Vertrauen in mich als Erst-Autorin, für Deine Entschlossenheit, mit der Du mich aufgenommen hast, für Deinen Mut, ein Tabu-Thema anzupacken. Du hast mich immer gut beraten und Dich genau in den Momenten eingeschaltet, wenn ich Dich gebraucht habe.

Liebe Sarah Iwanowski vom Tropen Verlag, ich bedanke mich von Herzen für Deine Begeisterung und Leidenschaft, mit der Du diesem Projekt von der ersten Minute an begegnet bist. Danke für Deinen unbedingten Willen, gemeinsam mit mir etwas für die Frauen zu verändern und Fehlgeburten zu einem Politikum zu machen. Danke für Deine Anregungen, Deinen Zuspruch, Deine Ideen. Dafür, dass wir diskutieren und uns immer einigen konnten. Dafür, dass Du *Mutter ohne Kind* den Weg bereitet hast. Liebe Julia Matthias, ein wertschätzenderes und liebevolleres Lektorat als Deines hätte ich mir nicht wünschen können. Du hast die richtigen Fragen gestellt und mich an den richtigen Stellen aufgefordert, meine Haltung zu schärfen und meine Thesen zu untermauern. Du hast das Beste aus mir herausgeholt und mein Buch strahlen lassen.

Eine unendlich wertvolle Begleiterin warst Du, meine liebe Freundin Olga Herschel. Du bist das ganze Projekt über nicht von meiner Seite gewichen, hast mich ermutigt, mich empowert, hattest so wichtige Einfälle. Du bist nicht nur eine kluge Ärztin, sondern auch eine großartige Journalistin und meine liebste Sparring-Partnerin. Du warst aus gutem Grund die erste Leserin dieses Buches. Deine Expertise und Dein Rat bedeuten mir viel.

Liebe Daniela Mundt von sternenmamas.de, Dein Kurs und die Frauen, die ich darin kennenlernen durfte, haben mich in dunklen Stunden zurück ins Licht geholt. Danke für Deine wundervolle Arbeit und dass Du mich in Kontakt gebracht hast mit einigen der Frauen, die in diesem Buch ihre Erfahrungen teilen. Liebe Daniela Nuber-Fischer von »Sternenkind Familie«, Dein Fachwissen und Deine Hilfsbereitschaft waren Gold wert. Danke auch Dir, dass Du Dein Netzwerk für mich geöffnet hast und mir einige der Frauen, die in diesem Buch sprechen, vorgestellt hast.

Liebe Julia Bugler, Frauenärztin und Glückshormon-Gründerin, danke, dass Du mir damals zwischen Tür und Angel Deine Unterstützung angeboten hast. Mit Deinen Hintergrundinformationen zur Gynäkologie hast Du mir sehr weitergeholfen.

»Wenn dir etwas missfällt, sprich es aus!«, ist einer der wertvollsten Ratschläge aus meiner Kindheit, der mich seitdem durchs Leben leitet. Danke, liebe Mama!

Von ganzem Herzen danke, lieber Damijan! In den Monaten, in denen ich von diesem Buch absorbiert war, hast Du mir unzählige Mittagessen gekocht, mir Kaffee an den Schreibtisch gebracht, Dich um den Haushalt und unsere Kinder gekümmert, meine Abend-, Nacht- und Wochenendarbeitszeiten nie infrage gestellt, Dich nie beschwert – und wie nebenbei noch Deinen eigenen Job gemacht. Du hast mir zugehört, wenn ich mir über all die Trauer, den Schmerz, das Unfassbare aus meinen Recherchen Luft machen musste, Du hast mich beraten und immer an mich geglaubt. Das hier ist mir auch gelungen, weil ich Dich in meinem Leben an meiner Seite habe.

Mein besonderer Dank gilt den mutigen und starken Frauen, die ihre Fehl- und Stille Geburtserfahrungen mit mir und mit allen, die *Mutter ohne Kind* lesen, geteilt haben. Ich habe so viel von Euch gelernt. Danke für Euer Vertrauen.

Anmerkungen

Einleitung

1 »Miscarriage: worldwide reform of care is needed«, in: *The Lancet*, 27. April 2021, https://www.thelancet.com/journals/lancet/article/PIIS0140-6736(21)00954-5/fulltext

2 »Die Zahl der Totgeburten je 1000 Geborenen seit 2007 um 24% gestiegen«, Destatis, 15. Juli 2022, https://www.destatis.de/DE/Presse/Pressemitteilungen/2022/07/PD22_303_12.html

3 »Darum steigt die Zahl der Totgeburten«, ZDF, 14. Juli 2023, https://www.zdf.de/nachrichten/panorama/corona-totgeburten-statistik-100.html

4 Drucksache 19/21 615, Antwort auf die Kleine Anfrage 19/21 192, Deutscher Bundestag, Berlin 2020, https://dserver.bundestag.de/btd/19/216/1921615.pdf

5 »Fehlgeburten – Warum die Trauer so wichtig ist«, 9. Dezember 2016, https://www.frauenaerzte-im-netz.de/aktuelles/meldung/fehlgeburten-warum-die-trauer-so-wichtig-ist/

6 Drucksache 19/21 615, Antwort auf die Kleine Anfrage 19/21 192, Deutscher Bundestag, Berlin 2020, https://dserver.bundestag.de/btd/19/216/1921615.pdf

7 Jurkovic, Davor; Rajah, Kuhan: Early Pregnancy Failure, in: *Fetal Medicine*, 2019, S. 38

8 »Fehlgeburt: Das Trauma ist noch immer ein Tabu-Thema«, *Berliner Morgenpost*, 26. März 2023, https://www.morgenpost.de/vermischtes/article237950711/fehlgeburt-trauma-tabu-erfahrungen-schwangerschaft-kinderwunsch.html

9 »Passivrauchen erhöht Fehlgeburtsrisiko signifikant«, apotheke adhoc, 23. Juni 2023, https://www.apotheke-adhoc.de/nachrichten/

detail/pharmazie/passivrauchen-erhoeht-fehlgeburtsrisiko-signifikant/

»Eva« – Trauma und Kontrollverlust

1 »Die Preisträgerinnen des Berliner Frauenpreises 1987 bis 2023«, Senatsverwaltung für Arbeit, Soziales, Gleichstellung, Integration, Vielfalt und Antidiskriminierung, https://www.berlin.de/sen/frauen/oeffentlichkeit/berliner-frauenpreis/preistraegerinnen/
2 »Miscarriage matters«, in: *The Lancet*, 27. April 2021, https://www.thelancet.com/series/miscarriage
3 Criado-Perez, Caroline: Unsichtbare Frauen. Wie eine von Daten beherrschte Welt die Hälfte der Bevölkerung ignoriert. 2020, S. 291
4 Beauvoir, Simone de: Das andere Geschlecht. Sitte und Sexus der Frau. 2000, S. 12
5 »Neuer Risikofaktor für ischämische und nicht-ischämische Schlaganfälle bei Frauen«, *Medical Tribune*, 27. Oktober 2022, https://www.medical-tribune.de/medizin-und-forschung/artikel/neuer-risikofaktor-fuer-ischaemische-und-nicht-ischaemische-schlaganfaelle-bei-frauen
6 Farren, Jessica et al.: Post-traumatic stress, anxiety and depression following miscarriage and ectopic pregnancy: a prospective, cohort study, in: *BMJ Open*, 2016, S. 1, https://bmjopen.bmj.com/content/bmjopen/6/11/e011864.full.pdf
7 Farren, Jessica et al.: The psychological impact of early pregnancy loss, in: *Human Reproduction Update*, 2018, S. 2
8 Quenby, Shioban et al.: Miscarriage matters: the epidemiological, physical, psychological, and economic costs of early pregnancy loss, in: *The Lancet*, 2021, S. 21
9 Maurer, Franziska: Fehlgeburt – eine kleine Geburt. Die Physiologie kennen, professionell handeln. 2017, S. 11
10 Auszug aus dem Jahrbuch 2021 des Deutschen IVF-Registers, 2022, https://www.deutsches-ivf-register.de/perch/resources/dir-jahrbuch-2021-sonderausgabe-fuer-paare.pdf
11 »Hilfe und Unterstützung bei ungewollter Kinderlosigkeit«, Bundesministerium für Familie, Senioren, Frauen und Jugend, 29. Juni

2023, https://www.bmfsfj.de/bmfsfj/themen/familie/schwangerschaft-und-kinderwunsch/ungewollte-kinderlosigkeit

»Isa« – Die Frage nach dem Warum

1 Böcker, Julia: Fehlgeburt und Stillgeburt. Eine Kultursoziologie der Verlusterfahrung. 2022, S. 67

2 Freud, Sigmund: Trauer und Melancholie, 1917, https://www.textlog.de/freud/aufsaetze/trauer-und-melancholie#google_vignette

3 Bardos, Jonah; Hercz, Daniel; Friedenthal, Jenna et al.: A National Survey on Public Perceptions of Miscarriage, in: *Obstetrics & Gynecology* 125, Nr. 6, 2015, S. 5 ff.

4 »Das verlorene Kind – am Ende bleibt die quälende Frage nach dem Warum«, *Der Standard*, 30. Januar 2020, https://www.derstandard.at/story/2000113819715/das-verlorene-kind-am-ende-bleibt-die-quaelende-frage-nach

5 »Why we need to talk about losing a baby«, World Health Organization, https://www.who.int/news-room/spotlight/why-we-need-to-talk-about-losing-a-baby

6 Quenby, S. 1661; und Jurkovic; Rajah, S. 38

7 »Warum über Fehlgeburten mehr geredet werden muss«, *Der Standard*, 7. August 2023, https://www.derstandard.de/story/3000000181781/fehlgeburten

8 Böcker, S. 309

9 »Wartezeiten«, Bundeszentrale für gesundheitliche Aufklärung, https://www.familienplanung.de/wartezeiten/

10 »What happens when you try to become pregnant?«, Sally Schulze, TEDxFrankfurt, https://www.youtube.com/watch?v=-_G9tCoW_oY

11 Rai, Raj; Regan, Lesley: Recurrent miscarriage, in: *The Lancet*, Nr. 368, 2006, S. 603

12 Böcker, S. 28

13 »Und dann doch kein Kind«, *Süddeutsche Zeitung*, 23. April 2023, https://www.sueddeutsche.de/gesundheit/medizin-schwangerschaft-fehlgeburt-1.5810741?reduced=true

14 Zucker, Jessica: I had a miscarriage. A memoir, a movement. 2021, S. 44

15 Hiefner, Angela R.: »A Silent Battle«: Using a Feminist Approach to Support Couples after Miscarriage, in: *Journal of Feminist Family Therapy*, Nr. 32, 2020, S. 57–75

16 »Geburt als Abschied«, *Spektrum*, 18. Juli 2022, https://www.spektrum.de/news/sternenkinder-wie-fehlgeburten-die-psyche-belasten/2032840

17 »Michelle Obama opens up about miscarriage, IVF in new memoir ›Becoming‹«, ABC News, 9. November 2018, https://www.goodmorningamerica.com/culture/video/michelle-obama-opens-miscarriage-ivf-memoir-59069650

18 »The Losses We Share«, *The New York Times*, 25. November 2020, https://www.nytimes.com/2020/11/25/opinion/meghan-markle-miscarriage.html

19 »Neue Bilder der Trauer«, *Der Spiegel*, 2. Oktober 2020, https://www.spiegel.de/kultur/chrissy-teigen-und-john-legend-wie-das-paar-mit-dem-tod-ihres-sohns-umgeht-neue-bilder-der-trauer-a-81b3da30-0025-432d-b8d9-dae207efd58f

20 »Leute sagten: ›Das war doch nur ein Zellhaufen‹«, *Der Spiegel*, 6. März 2021, https://www.spiegel.de/psychologie/marie-nasemann-wie-sie-und-ihr-freund-ihre-fehlgeburt-verarbeiten-a-8dcd65ea-b921-49ca-83bf-73722259c897

21 Bardos, Hercz, Friedenthal et al., S. 6

»Julia« – Drei Optionen und doch keine Wahl

1 Musik, Thabea; Grimm, Juliane et al.: Therapieoptionen nach Diagnose der frühen Fehlgeburt: exspektativ, medikamentös, chirurgisch, in: *Deutsches Ärzteblatt*, 2021, S. 789–794

2 Sobczak, Alexandria; Taylor, Lauren et al.: The Effect of Doulas on Maternal and Birth Outcomes, in: *Cureus*, 2023, https://www.ncbi.nlm.nih.gov/pmc/articles/PMC10292163/pdf/cureus-0015-00000039451.pdf

3 Coomarasamy, Arri; Gallos, Ioannis D. et al.: Sporadic miscarriage: evidence to provide effective care, in: *The Lancet*, 2021, S. 1671

4 Maurer, S. 12

5 »Misoprostol (Handelsname Cytotec©) zur Geburtseinleitung und zum Schwangerschaftsabbruch«, pro familia, 13. Februar 2020,

https://www.profamilia.de/fileadmin/profamilia/verband/cytotec_aktuelle_information_2020-2-17.pdf

6 »Schwere Geburt«, *Süddeutsche Zeitung*, 21. Februar 2020, https://www.sueddeutsche.de/gesundheit/cytotec-geburt-wehen-nebenwirkungen-1.4806894

7 Offener Brief: Erschwerter Zugang zu Cytotec® (Wirkstoff: 200μg Misoprostol), pro familia, https://www.profamilia.de/fileadmin/profamilia/verband/Offener-Brief-Cytotec_final.pdf

8 Offener Brief: Weiter große Sorge wegen erschwerten Zugangs zu Misoprostol (200μg), Deutsche Gesellschaft für Gynäkologie und Geburtshilfe e. V., Februar 2023, https://www.dggg.de/presse/pressemitteilungen-und-nachrichten/offener-brief-weiter-grosse-sorge-wegen-erschwerten-zugangs-zu-misoprostol-200 mg

9 »Ausschabung nach Fehlgeburt: Muss das sein?«, *Brigitte*, 7. Juni 2012, https://www.brigitte.de/gesund/gesundheit/frauengesundheit--ausschabung-nach-fehlgeburt--muss-das-sein--10142668.html

»Mia« – Von Forschungslücken und »Frauenleiden«

1 Bardos, Hercz, Friedenthal et al., S. 2 ff.

2 Diana Cuenca: »Pregnancy loss: Consequences for mental health«, in: Front Glob Womens Health, https://www.ncbi.nlm.nih.gov/pmc/articles/PMC9937061/

3 »Miscarriage: worldwide reform of care is needed«, *The Lancet*, 2021, S. 1597

4 Hartwig, Tanja S.; Ambye, Louise et al.: Cell-free fetal DNA for genetic evaluation in Copenhagen Pregnancy Loss Study (COPL): a prospective cohort study, in: *The Lancet*, 2023, https://www.thelancet.com/journals/lancet/article/PIIS0140-6736(22)02610-1/fulltext

5 »Danish scientists develop an early blood test that could uncover the real cause of a miscarriage«, Euronews, 19. Mai 2023, https://www.euronews.com/next/2023/05/19/danish-scientists-develop-an-early-blood-test-that-could-uncover-the-real-cause-of-a-misca

6 Ich schreibe Schwarz groß, um zu verdeutlichen, dass es sich dabei, genau wie bei *weiß*, um keine biologische Eigenschaft und keine reelle Hautfarbe handelt, sondern um eine politische und soziale Konstruktion.

7 »Studie: Luftverschmutzung verursacht Fehlgeburten«, Deutschlandfunk, 15. Oktober 2019, https://www.deutschlandfunk.de/smog-in-peking-studie-luftverschmutzung-verursacht-100.html

8 »Faildiagnose beim Arzt: Die gefährliche Gleichbehandlung der Frau«, Das Erste, 15. Juni 2023, https://www.ardmediathek.de/video/reschke-fernsehen/faildiagnose-beim-arzt-die-gefaehrliche-gleichbehandlung-der-frau/das-erste/Y3JpZDovL2Rhc2Vyc3RlLm5kci5kZS80ODY3XzIwMjMtMDYtMTUtMjMtMzU

9 Ich schreibe *weiß* klein und kursiv, um zu verdeutlichen, dass es sich dabei um keine biologische Eigenschaft und keine reelle Hautfarbe handelt, sondern um eine politische und soziale Konstruktion; »cis« bedeutet, dass sich eine Person mit dem Geschlecht, das ihr bei der Geburt zugewiesen wurde, identifiziert. Bei einer trans Person gibt es diese Übereinstimmung nicht.

10 Criado-Perez, S. 31

»Greta« – Jede Mutter ist schützenswert

1 »Fehlender Mutterschutz nach Fehlgeburten«, WDR, 10. Mai 2023, https://www.tagesschau.de/inland/mutterschutz-totgeburten-100.html

2 »Expertinnen fordern besseren Mutterschutz nach Fehlgeburten«, Deutscher Bundestag, 10. Mai 2023, https://www.bundestag.de/presse/hib/kurzmeldungen-947604

3 »Fehlgeburt: Warum fünf Frauen jetzt vor Gericht ziehen«, *Hamburger Abendblatt*, 24. Dezember 2022, https://www.abendblatt.de/politik/article237220459/schwangerschaft-fehlgeburt-gericht-klage-frauen-mutterschutz.html

4 »Carrefour gewährt freie Tage bei Endometriose und Fehlgeburten«,in: *Deutsches Ärzteblatt*, 21. April 2023, https://www.aerzteblatt.de/nachrichten/142562/Carrefour-gewaehrt-freie-Tage-bei-Endometriose-und-Fehlgeburten

5 »Mutterschutz«, Bundesministerium für Familie, Senioren, Frauen und Jugend, 2023, https://familienportal.de/familienportal/familienleistungen/mutterschutz

6 Böcker, S. 193

7 Ebd., S. 283

»Hannelore« – Das Narrativ der Trauer

1 Fallaci, Oriana: Brief an ein nie geborenes Kind. 2022, S. 125

2 Lothrop, Hannah: Gute Hoffnung, jähes Ende: Fehlgeburt, Totgeburt und Verluste in der frühen Lebenszeit. Begleitung und neue Hoffnung für Eltern. 2016, S. 18

3 Böcker, S. 54

4 »Palliativteam der Klinik für Neonatologie«, https://neonatologie.charite.de/ueber_die_klinik/palliativteam/

5 Böcker, S. 30 ff.

6 »Die Hoffnung auf Rettung für ungetauft sterbende Kinder«, Internationale Theologische Kommission, 19. April 2007, S. 9, https://www.dbk.de/fileadmin/redaktion/veroeffentlichungen/arbeitshilfen/AH_224.pdf

7 Ebd., S. 67

8 Böcker, S. 40

9 »Ein Engel an der leeren Wiege«, Handreichung der Evangelisch-Lutherischen Kirche in Bayern zur seelsorgerlichen Begleitung bei Fehlgeburt,Totgeburt und plötzlichem Säuglingstod, S. 8, https://silo.tips/download/ein-engel-an-der-leeren-wiege

10 »I Am Happy Again«, *Slate*, 26. November 2018, https://slate.com/human-interest/2018/11/miscarriage-19th-century-women-loss-book.html

11 Böcker, S. 170

12 »The History of Talking About Miscarriage«, *The Cut*, 23. April 2018, https://www.thecut.com/2018/04/the-history-of-talking-about-miscarriage.html

13 »Alles für unsere Heimat!«, Programm der AfD Sachsen-Anhalt zur Landtagswahl 2021, https://afd-lsa.de/wp-content/uploads/sites/88/2021/05/Programm-LAVO_Druck_social-media.pdf

14 Tretau, Alisa: Nicht nur Mütter waren schwanger: Unerhörte Perspektiven auf die vermeintlich natürlichste Sache der Welt. 2018, S. 70 f.

15 »Wer wird wie repräsentiert? Die Debatte um Schwangerschaftsabbrüche«, *diskurs* Nr. 18.2, S. 57, https://diskus.copyriot.com/we-cant-believe-we-still-have-to-protest-this-shit/wer-wird-wie-repraesentiert

»Teodora« – Im Würgegriff des Patriarchats

1 »Del hospital a la cárcel. Consecuencias para las mujeres por la penalización sin excepciones de la interrupción del embarazo en El Salvador. 1998–2019«, Agrupación Ciudadana por la Despenalización del Aborto en El Salvador, Februar 2019, https://sv.boell.org/sites/default/files/2020-12/Del%20hospital%20a%20la%20cárcel%20-%20DIC2020.pdf

2 »El Salvador 2022«, Amnesty International, 28. März 2023, https://www.amnesty.de/informieren/amnesty-report/el-salvador-2022#section-23582385

3 »Induzierter Abort«, *MSD Manual*, Februar 2022, https://www.msdmanuals.com/de-de/profi/gynäkologie-und-geburtshilfe/familienplanung/induzierter-abort

4 »Abtreibungsgesetz: Frau erzählt von 19-tägiger Fehlgeburt auf TikTok – ›Ich brauchte Hilfe‹«, Buzzfeed, 1. Februar 2023, https://www.buzzfeed.de/news/frauenrechte/frau-fehlgeburt-19-tage-abtreibungsgesetz-roe-v-wade-usa-tiktok-erfahrung-gesundheit-rechte-92062441.html

5 »Wegen Abtreibungsverbot in Texas! Frau stirbt fast nach Fehlgeburt«, RTL, 22. Oktober 2022, https://www.rtl.de/cms/wegen-abtreibungsverbot-amanda-35-starb-fast-an-einer-sepsis-5012319.html

6 »Arrests and Other Deprivations of Liberty of Pregnant Women, 1973–2020«, National Advocates for Pregnant Women (NAPW), September 2021, https://www.pregnancyjusticeus.org/wp-content/uploads/2021/09/FINAL_1600cases-Factsheet.docx.pdf

7 »USA: Criminalizing pregnancy: policing pregnant women who use drugs in the USA«, Amnesty International, 23. Mai 2017, https://www.amnesty.org/en/documents/amr51/6203/2017/en/#page=22

8 »They Lost Their Pregnancies. Then Prosecutors Sent Them to Prison.«, The Marshall Project, 9. Januar 2022, https://www.themarshallproject.org/2022/09/01/they-lost-their-pregnancies-then-prosecutors-sent-them-to-prison

9 »Substance Use During Pregnancy«, Guttmacher Institute, 31. August 2023, https://www.guttmacher.org/state-policy/explore/substance-use-during-pregnancy

10 »Woman Charged With Manslaughter for Suffering After Getting Shot«, *The Cut*, 27. Juni 2019, https://www.thecut.com/2019/06/alabama-woman-shot-in-stomach-charged-with-manslaughter.html

11 »The Future of Personhood Nation«, *The New York Times*, 28. Dezember 2018, https://www.nytimes.com/interactive/2018/12/28/opinion/abortion-law-pro-life.html

12 »Women accused of illegal abortions in England and Wales after miscarriages and stillbirths«, *The Guardian*, 2. Juli 2022, https://www.theguardian.com/world/2022/jul/02/women-accused-of-abortions-in-england-and-wales-after-miscarriages-and-stillbirths

13 »Abtreibungsverbot: Schwangere stirbt an Folgen von Totgeburt«, *Der Stern*, 27. Januar 2022, https://www.stern.de/panorama/abtreibungsverbot--frau-in-polen-stirbt-an-folgen-von-totgeburt-31574476.html

14 »Worldwide, an estimated 25 million unsafe abortions occur each year«, WHO, 28. September 2017, https://www.who.int/en/news-room/detail/28-09-2017-worldwide-an-estimated-25-million-unsafe-abortions-occur-each-year

15 Bücker, Teresa: Newsletter zwischenzeit_en, »Feministische Gesundheitspolitik?« vom 30. Mai 2023

16 »AfD will Schwangerschaftsabbrüche weitgehend einschränken«, in: *Deutsches Ärzteblatt*, 26. Juli 2023, https://www.aerzteblatt.de/nachrichten/144866/AfD-will-Schwangerschaftsabbrueche-weitgehend-einschraenken

17 »The world's abortion laws«, Center for Reproductive Rights, https://reproductiverights.org/maps/worlds-abortion-laws/

18 »Weil Verlust keine Krankheit ist«, *Süddeutsche Zeitung*, 29. März 2021, https://www.sueddeutsche.de/panorama/neuseeland-schwangerschaft-fehlgeburt-1.5249160

»Lilli« – Entscheidung über Leben und Tod

1 Fuchs, Ines: Früher Kindsverlust und Folgeschwangerschaft. Psychotherapie und psychologische Begleitung. 2021, S. 14

2 Lothrop, S. 44

3 »Transvaginaler 3D-Ultraschall erkennt drohende Fehlgeburt in der

Frühschwangerschaft«, in: *Deutsches Ärzteblatt*, 3. April 2023, https://www.aerzteblatt.de/nachrichten/142046/Transvaginaler-3D-Ultraschall-erkennt-drohende-Fehlgeburt-in-der-Fruehschwangerschaft
4 Böcker, S. 214
5 Fuchs, S. 15
6 Böcker, S. 308
7 Thomson, Judith Jarvis: Eine Verteidigung der Abtreibung, 1971, S. 127
8 Lothrop, S. 51

»Aileen« – Gemeinsam einsam

1 Fuchs, S. 88
2 »Scheidungsquote in Deutschland von 1960 bis 2022«, Statista 2023, https://de.statista.com/statistik/daten/studie/76211/umfrage/scheidungsquote-von-1960-bis-2008/
3 Farren, 2018, S. 2
4 Jensz, Felicity: Miscarriage and Coping in the Mid-Nineteenth Century: Private Notes from Distant Places, in: *Gender & History* 32 (2), 2020, S. 280
5 Achenbach, Thomas: Männer trauern anders. 2019, S. 6 f.
6 Due, Clemence; Chiarolli, Stephanie; Riggs, Damien W.: The impact of pregnancy loss on men's health and wellbeing: a systematic review, in: *BMC Pregnancy and Childbirth* 17 (380), https://bmcpregnancychildbirth.biomedcentral.com/articles/10.1186/s12884-017-1560-9
7 Achenbach, S. 55
8 Ebd., S. 21
9 https://www.instagram.com/p/CkJVZj7Lzzl/
10 Achenbach., S. 25
11 Ebd., S. 26
12 Ebd., S. 52
13 »Robert Geiss verrät, wie Carmen und er neun Fehlgeburten überstanden haben«, *Focus*, 30. Juli 2023, https://www.focus.de/panorama/welt/millionaerspaar-seit-40-jahren-robert-geiss-verraet-im-podcast-wie-carmen-und-er-neun-fehlgeburten-ueberstanden-haben_id_200383511.html

14 »Rapper Bushido spricht über Anna-Maria Ferchichis Schwangerschaft: ›Das hat mich so traumatisiert!‹«, RTL, 5. August 2023, https://www.rtl.de/cms/bushido-offen-und-ehrlich-im-interview-das-hat-mich-traumatisiert-5054070.html

»Merle« – Folgeschwangerschaft zwischen Angst und Hoffnung

1 Tessema, Gizachew A.; Håberg, Siri E. et al.: Interpregnancy interval and adverse pregnancy outcomes among pregnancies following miscarriages or induced abortions in Norway (2008–2016): A cohort study, in: *Plos Medicine*, 22. November 2022, https://journals.plos.org/plosmedicine/article?id=10.1371/journal.pmed.1004129

2 Gravensteen, Ida Kathrine; Jacobsen, Eva-Marie et al.: Anxiety, depression and relationship satisfaction in the pregnancy following stillbirth and after the birth of a live-born baby: a prospective study, in: *BMC Pregnancy and Childbirth* 18 (41), 2018, https://bmcpregnancychildbirth.biomedcentral.com/articles/10.1186/s12884-018-1666-8

3 Fuchs, S. 108

4 Ebd., S. 20

5 »Mikrochimärismus: Warum Mütter jahrelang Zellen ihrer Kinder in sich tragen«, *GEO*, 15. Mai 2023, https://www.geo.de/wissen/gesundheit/warum-muetter-jahrelang-zellen-ihrer-kinder-in-sich-tragen-33470642.html

6 Fallaci, S. 123

»Tim und Sophie« – Nennt die Kinder beim Namen!

1 Böcker, S. 49

2 Ebd., S. 66

3 Kulathilaka, Susil; Hanwella, Raveen; Silva, Varuni A. de: Depressive disorder and grief following spontaneous abortion, in: *BMC Psychiatry* 16 (100), 2016, https://bmcpsychiatry.biomedcentral.com/articles/10.1186/s12888-016-0812-y